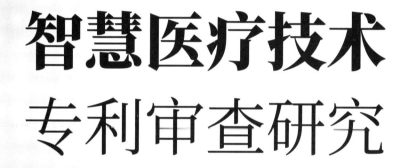

智慧医疗技术专利审查研究

国家知识产权局专利局光电技术发明审查部◎组织编写

朱仁秀　阙东平◎主编

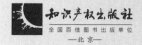

知识产权出版社

全国百佳图书出版单位

—北京—

图书在版编目（CIP）数据

智慧医疗技术专利审查研究/国家知识产权局专利局光电技术发明审查部组织编写；朱仁秀，阙东平主编. —北京：知识产权出版社，2022.10

ISBN 978 - 7 - 5130 - 7957 - 0

Ⅰ.①智… Ⅱ.①国… ②朱… ③阙… Ⅲ.①医学—专利—审查—研究 Ⅳ.①R - 18

中国版本图书馆 CIP 数据核字（2022）第 181118 号

责任编辑：武 晋 责任校对：谷 洋
封面设计：杨杨工作室·张冀 责任印制：刘译文

智慧医疗技术专利审查研究

国家知识产权局专利局光电技术发明审查部 组织编写

朱仁秀 阙东平 主编

出版发行：	知识产权出版社有限责任公司	网 址：	http://www.ipph.cn
社 址：	北京市海淀区气象路 50 号院	邮 编：	100081
责编电话：	010 - 82000860 转 8772	责编邮箱：	windy436@126.com
发行电话：	010 - 82000860 转 8101/8102	发行传真：	010 - 82000893/82005070/82000270
印 刷：	三河市国英印务有限公司	经 销：	新华书店、各大网上书店及相关专业书店
开 本：	787mm×1092mm 1/16	印 张：	19.75
版 次：	2022 年 10 月第 1 版	印 次：	2022 年 10 月第 1 次印刷
字 数：	440 千字	定 价：	98.00 元

ISBN 978 - 7 - 5130 - 7957 - 0

编委会

出版说明

本书编写团队来自国家知识产权局专利局光电技术发明审查部。具体分工如下：

前　言：庞庆范　孙洁君

第 1 章：孙洁君　桂　林

第 2 章：谭晓波　朱莹莹

第 3 章：张莉平　邵建霞　郑其蔚

第 4 章：崔文昊

第 5 章：张莉平

第 6 章：谈　泉　郑其蔚

附录 A：孙洁君　桂　林

附录 B：朱莹莹

附录 C：袁伟伟　崔文昊

后　记：谈　泉　郑其蔚

在编写过程中，还有如下同事参与了本书部分章节的撰写和资料收集工作：

余红敏：第 1 章第 1.3.1.1 节、第 3 章第 3.1.1 节、附录 A 第 A.1 节

刘　琳：第 1 章第 1.3.1.2 节、第 3 章第 3.1.2.1 节、附录 A 第 A.2 节

陈林杰：第 1 章第 1.3.2.1 节、第 4 章第 4.1.1 节、附录 A 第 A.3 节

孙司宸：第 1 章第 1.3.2.2 节、第 4 章第 4.2.1 节、附录 A 第 A.4 节

牛振宇：第 1 章第 1.3.3 节、第 5 章第 5.1 节、附录 A 第 A.5 节

赵雯典、陈煜、李怡雪、张红梅、范文扬分别参与了第 2 章、第 3 章的撰写和资料收集工作。

另外，本书在撰写过程中还得到了光电技术发明审查部宋红明、陈薇、罗赟，以及复审和无效审理部光电技术申诉一处和二处等部门同事的指导和帮助，在此表示衷心的感谢。

前　言

　　2020 年 11 月 30 日，习近平总书记在主持中央政治局第二十五次集体学习时强调，"创新是引领发展的第一动力，保护知识产权就是保护创新"。2021 年 9 月 22 日，为统筹推进知识产权强国建设，全面提升知识产权创造、运用、保护、管理和服务水平，中共中央、国务院印发了《知识产权强国建设纲要（2021—2035 年）》（以下简称《纲要》），《纲要》强调要"构建响应及时、保护合理的新兴领域和特定领域知识产权规则体系。建立健全新技术、新产业、新业态、新模式知识产权保护规则"。

　　智慧医疗是智能穿戴、云处理、大数据、5G、人工智能等技术与传统医疗行业深度融合的产物，是医疗信息化不断发展的成果。智慧医疗作为一种融合多项新技术的全新医疗体系，因人类对自身健康关注程度的不断提高，日益成为世界各国重点部署和大力发展的新兴科技领域。尤其是新冠肺炎疫情爆发以来，智慧医疗在破除医疗资源地域限制、提供实时便捷医疗服务等方面的优势凸显，吸引了大量企业投入研发，不断产生的创新成果带来了专利申请量的快速增长。由于智慧医疗技术服务的对象主要是医生和患者，多以"疾病的诊断和治疗"或"健康管理"为主要目的，因此，对智慧医疗的创新方案，特别是涉及智慧医疗的创新方法寻求专利保护时，如何避免保护主题因属于疾病的诊断和治疗方法范畴而被排除在专利权之外，常常成为困扰创新主体的难题。同时，随着医学图像处理、医疗机器人自适应操控等技术手段越来越智能化、人性化，不仅智慧医疗的专利保护客体问题更加凸显，创造性的判断也成为一个新的热点和难点问题。

因此，为了更好地回应创新主体及相关从业者的需求，促进该领域专利质量的提升，由国家知识产权局内相关领域专业人员组成的编写团队围绕智慧医疗领域的焦点问题，搜集、翻译并整理了大量国内外相关资料，并结合大量实际申请案例，经严谨细致的比较分析，梳理了审查思路，总结归纳了审查中需要考虑的因素以及应遵循的逻辑，编撰完成本书，旨在诠释现行《专利法》及其实施细则框架内涉及智慧医疗相关技术的审查理念和判断思路。

本书梳理了智慧医疗的技术架构、技术发展历程和产业发展现状，分析了医疗方法可专利性判断的难点问题，在对照分析世界主要国家和地区审查规则的基础上，结合典型案例阐明了我国专利审查实践中对相关问题的判断原则和判断思路，进一步探讨了未来某些医疗方法可专利性的可能发展趋势。在医疗方法的可专利性方面，本书重点放在智慧医疗应用较为集中的涉及智能诊疗（包括医学专家系统、智能监护）、医疗机器人（包括胶囊内窥镜、手术机器人）和医学美容三个方面的方法权利要求的分析上；在创造性判断方面，重点则放在以检测或治疗实施部位限定为特征，以方法、参数、功能性限定为特征，以通用技术应用于医疗领域为特征和以图像显示为特征的四种产品权利要求的分析上。

本书以案说法、以点带面，编写人员结合多年的审查实践对相关问题提出一些思考，期望能为读者带来有价值的参考和帮助，为健全新技术、新业态、新模式知识产权保护规则提供借鉴和参考。由于编写人员水平有限，对许多问题的认识和见解还存在不足，希望读者能够提出更好的建议。

附录对本书第 1 章重点介绍的智慧医疗的若干热点应用领域的专利申请状况进行分析梳理，帮助相关人员更加清晰地了解目前的专利申请热点，把握未来专利申请方向。其中，包括附录 A 和附录 C 在内的中文和外文专利数据检索截止日期为 2021 年 6 月 30 日。

目　　录

第 1 章　智慧医疗

随着大数据、互联网、人工智能等技术的飞速发展和普及，"智慧医疗""大健康""医疗大数据"等概念被广泛提及，并得到各国医疗、健康及教育等领域的高度关注。智慧医疗是生命科学和信息技术融合的产物，其综合应用了生物技术、纳米技术以及云计算、物联网、大数据等新一代信息技术，整合了卫生管理部门、医院、社区、社会服务机构、家庭的医疗资源和设备，形成了全息全程的健康动态监控平台和服务体系。不同于传统的以医院为中心的医疗服务模式，智慧医疗能够使医疗和疾病信息被记录并传输，形成了一种以患者为中心的新的医疗健康管理和服务模式。这种模式能够有效减轻医院的负荷，改善公众的就医体验，提高医疗服务的质量，从而实现服务成本、服务质量和服务可及性三方面的良好平衡，是未来医疗行业发展的目标和方向。

本章从智慧医疗的定义出发，简要梳理了智慧医疗的技术架构、发展历程和产业发展现状，并重点选择当前及未来一段时间内几个智慧医疗的热点应用领域进行专利分析，希望读者能够通过阅读本章，对智慧医疗技术，尤其是几个热点应用领域的专利技术概貌形成初步认识，以便更深入地理解后续章节的内容。

1.1　智慧医疗简介

智慧医疗是通过打造健康档案区域医疗信息平台，利用最先进的物联网技术，实现患者与医务人员、医疗机构、医疗设备之间的互动，逐步形成医疗与健康管理的信息化和智能化。近几年，随着传感器、可穿戴技术、大数据、云计算等领域的高速发展，智慧医疗技术得到了快速成长。目前，智慧医疗领域已有不少应用成功的案例，例如，达芬奇手术机器人、胶囊内窥镜、智能可穿戴设备等，一些将大数据和深度学习算法相结合的医学专家系统也已经在一定范围内得到应用。相信随着智慧元素不断渗透到各个领域，智慧医疗技术也必将得到更广泛的应用。

1.1.1　定义

智慧医疗（Wise Information Technology of Med，WITMED），又称智能医疗，最早源于 2009 年美国国际商用机器公司（IBM 公司）提出的"智慧地球"（Smarter Planet）战略。作为"智慧地球"战略的一部分，智慧医疗融合了诊断治疗、智能穿戴、云处理、大数据、5G 等技术，希望利用先进的计算机信息技术打造医疗信息服务平台，通过智能化方式实现患者与医疗设备、医务人员、医疗机构之间的连接和良好互动，提升疾病诊断治疗的效率、准确度和科学性，从而为人们提供无时无刻、无处不在的医疗服务。

如图1-1所示，智慧医疗系统通常涵盖三个部分，分别是智慧医院系统、区域卫生系统以及家庭健康系统。❶

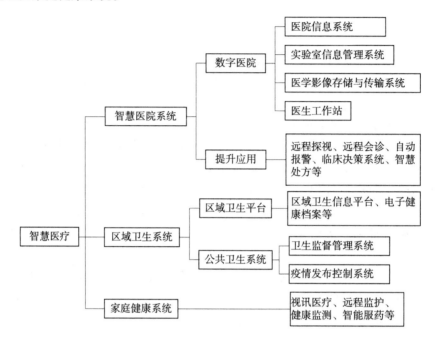

图1-1　智慧医疗系统的组成部分

1. 智慧医院系统

智慧医院系统，是通过先进的信息通信、物联网和大数据等技术手段，实现患者、医务人员、医疗设备、管理制度之间的良好互动，从而实现医疗过程的全面数字化和网络化。智慧医院系统通常由数字医院和提升应用两部分组成。

数字医院包括医院信息系统、实验室信息管理系统、医学影像存储与传输系统以及医生工作站四个部分。其中，前三个部分主要用于实现病人诊疗信息和行政管理信息的收集、存储、处理、提取及数据交换；医生工作站主要用于采集、存储、传输、处理、利用病人健康状况和医疗信息，是包括门诊和住院诊疗的接诊、检查、诊断、治疗、处方等全部医疗过程的工作平台。

提升应用包括远程图像传输、大数据计算处理等技术在数字医院建设过程中的应用，如远程探视、远程会诊、自动报警、临床决策系统、智慧处方等，用于实现医疗服务水平的提升。

---

❶ 邵欣，刘继伟，曹鹏飞. 物联网技术及应用［M］. 北京：北京航空航天大学出版社，2018：266-267.

2. 区域卫生系统

区域卫生系统，是收集、处理、传输人员活动密集区域重要信息的卫生平台，通过布置在公共区域的传感器节点来采集重要医疗信息，并发送给每个区域的分站点进行初步处理、预警等。区域卫生系统通常由区域卫生平台和公共卫生系统两部分组成。

区域卫生平台包括收集、处理、传输有关卫生部门记录的所有信息的区域卫生信息平台，以及帮助医疗单位和其他有关组织开展疾病危险度评价，制定以个人为基础的危险因素干预计划、预防和控制疾病发生与发展的电子健康档案。

公共卫生系统由卫生监督管理系统和疫情发布控制系统组成。

3. 家庭健康系统

家庭健康系统是最贴近患者的健康保障系统，通过在病患家中部署传感器网络来覆盖患者的活动区域，可以实现针对行动不便无法送往医院进行救治病患的视讯医疗，对慢性病患者以及老幼病患的远程照护，对智障人士、残疾人士、传染病患者等特殊人群的健康监测，其还可以包括自动提示用药时间、服用禁忌、剩余药量等的智能服药系统等。

1.1.2　技术架构

关于智慧医疗的技术架构，目前行业内存在许多不同论述。参照人工智能的技术架构，从产业链的角度对智慧医疗的技术架构进行划分，如图 1-2 所示，分别为基础层、技术层和应用层。

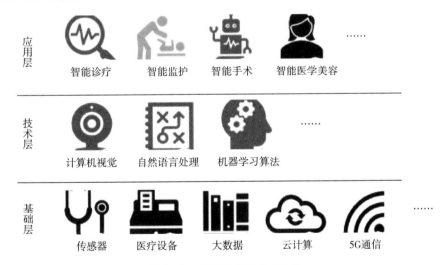

图 1-2　智慧医疗的技术架构

1. 基础层

基础层主要涉及医疗数据的采集与传输，是整个智慧医疗技术发展的基础。基础层包括医疗传输网络和医疗终端设备两个部分。其中，医疗传输网络包括移动互联网、物联网、医疗专用网络，以及对各类信息进行存储、转换并通过网络发送的信息处理技术等，如大数据、云计算和5G通信技术等；医疗终端设备包括健康检测传感器、医疗设备等，如各类生理传感器、内窥镜、CT机、手术机器人等。

基础层综合采用多种识别技术，通过医疗终端设备实现对被测对象的准确感知，并通过网络通信协议，实现监测、治疗结果和医疗传输网络的连接，以进行医疗信息的有效交换与通信。

2. 技术层

技术层是智慧医疗技术发展的核心，为智慧医疗的应用提供基础的技术支持，主要包括各种建模和运算方法，如能够像人眼一样进行观察和识别的计算机视觉，能够像人一样听说和理解指令的自然语言处理，以及能够像人一样进行学习和思考的机器学习算法等。图1-3所示为常见机器学习算法。

技术层通过多种建模和运算方法，将基础层得到的复杂的、庞大的、多样化的医疗健康数据进行筛选，从中获取可信的、有效的数据信息，对其中所隐含的知识和规律进行高效计算分析，并对计算分析结果进行融合和协同利用。

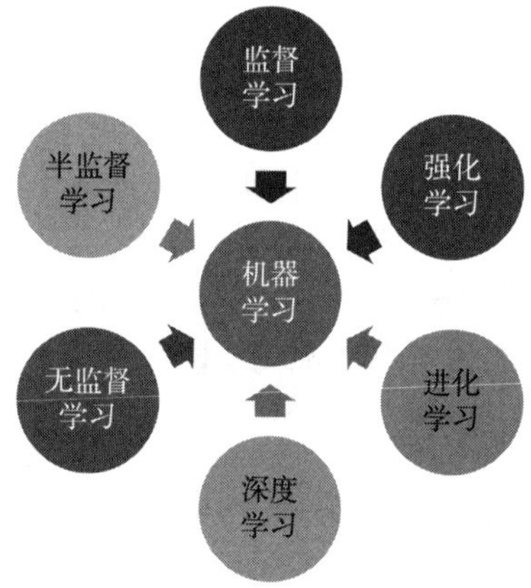

图1-3 常见机器学习算法

3. 应用层

应用层建立在基础层和技术层的基础上，指智慧医疗技术在不同场景的发展与应用，主要包括医院的信息化、医疗信息的互联网化、医疗设备的物联网化以及诊疗的智慧化等。

我国幅员辽阔，医疗资源分布不均，为了使偏远地区的居民也能及时获得高质量的医疗服务，之前我国智慧医疗技术的主要应用场景偏重于远程诊疗。但是，随着人工智能技术与医疗产业的快速融合，再加上新冠肺炎疫情对非接触式诊疗的需求凸显，以海量的、全面的、准确的和结构科学的医学知识库为核心，能够通过计算机系统提供实时监控和初步诊疗的智能诊疗系统在这场没有硝烟的"战疫"中得到了快速应用，发挥了重要作用，而能够辅助医生完成复杂的人体介入和实施手术治疗的智能医疗机器人系统，以及针对皮肤进行智能化处置的智能医学美容系统等，也在近些年获得长足发展。下面重点选择当前及未来几年较为热门的智慧医疗应用领域分别进行介绍。

（1）智能诊疗

智能诊疗，是以各种智能终端的普及和传感器的运用为基础，基于大量数据的采集分析，自动构建医学知识图谱，形成系统的医学知识库，随后利用人工智能技术进行分析诊断，给出与具体病症相关的预测，并可生成治疗方案或进行简单的临床处置。

智能诊疗是智慧医疗中最重要也是最核心的应用场景之一，主要包括智能监护系统和医学专家系统两个方面。其中，智能监护是指通过监护对象在身上佩戴智能采集设备，对其生命体征进行实时、连续和长时间的监测，利用人工智能技术和计算机技术对获取到的生命体征数据进行推理判断，并通过现代通信技术，以双向传送数据、语音、图像等信息的方式传送到医护人员的工作平台或手机上，以及监护对象亲属的手机或计算机上，使医护人员和亲属能够实时了解监护对象的健康状况。由于智能监护系统能够在发现危急情况时立即报警，所以可以有效减少医护事故的发生，也可以大大减轻医护人员的工作负担，同时也可以减少工作人员被感染的风险。因此，智能监护是当前和今后一段时期内智慧医疗的主要研究方向。

传统的智能诊断主要是指远程诊断，即通过电子邮件、网络视频等现代化通信工具，让医学专家能够不受时间和地点的限制，随时随地开展会诊，完成对患者病情的诊断，甚至确定治疗方案。但事实上，由于各领域医学专家数量有限，并且医学专家大多事务繁忙，因此，对于普通病症要求医学专家进行远程指导是对医疗资源的浪费，而对于疑难杂症集合多位专家进行视频会诊依然非常困难，这就对传统的远程诊断方式提出了新的要求，即如何才能以最少的人力物力，实现远程专家的协作诊断。在此需求下，采用医学专家系统进行智能诊断，通过模拟专家的思维方式，像专家一样解决相应领域的实际问题，也是今后智慧医疗的重要发展方向。

（2）智能医疗机器人

智能医疗机器人的一项重要应用是智能手术，即医学专家利用手术机器人和高清音视频交互系统，结合机器人技术、人体解剖学知识及先进的通信技术，对病患进行手术救治。因此，手术处置的智能化也是智慧医疗未来重要的发展方向。

在手术过程中，手术机器人根据医生的指令进行具有微创、精确和可视化特点的操作，为病人提供更安全、更可靠的治疗手段。高清音视频交互系统，特别是内窥镜定位系统，能够为医生提供非常清晰和全面的手术视野，从而帮助医生更好地辨认体内结构，提升手术精度。因此，更加微型化、具有更高精度和更好灵活性的手术机器人系统，以及能够提供更清晰的视野、无须开刀、对人体损伤更小的胶囊内窥镜，都将在智慧医疗领域获得广泛应用。

（3）智能医学美容

随着物质生活的富裕，人们对于医疗服务的需求不再只停留在获得和保持健康上。在工作、生活等各种场合，外在形象对人们社交活动的成败有一定影响，甚至关系着人们未来的发展，因此，人们对美的要求越来越高。传统的医学美容依赖于整形美容医师的临床操作经验，缺乏具体、精准的数字化标准，也无法提前获知最终效果，一旦失败后果可能无法逆转。智慧医疗技术为医学美容带来了革命性的改变，智能化皮肤处置方法保证了医学美容效果，对美容效果可提前设定，模拟美容过程清晰可见，大大提高了患者满意度。因此，医学美容中的智能化皮肤处置也是智慧医疗未来一个重要的研究方向。

智慧医疗作为一种以全新技术为支撑的全新医疗体系，其基础层和技术层的发展速度决定了智慧医疗的发展速度，而应用层的发展方向则决定了智慧医疗未来的发展方向，本书重点关注智慧医疗应用层所涉及的相关技术方向。

1.1.3 技术发展历程

智慧医疗是在原有医疗技术的基础上发展起来的，医疗技术的发展经历了从传统医疗到数字医疗，再到智慧医疗的转变。其中，数字医疗实现了医疗设备的数字化、网络化，以及医院管理的信息化和医疗服务的个性化，而智慧医疗则致力于在信息化基础上实现海量医疗信息的互联、协作，医务人员能够使用手持掌上电脑便捷地联通各种智能医疗设备，随时随地掌握每个病患的病案信息和诊疗报告，及时、快速、准确地制定诊疗方案，以实现海量医疗信息价值的最大化。

图 1 - 4 所示为智慧医疗技术发展历程。

1966年，提出"计算机辅助诊断（CAD）"的概念

1976年，研制成功第一个医疗专家系统MYCIN

1978年，我国研制成功第一个医学专家系统"关幼波肝病诊疗程序"

1985年，研制成功自主定位手术机器人Puma 560

20世纪80年代，中医专家系统得到迅速推广；90年代，开始研究西医专家系统。此后，研制出上百个专家系统，但几乎都没有获得临床应用

2000年，达芬奇手术机器人获批用于腹腔镜手术

2005年，由天津大学，中南大学等单位联合研发的"妙手"机器人系统，实现了腹腔镜下的手术微操作

2007年，IBM公司开发出Watson平台

2012年，多层卷积神经网络使图像识别错误率大大降低

2014年，Enlitic公司开发出由X光照片和CT扫描图像识别恶性肿瘤的软件

2015年，开始研究智能医疗影像；全国各级医院相继推出远程挂号和报告查询App

2017年，FDA批准第一款心脏磁共振成像人工智能分析软件Cardio DL

2017年，腾讯公司推出"腾讯觅影"

2018年，FDA批准第一款人工智能医疗设备IDx-DR

2018年，百度公司开启了对眼底筛查技术的探索

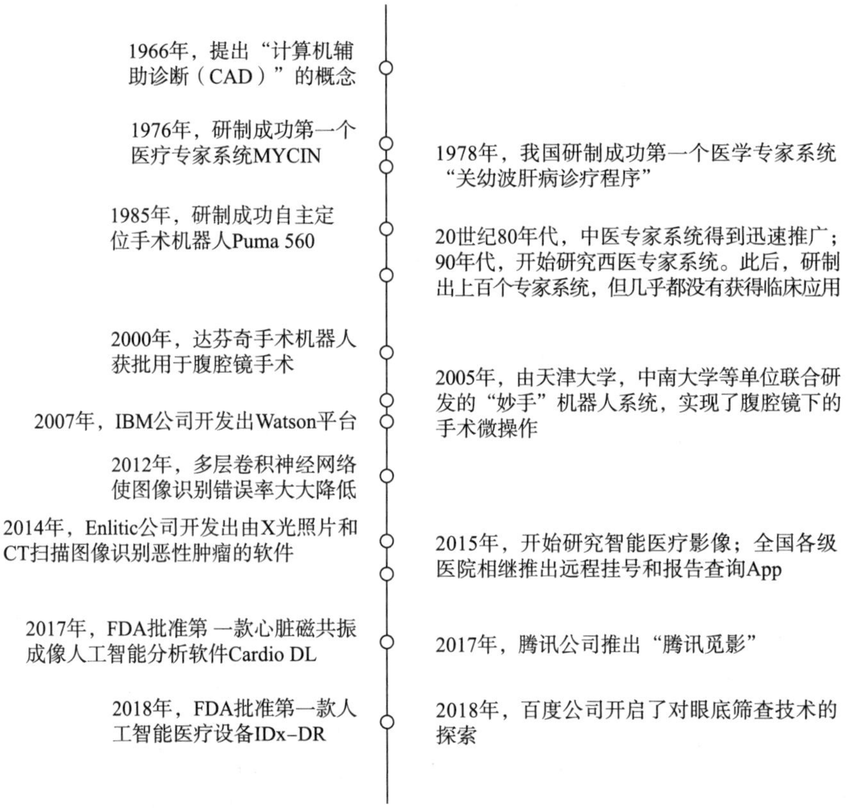

图 1 - 4 智慧医疗技术发展历程❶

与智慧医疗技术相关的早期研究主要集中在临床诊疗知识库的建设方面。临床诊疗知识库是以疾病、症状、检查、药品、指南和病例报告为基础，将相关知识点及病历报告进行整合梳理，以方便医生查找相关案例，辅助医生进行临床诊断的知识库。受限于计算机和互联网技术的发展水平，当时建立的临床诊疗知识库尚未完全实现数

---

❶ 艾瑞咨询. 2020 年中国 AI + 医疗行业研究报告 ［R/OL］. （2020 - 12 - 31）［2021 - 04 - 28］. http：//report. iresearch. cn/report/202101/3722. shtml? s = enable.

字化，仅限于医院内部使用，并没有得到广泛应用。

除了临床诊疗知识库的建立，20 世纪中叶，美国科学家开始逐步将计算机技术引入临床医学，通过计算机计算药剂的使用量并制定治疗计划。1959 年，美国学者莱德利（Ledley）等首次提出用数学模型进行辅助诊断，开创了计算机辅助诊断的先河；1966 年，莱德利首次提出"计算机辅助诊断（CAD）"的概念；1976 年，美国斯坦福大学首次研制成功著名的用于鉴别细菌感染及治疗的医学专家系统 MYCIN，如图 1－5 所示。但是，同样受限于计算机技术及数学、统计学的发展水平，关于 CAD 的研究并没有由此得到迅速发展，反而陷入了低谷。❶

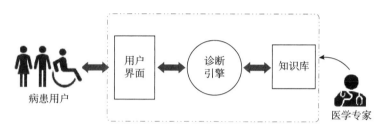

图 1－5　MYCIN 专家系统

随着机械制造技术和微电子学的快速发展，医疗设备也越来越精细化和小型化。1985 年，美国洛杉矶医院的医生使用一台关节式的臂式工业机器人 Puma 560 完成了机器人辅助定位的神经外科脑部活检手术，将首次有机器人参与的外科手术记录定格在 1985 年。随着 CCD 图像传感器和视频设备的出现，内窥镜领域发生了翻天覆地的"革命"，1987 年法国里昂的 Mouret 医生成功完成了第一例腹腔镜胆囊切除术，微创技术取得重大突破。❷

与国外相同，我国早期与智慧医疗技术相关的研究也主要集中在临床诊疗知识库的建设方面，特别是中医学临床诊疗知识库的建设。1978 年，关幼波及北京中医医院肝病科与电子计算机室的科研人员共同合作，将其多年治疗肝炎的经验总结编制成"关幼波肝病诊疗程序"，在国内率先把中医学这门古老的传统医学与先进的电子计算机技术结合起来。之后，我国与智慧医疗技术相关的研究仍以建设疾病的临床诊疗知识库为主，发展非常缓慢。❸

进入 21 世纪后，国外对智慧医疗的研究重点除了建设临床诊疗知识库外，还增加了电子病历的推广、电子健康档案的建设以及对手术机器人的研究。2000 年前后，全球最成功、应用最广泛的手术机器人——达芬奇手术机器人由美国直观医疗公司（Intuitive Surgical，Inc.）研制成功，如图 1－6 所示。❹

---

❶❷❸❹　艾瑞咨询. 2020 年中国 AI＋医疗行业研究报告［R/OL］.（2020－12－31）［2021－04－28］. http：//report. iresearch. cn/report/202101/3722. shtml？ s＝enable.

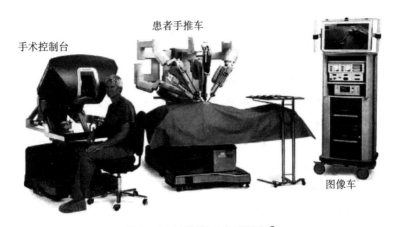

手术控制台　　患者手推车　　图像车

图 1 - 6　达芬奇手术机器人❶

与此同时，我国也开展了一系列关于手术机器人的研究。北京航空航天大学与中国人民解放军海军总医院❷联合开发的机器人系统 CRAS 是国内手术机器人系统的先行者，大大提高了我国手术的自动化程度，目前该机器人系统已经发展至第五代。2005年，由天津大学、中南大学等单位联合研发的基于主从操作的"妙手（MicroHand）"机器人系统实现了腹腔镜下的手术微操作。❸

随着人工智能技术的快速发展，尤其是各种机器学习算法在图像识别方面的准确率大幅提升，智能医学影像技术得到快速发展。2014年，一家美国旧金山的科技公司 Enlitic 开发出由 X 光照片和 CT 扫描图像识别恶性肿瘤的软件，采用该公司的技术可以在几毫秒内读取医学图像，比普通放射科医师快 10000 倍。随后我国也有多家公司推出了类似的医学影像产品，如腾讯公司推出的"腾讯觅影"能够运用计算机视觉和深度学习技术对各类医学影像进行学习训练，有效地辅助医生进行诊断和重大疾病的早期筛查。同时，得益于临床诊疗知识库的长期积累和研究，计算机辅助诊断系统也逐渐走向成熟。2015年以来，我国对智慧医疗技术的研究进入快速发展阶段，移动医疗技术蓬勃兴起，全国各级医院相继推出远程挂号和报告查询 App，多家科技公司的智慧医疗设备也纷纷进入市场。

1.2　智慧医疗产业发展现状

随着人工智能、智能穿戴、大数据等高新技术的快速发展，全球医疗健康产业正在实现不断的跨界融合，真正意义上的智慧化医疗服务迎来前所未有的发展契机。由于全球人口老龄化的不断加剧和医疗资源的日益紧张，各国政府越来越重视智慧医疗

---

❶ 王共先，曾玉，盛夏. 机器人手术护理学 [M]. 北京：世界图书出版公司，2017：6.

❷ 2018 年组建为中国人民解放军总医院第六医学中心。

❸ 艾瑞咨询. 2020 年中国 AI + 医疗行业研究报告 [R/OL]. (2020 - 12 - 31) [2021 - 04 - 28]. http：//report. iresearch. cn/report/202101/3722. shtml？s = enable.

产业，积极制定并推动智慧医疗相关政策的落地与改革，全球智慧医疗市场进入稳步发展阶段，智慧医疗时代已经来临。

1.2.1 相关政策

2005 年 5 月，世界卫生组织在瑞士日内瓦通过了智慧医疗决议草案，要求各成员国建立智慧医疗发展计划及执行重点，并开发了一套国家电子健康战略工具包。❶ 世界各国政府及地区组织都积极响应，持续推进智慧医疗相关技术研究，并相继制定颁布了本国或本地区智慧医疗战略、法规或政策，参见表 1-1。

表 1-1 世界主要国家或地区的智慧医疗战略、法规及政策

时间	国家或地区	名 称	相关内容、目的和作用
2008 年	英国	《智慧医疗发展战略》	旨在改善病患的医疗照顾质量，确保病患都能够获得合理的医疗照顾
2009 年	美国	《经济和临床医疗信息技术法案》	旨在促进医疗信息技术的使用，确保美国每一家医疗机构都采用先进的 IT 技术和电子病历，简化就诊手续，防止医疗错误，降低医疗成本①
2011 年	美国	《2011—2015 年联邦卫生信息技术战略规划》	智慧医疗的发展愿景为利用信息技术来增进与改善群体健康的医疗体系，将卫生医疗保健领域的信息技术利用作为"2011 年度创新战略"的六大优先领域之一②
2014 年	美国	《2015—2020 年联邦卫生信息技术战略规划》	构建完善、安全和医疗服务共享的国家型交流平台，提供远程医疗服务，使用移动医疗设备，将高质量、低成本的医疗看护、群体健康、民众参与作为愿景③
2014 年	欧洲	《2014—2020 欧洲机器人技术战略》及《地平线2020 战略—机器人多年发展战略图》	关注康复辅助机器人以及在手术中使用的内置传感器的微型机器人等机器人技术的发展④
2014 年	日本	《关于工业、商业和生活机器人化的白皮书》	医院全面机器人化，重点实践于医疗保健，可以辅助老人和身障人士的生活，减少医疗负担，也可以避免医护人员工作在充满细菌的危险环境中⑤

❶ 参见世界卫生组织（WHO）和国际电信联盟（ITU）共同编制完成的《国家卫生信息化战略工具包》。

时间	国家或地区	名　称	相关内容、目的和作用
2015 年	美国	《美国国家创新战略》	精准医疗作为九大重点领域之一，其目的在于协助临床医生更好地理解病人的健康程度、疾病细节和身体状况，依据个人基因信息，为癌症患者及其他病患制定个性化医疗方案，更好地预测哪些治疗方法更为有效[⑥]
2015 年	日本	《机器人新战略：愿景、战略、行动计划》	重点研发在医疗护理领域普及的实用化机器人技术和手术机器人，并要求对新型医疗器械实现快速审查[⑦]
2016 年	美国	《为人工智能的未来做好准备》及《国家人工智能研究与发展战略计划》	加速智慧医疗领域的发展，在医学诊断等领域开发有效的人类与机器协作的方法，利用人工智能对并发症进行预测及预防，必要时智慧医疗系统要能够自动执行决策和进行医疗诊断[⑧]
2016 年	日本	《日本复兴战略：走向第四次工业革命》及《科学技术创新综合战略2016》	利用人工智能开发医疗支持系统以及实现健康、医疗、公共服务等的产业结构变革；利用物联网增强健康和医疗服务；最大限度地利用机器人、人工智能等技术提高医疗和护理的效率[⑨]
2017 年	英国	《在英国发展人工智能报告》	指出智慧医疗的三大潜力领域分别为辅助诊断、流行病早期预防控制和图像诊断。现阶段智慧医疗仅是作为一种辅助工具帮助医生进行诊断和治疗，通过人类与智慧医疗系统之间的持续交互，可以提高诊断的效率和准确性[⑩]
2018 年	欧洲	《人工智能时代：确立以人为本的欧洲战略》	对人工智能在健康分析和精准医疗领域的应用进行深入研究[⑪]

续表

时间	国家或地区	名　称	相关内容、目的和作用
2019 年	美国	《国家人工智能研究和发展战略计划》	新增人工智能在医疗保健和医学方面的应用，提出开放数据集、创建公共医疗保健数据平台，利用大量的医疗数据进行模型训练，可以促进图像识别等领域的发展[12]

注：① 美国国会. 经济和临床医疗信息技术法案［EB/OL］.［2021 – 04 – 28］. https：//www. hipaajournal. com/what – is – the – hitech – act/.

② 美国卫生部医疗信息技术全国协调员办公室. 2011—2015 年联邦卫生信息技术战略规划［EB/OL］.［2021 – 04 – 28］. https：//www. healthit. gov/sites/default/files/utility/final – federal – health – it – strategic – plan – 0911. pdf.

③ 美国卫生部医疗信息技术全国协调员办公室. 2015—2020 年联邦卫生信息技术战略规划［EB/OL］.（2015 – 09 – 15）［2021 – 04 – 28］. https：//www. healthit. gov/data/datasets/federal – health – it – strategic – plan – 2015 – 2020 – goals.

④ 欧盟委员会. 2014—2020 欧洲机器人技术战略，地平线 2020 战略—机器人多年发展战略图［EB/OL］.［2021 – 04 – 28］. https：//www. eu – robotics. net/sparc/about/roadmap/index. html.

⑤ 中国机器人网. 日本 2014 机器人发展白皮书介绍：上［EB/OL］.（2014 – 11 – 03）［2021 – 04 – 28］. https：//www. robot – china. com/news/201411/03/15330. html.

⑥ 美国白宫. 美国国家创新战略［EB/OL］.［2021 – 04 – 28］. https：//obamawhitehouse. archives. gov/sites/default/files/strategy_for_american_innovation_oc.

⑦ 日本国家机器人革命推进小组. 日本机器人新战略［EB/OL］.（2017 – 05 – 26）［2021 – 04 – 28］. https：//max. book118. com/html/2017/0525/109103997. shtm.

⑧ 美国白宫科技政策办公室. 为人工智能的未来做好准备，国家人工智能研究与发展战略计划［EB/OL］.（2016 – 10 – 13）［2021 – 04 – 28］. http：//www. caict. ac. cn/kxyj/qwfb/ztbg/201804/t20180426_158370. htm.

⑨ 日本政府. 日本复兴战略：走向第四次工业革命，科学技术创新综合战略 2016［EB/OL］.（2016 – 04 – 27）［2021 – 04 – 28］. https：//www. kantei. go. jp/jp/singi/keizaisaisei/pdf/dai1en. pdf.

⑩ 英国政府. 在英国发展人工智能报告［EB/OL］.（2017 – 12 – 03）［2021 – 04 – 28］. https：//max. book118. com/html/2017/1203/142592910. shtm.

⑪ 欧盟. 人工智能时代：确立以人为本的欧洲战略［EB/OL］.（2018 – 03 – 27）［2021 – 04 – 28］. https：//ec. europa. eu/jrc/communities/sites/jrcities/files/epsc_strategicnote_ai. pdf.

⑫ 美国人工智能问题特别委员. 国家人工智能研究和发展战略计划［EB/OL］.（2019 – 11 – 09）［2021 – 04 – 28］. https：//www. dx2025. com/archives/2249. html.

　　美国在推进智慧医疗领域政策建设方面起步较早、发展迅速，其研究领域涉及电子病历、移动医疗、个性化医疗、医疗机器人等多个方面。美国对智慧医疗的政策研究是从推行电子处方和数字化病历开始的。随后，为了更合理地分配医疗资源，美国政府也开始通过应用新的信息及通信技术来全面改造及优化现有区域医疗服务体系，希望通过政策推进构建国家"医疗协作平台"；此外，医疗机器人也是美国智慧医疗政策研究的重点技术领域之一。

包括欧盟及英国在内的欧洲作为全球智慧医疗技术发展的重要地区之一，也非常重视机器人技术在医疗保健领域的应用和发展，先后出台多项相关技术发展战略。2018年以来，随着人工智能技术的蓬勃发展，欧洲也开始逐步推进人工智能战略，对人工智能在健康分析和精准医疗领域的应用进行深入研究，以期能够推动医疗行业的改革。

日本由于日益严峻的人口极度老龄化社会现状，其在智慧医疗领域关注的重点是临床机器人和医疗辅助系统，政府成立"国家机器人革命推进小组"，制定和发布一系列战略计划，要求对新型医疗器械实现快速审查，希望能够借助智慧医疗的相关技术来解决人口老龄化、医疗及养老等社会问题，改善人们的生活水平，减轻医护人员的负担。

我国对智慧医疗政策的研究始于2006年。自2014年起，我国密集出台多项与智慧医疗相关的文件，尤其是2015年，国务院、原国家卫生和计划生育委员会等先后出台了多项有关推动智慧医疗产业发展的政策和规划，为我国智慧医疗的建设奠定了坚实的政策基础。因此，2015年又被称为我国智慧医疗产业发展的政策年。我国智慧医疗相关事件及主要政策参见表1-2。

表1-2 我国智慧医疗相关事件及主要政策

时间		事件、政策及其相关内容
2015年	3月	李克强总理在政府工作报告中首次提出"互联网+"和"健康中国"的概念
	5月	国务院颁布《中国制造2025》，指出要"提高医疗器械的创新能力和产业化水平，重点发展影像设备、医用机器人等高性能诊疗设备，全降解血管支架等高值医用耗材，可穿戴、远程诊疗等移动医疗产品"
2016年	9月	工业和信息化部、国家发展和改革委员会联合制定《智能硬件产业创新发展专项行动（2016—2018年）》，提出要"面向百姓对健康监护、远程诊疗、居家养老等方面需求，发展智能家庭诊疗设备、智能健康监护设备、智能分析诊断设备的开发和应用"
	10月	中共中央、国务院印发《"健康中国2030"规划纲要》，明确了行动纲领，提出要加强精准医学、智慧医疗等关键技术突破，发展智慧健康医疗便民惠民服务
	11月	国务院编制《"十三五"国家战略性新兴产业发展规划》，提出发展智能化移动化新型医疗设备，发展移动医疗服务，初步建立信息技术与生物技术深度融合的现代智能医疗服务体系

时间		事件、政策及其相关内容
2017 年	7 月	国务院发布《新一代人工智能发展规划》，提出发展智能医疗，包括：推广应用人工智能治疗新模式新手段，建立快速精准的智能医疗体系；探索智慧医院建设，开发人机协同的手术机器人、智能诊疗助手，研发柔性可穿戴、生物兼容的生理监测系统，研发人机协同临床智能诊疗方案，实现智能影像识别、病理分型和智能多学科会诊
	10 月	工业和信息化部发布《促进新一代人工智能产业发展三年行动计划（2018—2020 年)》，着重要求在医疗影像辅助诊断系统领域取得重大突破，完善智慧医疗发展环境
2018 年	5 月	国务院办公厅发布《关于促进"互联网 + 医疗健康"发展的意见》，明确表示要"借助人工智能等技术手段，面向基层提供远程会诊、远程心电诊断、远程影像诊断等服务"，"研发基于人工智能的临床诊疗决策支持系统，开展智能医学影像识别、病理分型和多学科会诊以及多种医疗健康场景下的智能语音技术应用"
2021 年	6 月	国务院办公厅发布《关于推动公立医院高质量发展的意见》，提出推动新一代信息技术与医疗服务深度融合；推进电子病历、智慧服务、智慧管理"三位一体"的智慧医院建设和医院信息标准化建设；大力发展远程医疗和互联网诊疗；推动手术机器人等智能医疗设备和智能辅助诊疗系统的研发与应用

可以看出，全球各国政府及地区组织都非常重视智慧医疗相关技术的研究，均颁布了一系列智慧医疗战略、规划和政策，为智慧医疗市场的高速度、高质量发展创造了良好条件，由此引导智慧医疗产业进入高速发展期。

1.2.2　市场动态

1. 全球智慧医疗市场

目前，全球智慧医疗市场在移动医疗、远程医疗等新模式的带动下，正处于稳步高速发展阶段。根据 Statista 网站的统计，移动智慧医疗将是全球智慧医疗市场的重点发展方向。❶ 根据英国知名研究公司 IDTechEx 预计，基于图像的智慧医疗诊断市场是未来智慧医疗的重点发展方向，预计到 2030 年该市场规模将超过 30 亿美元，到 2040 年该市场规模将增长近 10000%。❷

从区域来看，全球智慧医疗市场主要集中在美国、欧洲、日本和中国，而产品生产主要集中在美国、欧洲和日本。

---

❶ 葛梅. 全球智慧医疗发展趋势分析及对策研究［J］. 中国医院管理，2019，39（4)：43 – 45.
❷ 张明. 智慧医疗产业发展面临的挑战与展望［J］. 人工智能，2021（3)：101 – 104.

美国是目前全球最大的智慧医疗市场和头号智慧医疗制造强国。其智慧医疗市场约占全球市场份额的80%，同时全球40%以上的智慧医疗设备都产自美国，仅明尼苏达州就拥有数以千计的智慧医疗企业和众多国际巨头总部，这些企业在植入式医疗设备、大型成像诊断设备、远程诊断设备和手术机器人等智慧医疗设备的研制技术上均处于世界领先水平。2019年，《福布斯》杂志与数据合作伙伴 Meritech Capital Partners 合作发布的美国最具前景的50家人工智能公司榜单中有7家属于智慧医疗领域，参见表1-3。● 根据美国弗若斯特沙利文咨询公司估计，医疗影像与诊断、远程患者监护网络和肿瘤检测、智能决策支持系统都将是未来增长最快的领域。❷

表1-3　智慧医疗领域上榜的7家美国公司　　（单位：万美元）

公司	融资总额	当前估值	主营业务
PathAI	7500	37500	基于 AI 的病理图像数字化和分析
K Health	5600	20000	基于 AI 的个人健康管理工具
Insitro	10000	13500	基于机器学习的新药发现平台
Aira	3500	6600	面向视障人群的软硬件技术开发
Suki AI	2000	6500	面向医生的语音数字助理
Deep 6	2200	—	临床试验医患对接平台
Viz. ai	2100	—	基于 AI 的医疗诊断技术开发

欧洲智慧医疗产业的规模仅次于美国。2015年，德国、法国、英国、意大利、西班牙等11国智慧医疗设备市场销售额约为500亿美元。其中，德国是当时欧洲最大的医疗设备生产国和出口国，拥有170多家智慧医疗设备生产商，所生产的医疗设备中大约有2/3用于出口；法国是欧洲第二大医疗设备生产国，也是欧洲主要医疗设备出口国之一，法国智慧医疗设备市场销售额约占欧洲市场总额的16%；英国的智慧医疗市场规模与法国相当，但是受到人口老龄化和社会工业化造成的疾病困扰，英国的智慧医疗产品进口额远高于出口额，是当时世界上最大的医疗设备进口国；意大利拥有相对完备的智慧医疗产业，其智慧医疗设备出口额大大高于进口额，与德国并列为欧洲两大医疗设备出口国；西班牙智慧医疗市场与英国相似，也是以进口为主的市场，其进口智慧医疗产品的1/3来自美国，其他则主要来自欧盟国家及亚洲等。❸

日本是仅次于美国的全球第二大智慧医疗消费市场，与老年疾病相关的智慧医疗产品，包括心脏起搏器、血管支架、人工关节等植入性产品的需求极为旺盛。同时，

---

❶ 北京电子学会. 美国最具前景的50家人工智能公司［EB/OL］.（2019-10-24）［2021-04-28］. https：//m. thepaper. cn/baijiahao_4780648.

❷ 张昊. 2020年美国人工智能发展概况及思考［J］. 全球科技经济瞭望，2021，36（8）：53-60.

❸ 人工智能学家. 全球智慧医疗产业发展现状［EB/OL］.（2018-11-04）［2021-04-28］. https：//www. sohu. com/a/273250207_297710.

近年来陷入亏损的日本电子业巨头也纷纷向智慧医疗产业转型，这将进一步促进日本智慧医疗产业的发展。❶

智慧医疗行业已成为目前全球人工智能市场投资最活跃的领域之一。2019 年，全球知名数据智库 CB Insights 发布的全球人工智能 100 强企业名单中有 14 家企业属于智慧医疗领域。中国信息通信研究院云计算与大数据研究所、工业互联网创新中心（上海）有限公司联合 36 氪研究院共同发布的《2020 人工智能医疗产业发展蓝皮书》指出，在众多智慧医疗技术领域中，基于图像的智慧医疗诊断领域市场竞争较为激烈，经过多轮洗牌已经出现领跑企业，除了全球老牌医疗器械公司德国西门子公司和美国通用电气公司，中国的兰丁高科、医诺科技、深睿医疗和推想科技，美国的 Vida Diagnostics，韩国的 Lunit 等公司都已获得 C 轮融资，发展势头强劲。❷

2. 中国智慧医疗市场

受益于国家政策扶持，我国的智慧医疗市场也得到迅速发展，成为仅次于美国和日本的世界第三大智慧医疗市场。

互联网医疗健康产业联盟发布的《医疗人工智能技术与应用白皮书》显示，2016 年我国智慧医疗市场规模达到 96.61 亿元，2017 年市场规模增长 40.7%，达到 130 亿元，2018 年达到 410 亿元。❸

随着智慧医疗行业的发展，越来越多的资本也流向智慧医疗行业。图 1 - 7 所示为 2017—2022 年中国智慧医疗行业投资规模统计及预测，其中 2021—2022 年的数据为预测数据，其他年份为统计数据。数据显示，2019 年我国智慧医疗行业市场规模超 880 亿元，2020 年超 1000 亿元；业内预测 2021 年我国智慧医疗投资规模将扩大到 1200 亿元以上，预计到 2022 年将超 1500 亿元。❹

随着人口老龄化问题加剧，智能医疗机器人作为智慧医疗主要应用场景之一，其在我国的应用需求正在逐渐增加。从市场规模来看，目前我国医疗机器人主要集中在三级甲等综合性医院及部分公立医院，市场普及率较低。如图 1 - 8 所示，根据中国电子学会的统计，2019 年我国医疗机器人市场规模仅为 43.2 亿元，占服务机器人市场规模的 28.2%❺。其中 2021 年的数据为预测数据，其他年份为统计数据。

---

❶ 人工智能学家. 全球智慧医疗产业发展现状［EB/OL］.（2018 - 11 - 04）［2021 - 04 - 28］. https：// www. sohu. com/a/273250207_297710.

❷ 中国信息通信研究院，工业互联网创新中心（上海），36 氪研究院. 2020 人工智能医疗产业发展蓝皮书［R/OL］.［2022 - 01 - 03］. http：//www. 100ec. cn/detail - 6569753. html.

❸ 上海交通大学人工智能研究院，等. 人工智能医疗白皮书［R］.［2022 - 01 - 03］. http：// ishare. iask. sina. com. cn/QuDdc1rtcTn. html.

❹ 张明. 智慧医疗产业发展面临的挑战与展望［J］. 人工智能，2021（3）：101 - 104.

❺ 中商情报网. 2021 年中国医疗机器人市场规模及未来发展趋势预测分析［EB/OL］.（2021 - 09 - 16）. https：//baijiahao. baidu. com/s? id = 1711020628760722476&wfr = spider&for = pc.

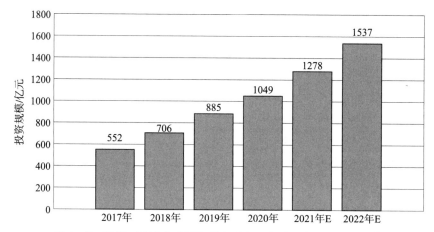

图 1 - 7　2017—2022 年中国智慧医疗行业投资规模统计及预测❶

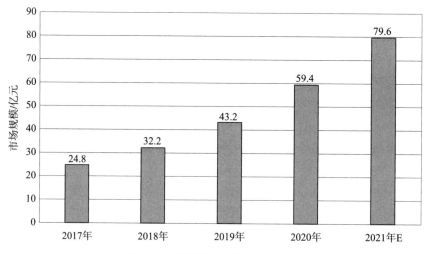

图 1 - 8　我国医疗机器人市场规模

1.2.3　市场主体及其代表产品

市场的快速扩张吸引了越来越多的市场主体参与到智慧医疗领域的技术竞争之中，各类市场主体都希望能够在快速发展的智慧医疗市场中分得"一杯羹"。

智慧医疗领域主要涉及两种不同类型的市场主体：一类是以美国通用电气公司、德国西门子公司、荷兰皇家飞利浦公司等为代表的传统高端医疗设备企业；另一类是以美国的国际商用机器公司、谷歌公司，以及中国的腾讯公司、百度公司等为代表的互联网巨头企业。不同类型的市场主体针对智慧医疗领域的研发方向各有不同，传统高端医疗设备企业更注重产品的数字化转型，而互联网巨头企业则更倾向于从底层切

❶　中商情报网. 2022 年中国智慧医疗行业市场规模及发展前景预测分析［EB/OL］.（2021 - 12 - 24）. https：//baijiahao. baidu. com/s？id = 1719956755827963928&wfr = spider&for = pc.

入，布局智慧医疗基础设施。❶

2019 年 9 月，美国通用电气公司的爱迪生数字医疗智能平台（Edison Intelligence Platform）在中国落地。同时，美国食品药品监督管理局（FDA）批准美国通用电气医疗公司的重症监护套件，该套件基于美国通用电气公司的爱迪生数字医疗智能平台，通过深度学习算法分析海量胸片数据，在移动胸片拍摄后，给出气胸预判，提示医生注意高危元素。❷ 这是美国通用电气公司首次将人工智能算法嵌入移动 X 射线设备。

2017 年 5 月，德国西门子公司推出医疗大数据平台 Teamplay，通过云端应用可以实时监测医院影像设备的使用情况、病患等待时间等。同时，该平台还可以进行剂量管理，能够对即将超出放射剂量标准的患者进行及时提醒。更重要的是，该平台可以让专家在远端将 CT、MR 等设备调整到最佳参数，提高偏远地区基层医院的影像诊断能力。❸ 2021 年 12 月，德国西门子公司与瑞典 Mentice 公司共同宣布正式合作，西门子 Corindus 途灵™ 介入手术机器人将搭载 Mentice VIST® 虚拟患者模拟器，通过独特的途灵整体解决方案，介入治疗专家可以使用 Mentice 高保真模拟器了解、学习途灵 CorPath® GRX 手术机器人系统。❹ 图 1 - 9 所示为西门子 Corindus 途灵™ 介入手术机器人。

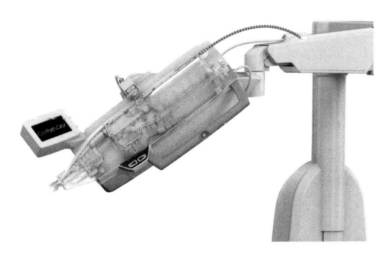

图 1 - 9　西门子 Corindus 途灵™ 介入手术机器人❺

❶ 中国信息通信研究院，工业互联网创新中心（上海），36 氪研究院. 2020 人工智能医疗产业发展蓝皮书［R/OL］.［2022 - 01 - 03］. http：//www. 100ec. cn/detail - 6569753. html.

❷ GE 医疗. GE 医疗首个内嵌于 X 光机的人工智能算法 FDA 获批［EB/OL］.（2019 - 09 - 16）. https：//mp. weixin. qq. com/s/pgm6kxmZe5Czey4s21hsCQ.

❸ 36 氪. 西门子医疗：发布多款智慧医疗产品，今年将着重覆盖二三线城市［EB/OL］.（2017 - 06 - 05）. https：//www. 36kr. com/p/1721607012353.

❹ 器械之家. 在中国！西门子途灵手术机器人又有新合作［EB/OL］.（2022 - 01 - 03）. https：//mp. weixin. qq. com/s/80zEg7EaByt5RTE - lMiFsg.

❺ 西门子医疗. Corindus 途灵™ 介入手术机器人.［2021 - 04 - 18］. https：//www. siemens - healthineers. cn/conrindus - corpath - grx.

2021 年 11 月，在第四届中国国际进口博览会上，荷兰皇家飞利浦公司带来了具有突破性创新意义的金梭磁共振成像系统 Ingenia Elition 3.0T。该系统应用了飞利浦压缩感知加速技术，可以在保证图像质量的同时，将平均扫描时间缩短约 50%；同时，该系统还搭载智能感知系统，不再需要给患者捆绑呼吸绑带，就可以实时探测患者体部亚毫米级的运动，识别与目标采集部位相关的呼吸运动信号，极大地改善了患者体验。❶

除了传统高端医疗设备企业，美国国际商用机器公司是互联网企业中推动智慧医疗技术落地的先行者。2007 年，该公司开始研发 Waston Health 平台。该平台是智慧医疗领域知名的采用认知计算系统的专家系统平台，于 2014 年正式发布。Waston Health 平台具有强大的自然语言理解能力、推理能力、学习能力和交互能力。在肿瘤治疗方面，该平台能够在几秒内对数十年间相同病症的病历进行筛选，提出三个最优治疗方案供医生选择。遗憾的是，直至 2017 年，该平台依然无法有效应用于临床。目前，美国国际商用机器公司正在计划出售 Watson Health 平台。❷

美国谷歌公司于 2014 年收购的人工智能企业 DeepMind 与英国的莫尔菲尔德眼科医院合作，通过机器学习算法研究眼类疾病，从而帮助医生及早发现和评估患者眼类疾病风险并给出医疗护理建议。美国谷歌公司收购的另一家公司 Verily 则与医疗器械公司 Dexcom 合作开发了一款小型连续性血糖监测仪 CGM，用于监测皮下组织间液的葡萄糖浓度，从而间接反映血糖水平。

国内企业中，2016 年 10 月，百度公司发布百度医疗大脑，对标美国谷歌公司和美国国际商用机器公司的同类产品。借助在自然语言处理、知识图谱、深度学习等领域的技术优势，百度医疗大脑大量采集和分析医学专业文献和医疗数据，通过模拟问诊流程，给出诊疗建议。2018 年，百度公司又开启了对眼底筛查技术的探索，以帮助基层眼病患者及早发现致盲疾病，降低致盲风险。

腾讯公司于 2016 年成立腾讯医疗健康有限公司，提供智慧医疗云和脑瘤助手等多种解决方案。其推出的"腾讯觅影"运用了计算机视觉、大数据处理、深度学习等多项技术，能够对内窥镜、超声、CT、MRI 等各类医学影像进行训练学习，最终达到对病灶的智能识别，辅助医生进行疾病诊断和早期筛查。

1.3 智慧医疗热点应用领域专利发展概况

在政策红利及产业迅猛发展的双重刺激下，智慧医疗领域的专利申请量也有了显著增长。传统医疗设备厂商和互联网科技公司等，为了在智慧医疗行业中提升自身市场竞争力，迅速进行专利布局，以期获得更多的市场份额。下面将重点对智慧医疗的几个热点应用领域进行专利分析，梳理其专利发展概况。

---

❶ 飞利浦集团. 以科技之极，助健康无界：飞利浦亮相"第四届中国国际进口博览会"［EB/OL］. （2021 - 11 - 05）. https：//mp. weixin. qq. com/s/HIxQtuqB - h3vL5ym1fVUOw.

❷ 动脉网. IBM Watson 之死：亏本 10 年，医生终究无法被 AI 替代［EB/OL］. （2021 - 02 - 22）. https：// baijiahao. baidu. com/s? id = 1692361476840140955&wfr = spider&for = pc.

1.3.1　智能诊疗

目前，随着大数据、人工智能技术、可穿戴技术等快速发展，医学专家系统❶和智能监护也呈迅速发展态势，专利申请数量大幅增长。

1.3.1.1　医学专家系统

1. 专利技术发展阶段

涉及医学专家系统的专利技术发展先后经历了基于规则、基于案例和基于神经网络模型三个阶段。

基于规则的医学专家系统直接模仿人类的心理过程，利用一系列规则来表示专家知识，技术上相对容易实现。早期的规则大多是基于医学专家的经验得到的。例如，Kenneth J. Schlager 于 1980 年提交的公开号为 US4310003 A 的专利申请公开了一种用于患者生理检查的主动式热图像分析方法，采用微处理器执行模式识别程序，根据检测到的热量分布自动诊断乳房是否正常，以确定是否存在乳腺癌，其中涉及的基于热量分布进行诊断的规则就是由医学专家的经验得到的。目前基于规则的医学专家系统专利申请更倾向于采用一套算法体系，能够自动从数据中获得规则。例如，美国第一咨询（First Opinion）公司于 1997 年提交的公开号为 WO9802836 A2 的专利申请公开了一种提供自动化的知识基础的医学诊断设备的系统和方法，该方法包括为计算机提供一组疾病列表，每种疾病与一组症状列表相关，并且每种症状与一组问题列表相关，通过不断提出问题去引出回答，这些回答构成症状，由此给相应的疾病提供一个加权值，最后通讨确定某种疾病的累积加权值是否达到或超过阈值来确定诊断结果。

基于案例的医学专家系统通过采用以前的医疗案例来求解当前的问题。求解过程包括：首先获取当前问题信息，接着寻找最相似的以往案例，如果找到匹配案例，就建议使用与过去相同的解；如果搜索相似案例失败，则将这个案例作为新案例。可见，这个领域的专利申请中需要解决的最大技术难题是如何从医疗案例库中寻找与当前问题条件最匹配的一个，而为了解决这一技术问题，专利申请通常会采用最近邻法、k - 近邻法、径向基函数网络算法等。例如，日本希森美康公司于 1993 年提交的公开号为 JPH07105166 A 的专利申请就属于早期的基于案例推理的医学专家系统。其公开了一种归属度判别装置，该装置首先预存大量疾病群的特征模型，从中选择任意两个群，对每两个群分别设定将所选择的两个群进行最佳二分的线性判别函数，利用设定的每两个群的线性判别函数计算被检测数据属于哪个群的二群判别结果，对每两个群确定其支持度，根据每两个群的二群判别结果和支持度计算被检测数据对各群的归属度，从而得到患者属于何种疾病群的诊断。但是，随着医疗案例库中案例数量的不断增加，匹配搜索时间过长成为众多专利申请需要解决的技术问题，此时对案例库的数据进行预处理，删去过分相似的案例成为较为常见的改进方向。

基于神经网络模型的医学专家系统是对人脑思维方式和结构的生物模拟。在该领

---

❶　指用于医疗目的的医学专家系统。

域的专利申请中，其主要区别在于所采用的神经网络模型不同。例如，上海交通大学于 2003 年提交的公开号为 CN1547149 A 的专利申请公开了一种基于数据挖掘的脑部胶质瘤计算机辅助诊断系统的实现方法，其采用的是基于改进的模糊极小极大神经网络（Fuzzy Minimum-Maximum Neural Network，FMMNN）的模糊规则提取方法，这也是我国较早提出的基于神经网络模型的医疗专家系统的专利申请。又如，美国心脏起搏器股份公司于 2014 年提交的公开号为 WO2015084563 A1 的专利申请公开了一种涉及使用分类器融合的心力衰竭事件预测系统和方法；山东大学齐鲁医院于 2016 年提交的公开号为 CN105748063 A 的专利申请公开了一种基于多导联和卷积神经网络的心律失常智能诊断方法。

更多关于医学专家系统的详细专利技术发展情况参见附录 A 第 A.1 节。

2. 主要申请人及其专利布局

通过对基于神经网络模型的医学专家系统的代表专利技术进行分析不难发现，医学专家系统涉及大量机器学习算法，国外主要申请人多为全球知名智慧医疗企业，而国内申请人主要集中在高校、医院和研究所。

在众多国外知名智慧医疗企业中，荷兰皇家飞利浦公司和美国心脏起搏器股份公司在医学专家系统领域的专利申请量遥遥领先于其他申请人。其中，美国心脏起搏器股份公司在医学专家系统领域的专利技术主要用于各种心脏异常情况的智能分析及诊断；而荷兰皇家飞利浦公司专利技术的应用则更多元，其主要代表专利申请❶见表 1-4。

表 1-4　荷兰皇家飞利浦公司在医学专家系统领域的主要代表专利申请

申请时间	公开号	主要技术内容
2005 年	CN101084511 A	一种计算机辅助诊断技术，将未确诊肿瘤的图像与一组已知发生恶性病变或良性病变的肿瘤图像进行匹配，属于基于规则的医学专家系统
2008 年	CN101903883 A	一种用于基于病例的决策支持的方法和装置，属于基于案例的医学专家系统
2017 年	CN109843179 A	一种基于特征与深度学习组合，用于区分正常心音与异常心音的方法，属于基于神经网络模型的医学专家系统
2019 年	US2021158526 A1	一种医学成像中的自动切片选择系统，同样属于基于神经网络模型的医学专家系统

在医学专家系统领域的国内专利申请人中，上海交通大学、中南大学、中国科学院深圳先进技术研究院的申请量较多。其中，上海交通大学的主要代表专利申请见表 1-5。

---

❶ 本书中有关重点申请人的主要代表专利申请基于如下原则确定：（1）源头申请，即时间上较早的申请；（2）重点申请，同族文件较多，特别是在几大局都有申请的，或者被其他文献引用较多的；（3）新申请，近几年的申请，技术有代表性或有市场影响力。

表 1-5　上海交通大学在医学专家系统领域的主要代表专利申请

申请时间	公开号	主要技术内容
2003 年	CN1529489 A	一种远程中医诊疗系统，将中医传统脉诊方法与医学专家系统结合，实现中医智能化诊断
2006 年	CN1803087 A	一种图像处理技术领域的舌像颜色自动识别方法，采用 k - 近邻法
2019 年	CN109671500 A	一种基于脑电图时域数据的精神分裂症辅助诊断分类方法，采用传统神经网络模型
2020 年	CN111274998 A	一种帕金森病手指敲击动作识别方法及系统、存储介质及终端，采用深度学习算法

1.3.1.2　智能监护

1. 专利技术发展

William F. Slaght 于 1971 年提交的公开号为 CA949686 A 的专利申请是涉及智能监护系统的早期专利申请，其描述了一种系统架构，如图 1 - 10 所示，该系统能够在远端进行心电监测，并通过有线电话传输线路将采集到的数据传输到远程诊断中心。

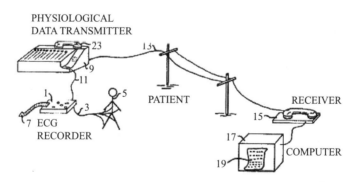

图 1 - 10　公开号为 CA949686 A 专利申请的说明书附图❶

美国西屋电气公司于 1985 年在中国提交的公开号为 CN85101123 A 的专利申请也公开了类似架构，中央诊断中心与多个远程设备通信连接，接收远程设备的数据并将分析结果返回设备。这是向中国专利局递交的专利申请中最早涉及智能监护系统的专利申请。

通过对智能监护系统专利申请的技术主题进行梳理分析可知，智能监护系统的技术架构主要包括智能监测设备、通信系统、监护中心三个部分，其中具体涉及的技术

---

❶ PHYSIOLOGICAL DATA TRANSMITTER：生理数据发送器；ECG RECORDER：心电记录仪；PATIENT：病人；RECEIVER：接收器；COMPUTER：计算机。

主要包括智能感知类技术、信息通信类技术和信息处理类技术。

智能监测设备是智能监护的信息采集前端，主要包括能够感知人体生理参数的传感器，如心电传感器、心率和脉搏传感器、血糖传感器、血压传感器等。随着生理监测技术以及可穿戴技术的不断发展，涉及智能监测设备的专利申请主要集中在以下两个方向：一是采集不同的生理参数；二是不同的传感器制作工艺。

在采集不同的生理参数方面，其专利技术的发展方向主要是由监测单一的生理参数发展为能够同时监测多种生理参数。例如，Driscoll J. E. 于 1980 年提交的公开号为 GB2070775 A 的专利申请公开了一种腕带式远程心率监测仪，美国美敦力公司于 1982 年提交的公开号为 US4457748 A 的专利申请公开了一种腕带式远程血糖仪，都是目前检索到的较早的可对单一生理参数进行监测的智能监测设备。我国在该领域比较先进的专利技术是华为公司在 2017 年提交的公开号为 CN110022763 A 的专利申请，其公开了一种可拆卸气囊的腕带式血压测量装置，能够通过可穿戴设备实现对血压的准确测量。进入 21 世纪以后，随着各种生理参数监测设备的不断发展成熟，越来越多的专利申请开始聚焦于利用同一个监测设备监测多种生理参数的技术改进，例如，美国艾立夫公司于 2014 年提交的公开号为 US2015186609 A1 的专利申请就能够同时实现心率、血氧、血糖等多种生理参数的监测。

在不同传感器制作工艺方面，专利技术的发展主要在于基于导电材料的不断发展实现传感器与衣服布料的逐步整合。例如，美国佐治亚科技研究公司于 1998 年提交的公开号为 CN1274270 A 的专利申请实现了在织物内选择、插入（或去除）芯片/传感器，美国沙诺夫股份有限公司于 2002 年提交的公开号为 CN1649539 A 的专利申请实现了将导电纱线和绝缘纱线编织成织物传感器，美国立芙公司于 2014 年提交的公开号为 CN106413547 A 的专利申请实现了在衣服上印刷导电油墨形成传感器，等等。

此外，由于智能监护系统需要将智能监测设备采集到的生理参数通过信息传输系统发送给医护人员的工作平台（即监护中心），因此，信息传输技术也是本领域目前比较热门的技术改进方向，特别是随着 5G 技术的快速发展，专利申请中采用 5G 技术进行信息传输的智能监护系统也越来越多。

监护中心是智能监护系统的"大脑"，其能够对接收到的生理参数进行处理分析，决定着整个智能监护系统的"智慧"水平。在与监护中心相关的专利申请中，最早的数据处理方式就是简单地基于阈值进行比较和报警。随着人工智能技术在医疗监护领域中的应用，复杂的机器学习算法也越来越多地出现在相关专利申请中，在这方面，未来专利申请的方向可能会更多地集中在通过更加有效的算法融合更加多样的数据，并更加快速地得到更加准确的结果，以更好地帮助医生进行预判。

更多关于智能监护领域具体的专利技术发展情况参见附录 A 第 A.2 节。

2. 主要申请人及其专利布局

在涉及智能监护技术的若干国外主要申请人中，荷兰皇家飞利浦公司作为传统高端医疗设备企业，在智能监护领域布局了大量专利，涉及传感器技术、数据传输技术以及智能数据分析和诊断技术等各个方面，见表 1-6。

表 1-6　荷兰皇家飞利浦公司智能监护技术相关专利申请

类型	公开号	主要技术内容
传感器技术	CN1256752 A	用于测量锻炼活动中的效能的方法和系统以及用于该系统中的运动鞋
	CN101790346 A	无线胎儿心率检测装置
	CN102014745 A	患者的非接触呼吸监测装置
	CN112367904 A	可穿戴皮肤贴片
数据传输技术	CN1771003 A	将医用传感器可靠地和可控地分配给网络
	CN102119576 A	对体域网的数据传输控制的改进
智能数据分析和诊断技术	CN104838382 A	一种用于对数据收集的频率和针对恶化检测算法的阈值进行优化的系统及方法
	CN109843179 A	基于特征的方法与深度学习方法的组合,用于区分正常心音与异常心音的方法

　　我国国内企业在智能监护领域的专利申请总量不少,但申请人相对分散。表 1-7 示出了国内主要申请人在智能监护领域的代表专利申请。

表 1-7　国内主要申请人在智能监护领域的代表专利申请

申请人	公开号	主要技术内容
迈瑞公司	CN104546010 A	通过对心电参数的分析,检测心律失常是否发生,并在心律失常发生时自动触发超声心动图的检测
	CN112137579 A	通过检测佩戴设备与目标设备之间的距离,确定通信信道的工作功率
华为公司	CN1549652 A	将具备人体生理检测功能的传感器连接到移动终端进行远程监控监测
	CN110301890 A	通过多麦克风阵列获取用户的声音,并应用声纹识别算法区分不同用户的声音,根据功率谱密度判断是否出现呼吸暂停
	CN113558598 A	设置阻抗测量组件和除湿组件的便携式人体成分检测装置
京东方公司	CN107550481 A	基于显示基板进行脉搏波、心电的便携式检测,并可通过脉搏波信号的计算得到用户血压参数
	CN113080988 A	基于注意力机制的 12 导联心电图整体分类方法和装置

申请人	公开号	主要技术内容
小米公司	CN105029770 A	应用具有流量传感器的智能口罩进行呼吸监测
	CN107518873 A	应用可佩戴传感器和手机等智能设备进行睡眠监测
	CN111624790 A	应用智能眼镜进行生理特征的检测并可递送光波、音波等治疗信号
小天才公司	CN105380655 A	应用移动终端进行用户情绪检测和预警
	CN113545756 A	应用便携式设备采集 ECG 信号和/或 PPG 信号进行核心体温的估计和监测

1.3.2 医疗机器人

医疗机器人也是智慧医疗的主要应用场景之一，特别是采用医疗机器人进行智能手术更是智慧医疗未来重要的发展方向。在与智能手术相关的医疗机器人中，研究热度较高的两个分支分别为胶囊内窥镜和手术机器人，近年来，有关这两个分支的专利申请数量庞大，且呈逐年上升的趋势。

1.3.2.1 胶囊内窥镜

胶囊内窥镜又称医用无线内镜，其能够在人体内运动，并在运动过程中拍摄出整个消化系统的图像，通过无线方式发送给体外的图像记录仪，医生可在影像工作站通过观察记录的照片来分析、了解患者的消化道情况。

1. 专利技术发展脉络

1994 年，以色列基文成像（Given Imaging）公司提出了公开号为 US5604531 A 的全球第一份胶囊内窥镜专利申请，其将在消化道内执行肠道 pH 值、压力和温度测量的电子胶囊（"海德堡"胶囊）与内窥镜技术结合，实现了一种无管体内摄像机系统，即胶囊内窥镜。

通过梳理胶囊内窥镜的专利申请可知，该类申请主要集中在以下四个方向：一是电源供电问题；二是定位和驱动问题；三是与胶囊内窥镜结合的治疗；四是图像智能识别问题。

在涉及电源供电问题的专利申请中，重点专利技术方向有两个：一是如何避免不必要的电力消耗；二是使用外部电力馈送方法对胶囊内窥镜持续供电。例如，日本奥林巴斯（Olympus）公司于 2003 年提交的公开号为 JP2004261522 A 的专利申请提出了根据检查状态打开和关闭电源，仅在观察模式下间歇地执行照明和图像拾取操作，防止了能量的不必要损耗。该公司于 2003 年提交的公开号为 WO2004066830 A1 的专利申请公开了一种胶囊内窥镜系统，如图 1 - 11 所示，该系统包含外部磁场装置，胶囊主体结构中可设置线圈，外部磁场的作用促使线圈产生电力以驱动胶囊主体实现其功能。此外，其他的无线供电方式也大量地出现在本领域的专利申请中。

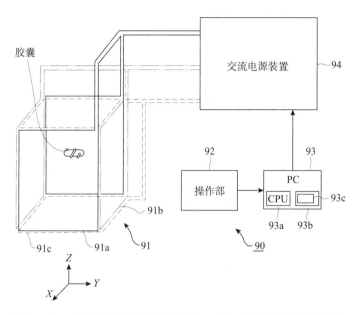

图 1 – 11　公开号为 WO2004066830 A1 的专利申请的说明书附图

　　由于胶囊内窥镜的主要功能是拍摄人体内某个部位的图像，因此，在涉及胶囊内窥镜的专利技术中，绝大部分都提及了定位和驱动问题。在涉及胶囊内窥镜定位的专利申请中，常见的定位方式有三种：一是通过检测胶囊内窥镜的移动速度或角速度来确定其在人体内的位置；二是通过计算捕获的多个图像之间的相似性来确定胶囊内窥镜在人体内的位置；三是通过接收信号的能量水平来确定胶囊内窥镜在人体内的位置。例如，德国西门子公司于 2008 年提交的公开号为 WO2009056441 A1 的专利申请公开了一种根据机械运动模型计算胶囊内窥镜的旋转位置，从而确定胶囊位置的方法；美国智能药丸公司于 2002 年提交的公开号为 US2003191430 A1 的专利申请公开了根据胶囊内置的生理参数传感器检测到的生理参数信号的强度和参数值确定胶囊在人体管腔中实时位置的方法。

　　在确定了胶囊内窥镜位置的基础上，医生们还希望能控制胶囊内窥境在人体内的运动方式及运动过程。胶囊内窥镜在人体内的运动方式可分为被动式和主动式两种。被动式是胶囊内窥镜通过胃肠道的蠕动在人体管腔内运动，进而被排出体外。在临床应用过程中，医生们更期待能够在病变位置清楚地观察图像，以获得更多的信息，因此，涉及胶囊内窥镜驱动问题的专利申请大多为能自主控制位置的主动式胶囊内窥镜。例如，以色列基文成像公司于 2003 年提交的公开号为 US2003216622 A1 的专利申请提出，在胶囊外壳设置几何形状可以改变（扩张或收缩）的附件，通过改变附件在体腔中的几何形状，决定该装置相对于其所穿过的体腔的取向和位置，如图 1 – 12 所示。

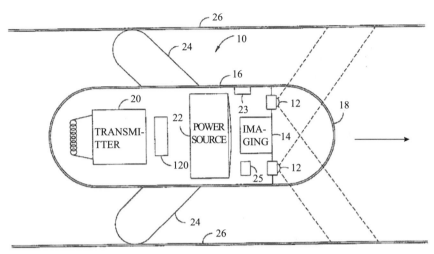

图 1-12　公开号为 US2003216622 A1 的专利申请的说明书附图❶

除了以上两个重点技术发展方向，与治疗相关的专利申请技术主要涉及胶囊内窥镜的不同功能，如给药或采样。另有一个技术分支主要侧重于胶囊内窥镜智能图像识别技术的不断改进。更多关于内窥镜，特别是胶囊内窥镜的具体专利技术发展脉络参见附录 A 第 A.3 节。

2. 主要申请人及其专利布局

由于胶囊内窥镜技术壁垒较高，目前的专利申请人主要集中在以色列的基文成像公司、日本的奥林巴斯公司、中国的重庆金山科技（集团）有限公司（以下简称重庆金山科技公司）和安翰科技股份有限公司（以下简称安翰科技或安翰科技公司）等。以上各家企业均拥有自己的胶囊内窥镜品牌和核心专利技术，其代表专利申请见表 1-8。

表 1-8　胶囊内窥镜主要申请人及其代表专利申请

申请人	公开号	主要技术内容
基文成像公司	US5604531 A	将在消化道内执行肠道 pH 值、压力和温度测量的电子胶囊与内窥镜技术结合，实现无管体内摄像机系统
奥林巴斯公司	JP2002186672 A	通过在胶囊上安装定时器开关来控制胶囊的运动，使医用胶囊装置能够穿过体腔进行检查和治疗
重庆金山科技公司	CN1559337 A	患者需要穿上专用马甲，智能胶囊拍摄肠道情况，将图像发送给专用马甲，供医生参考
安翰科技公司	CN102860810 A	通过磁控技术，实现胶囊胃镜机器人在体内的磁场遥控和精确定位

---

❶　TRANSMITTER：发送器；POWER SOURCE：功率源；IMAGING：成像。

1.3.2.2　手术机器人

手术机器人是集多项现代高科技手段于一体的综合体，一般由医生控制系统、手术床边移动平台和立体成像系统三部分组成。利用手术机器人进行手术时，医生坐在手术台无菌区之外的控制台中，通过双手操控主控制器，进而控制手术床边的手术机械臂系统和立体成像系统，医生对主控制器的动作被转换成在患者体内进行的精确的、实时的机械手臂动作，从而实施切断、止血及缝合等动作。

1. 专利技术发展脉络

根据手术机器人的特点及发展情况，其专利技术可划分为末端操作系统、手术规划/仿真/导航、臂及其控制、辅助设备和追踪技术五个主要分支。其中，与智慧医疗技术密切关联的两个专利申请方向为末端操作系统和手术规划/仿真/导航。

在外科手术过程中，医生需要精确地"感觉"经由外科器械操纵的组织，缺少力感知被公认为制约手术机器人发展的关键负面因素之一。基于此，大量的科研人员将各种感知技术引入手术机器人系统中，并通过一定的反馈技术，让医生获得更为精确的接触力信息。力反馈原理初步构想的提出非常早，加拿大不列颠哥伦比亚大学于1993 年提交的公开号为 US5382885 A 的专利申请就提出了一种力反馈的原理，即主从比例放大，在末端执行器上设置传感器，在操作端进行力和位置的成比例放大的反馈。随后，为了方便医生进行手术，专利申请技术发展到不仅可以单纯放大和反馈传感器所感测到的力与位置信息，还可以通过触觉提供更多的信息，以帮助末端执行器达到期望的效果。例如，美国马科外科（MAKO Surgical）公司于 2007 年提交的公开号为US2007270685 A1 的专利申请公开了使用触觉反馈构建一个虚拟边界，以防止手术工具和敏感解剖结构之间的接触。除了进行力反馈，在该领域中，使用除触觉以外的其他感知方式帮助使用者获取反馈信息也是一个重要的专利申请方向。例如，美国通用电气公司于 2005 年提交的公开号为 US2007129626 A1 的专利申请提出将某一类反馈与未经计划的运动进行关联，可根据器械是否位于计划的轨迹和/或位置之上来传送振动、听觉信号、视觉信号、温度信号等。可见，这类专利申请的发明目的一般是向外科医生提供工具姿态和位置信息，因而不进行力反馈。

手术机器人的另一个研究重点是手术规划/仿真/导航技术，主要涉及将术前获得的病人的 X 射线、CT 或 MRI 等图像数据输入特定的工作站进行相关计算以及术前规划等操作，基于术中图像采用相关定位手段，对手术部位和术中的手术器械进行精确的实时跟踪、显示和引导，从而让医生能够基于上述引导开展相关手术操作。手术规划/仿真/导航的实现过程一般包括术前规划和术中操作两部分。其中，术前规划主要包括标记点/追踪器的设置、术前成像、三维重建以及手术时的路径规划等；术中操作主要包括目标组织和手术器械的实时跟踪、实时成像、坐标系转换、手术工具引导、系统设备校准等。为了减少手术对其他组织的伤害，目前在使用手术机器人进行手术前都需要进行相应的术前规划操作，在手术过程中还需要采用一定的追踪技术使手术器械能够精确地到达预定位置，执行器械功能。因此，追踪技术的成熟与否直接影响着手术的成效。

手术过程中的追踪技术，根据出现的早晚，大致可以分为三代，即以机械追踪为代表的第一代追踪方式、以光学追踪和电磁追踪为代表的第二代追踪方式以及以超声追踪和影像追踪为代表的第三代追踪方式。机械追踪的方式较为单一，大多用于有框架的手术系统中，通过检测与机械连接的传感器或者手术器械的运动状态进行定位追踪。例如，M. R. Zink 等人于 1992 年提交的公开号为 US5142930 A 的专利申请公开了一种交互式图像引导手术系统，当机械臂移动时，编码器产生信号，指示各关节移动的位置和方向，计算机系统通过记录这一信号对机械臂末端的手术器械进行定位。光学追踪方式是通过摄像机观察目标进行目标的追踪和引导，通常在目标上设置标记点，以便于摄像机的观察追踪。例如，IBM 公司于 1991 年提交的公开号为 US5299288 A 的专利申请公开了一种用于精确手术的图像定向机器人系统，在进行手术的器械上固定设置有标记点，由摄像机捕捉追踪固定的标记点，根据各标记点在空间内的位置来确定手术器械的空间位置。超声追踪方式主要通过监测接收到的超声信号相位和强度的差异，计算出目标区域的空间位置和姿态等信息。例如，美国史赛克（Stryker）公司于 2009 年提交的公开号为 US2010099982 A1 的专利申请公开了一种用于确定解剖结构位置和位置变化的系统，使用超声波成像装置确定解剖结构相对于传感器的位置，并用手术导航系统跟踪传感器，从而实现追踪过程。

更多关于手术机器人的具体专利技术发展脉络参见附录 A 第 A.4 节。

2. 主要申请人及其专利布局

通过对智慧医疗技术发展历程的研究可以了解到，达芬奇手术机器人仍然是目前全球最成功且应用最广泛的手术机器人之一，美国直观医疗公司对此也积极寻求对其核心技术的专利保护，主要核心专利见表 1 – 9。

表 1 – 9　美国直观医疗公司主要核心专利

申请时间	公开号	主要技术内容
1996 年	WO9743942 A1	具有多自由度手术操作执行器的手术机器人
1999 年	WO0033726 A1	沉浸式的视觉系统，通过内窥镜追踪手术器械以及手术位点
2001 年	US2002042620 A1	机器人手臂结构及末端执行器的具体结构
2008 年	WO2009131840 A1	采用可视化技术的视觉系统，可根据需要对操作部位的图像进行放大
2009 年	WO2010117625 A2	具有力反馈功能的手术机器人，在末端执行器上设置光纤力传感器，感知执行器与组织接触过程中产生的力的大小，并实时反馈给医生

1.3.3　医学美容

医学美容主要包括皮肤美容和美体塑形。皮肤美容的主要目的为抗衰老、美白亮肤、祛痘祛斑以及收缩毛孔，而美体塑形则主要通过一些健身运动或外科手术来改善体型，使体型各方面达到平衡。涉及医学美容的专利申请主要集中于皮肤美容方面。

1. 专利技术发展脉络

皮肤美容主要包括嫩肤、脱毛、祛斑、祛疤等项目，而实现上述项目的技术主要包括射频（RF）、激光、脉冲光和超声波等。

射频的作用原理是加热皮肤层，热量使水分子与纤维胶原蛋白分离，达到立刻收紧皮肤的作用，同时刺激新的胶原蛋白再生，从而进一步收紧皮肤和减轻皮肤皱纹，用于修身紧致。例如，美国索尔塔（Solta）公司于 2014 年申请的公开号为 US2014336733 A1 的专利申请涉及一种用于经皮肤递送电磁能量以治疗皮肤表面下方组织的方法，设备中包括壳体和治疗电极，每个电极可以被单独供电以将电磁能量递送到组织，从而产生电场，在组织内产生体积加热，实现组织治疗。

激光的作用原理是利用核心激光器发出的不同波段的激光与生物组织间发生光子生物学效应，但不伤害周边皮肤组织。例如，中国科学院长春光学精密机械与物理研究所于 2019 年提交的公开号为 CN110201313 A 的专利申请公开了一种多波长激光治疗仪，其控制器可以根据激光设定指令使激光器驱动装置驱动激光发生装置，从而使多个激光器中的任意一个激光器产生一种波长的激光或者使任意组合的激光器产生多种波长的激光，解决了现有激光仪器工作波长单一的问题，提高了对皮肤的美容效果。

脉冲光是由氙弧灯产生强光，经过不同的滤光片，获取特定波长范围内的光能量，选择性地破坏色素、毛囊、血管等结构，同时刺激真皮胶原纤维增生。例如，刘方于 2008 年提交的公开号为 CN101524578 A 的专利申请公开了一种美容嫩肤仪，其光源矩阵为红光 610～640nm 和近红外光 835～865nm 的 LED 混合光源矩阵，采用对于皮肤胶原细胞最具激活效应的中心段波长红光和近红外光按照特定辐照强度比例进行混合，可促进痤疮等炎症创面的愈合，具有改善皮肤微循环的功效。

超声波的工作原理是将高强度聚焦式超声波作用于皮下，聚焦热能，温度可达 65～70℃，在不伤害皮肤表面的同时作用于真皮层和筋膜层，实现提拉紧致的功能。例如，重庆融海超声医学工程研究中心有限公司于 2007 年提交的公开号为 CN101322869 A 的专利申请公开了一种夹持式超声波治疗枪及含有该治疗枪的超声波美容治疗设备，包括用于超声治疗的治疗头，内有换能器座的第一治疗头和第二治疗头以及置于换能器座上的超声换能器，还有用于对超声换能器散热的散热装置，可以使用该治疗枪采用平面贴合的方式进行美容治疗。

通过对射频、激光、脉冲光和超声波等主流皮肤美容技术进行简单对比可以发现，激光和超声波在由发生器激发后不方便进行后续调节，脉冲光的作用范围比较有限，而射频则有着较宽泛的频率范围和频段，可以通过调节电流的大小实现对射频能量的调节，进而实现不同的效果。因此，射频美容在皮肤美容中得到了广泛应用，其也是近年来皮肤美容领域非常重要的专利申请方向。

更多关于皮肤美容的具体专利技术发展脉络参见附录 A 第 A.5 节。

2. 主要申请人及其专利布局

在皮肤美容领域，"热玛吉"作为美容产品被大众普遍知悉，甚至一度被用作射频美容设备的代名词。"热玛吉"一词最早来源于该产品的生产厂商，也是射频美容领域的重点申请人——美国热玛吉（Thermage）公司及其母公司美国索尔塔公司。

热玛吉的工作原理是利用特定频率的电流直接流经人体组织产生热效应，对皮肤及皮下组织进行加热收缩以促进胶原蛋白新生，从而达到减轻皮肤皱纹等目的。到目前为止，热玛吉技术已经发展到第五代，表1-10示出了各代热玛吉产品代表专利申请。

表1-10　各代热玛吉产品代表专利申请

型号	公开号	主要技术内容
第一代	WO9634568 A1	通过贴在皮肤表层的热量传递装置将热量传递到皮肤底层，用以收缩胶原层组织，实现皮肤紧致
第二代	CN1780588 A	提升了射频电流的作用深度，电极能够在选定深度的组织上提供更均匀的热效应
第三代	CN1902525 A	可以自由移动位置，并通过调节参数来调整组织治疗的剂量
第四代	WO2007046886 A1	既可以采用单极模式，用相同极性的高频能量向电极提供能量，从而向患者组织中相对较深的深度输送能量；也可以采用双极模式，用不同极性的高频能量向电极提供能量，以提供更浅的穿透深度
第五代	US2014336733 A1	对使用方法和调节方式等交互性的操作进行了人因工程设计

第 2 章 医疗方法可专利性的判断标准

在我国专利制度框架下，由诊断方法、治疗方法和外科手术方法构成的合集（统称为医疗方法）是不被专利权保护的客体。近几年，随着大数据、深度学习等新兴计算机信息技术的发展以及对于疾病和健康观念的认知转变，出现了越来越多的采用"数据驱动"的生理和病理检测技术。同时，随着我国科学技术的发展以及知识产权保护和运用规划的持续推进，智慧医疗领域的专利申请蓬勃发展，催生出大量新形态的医疗方法，这给专利保护客体的判断带来了挑战，其判断方法和标准引发了多方争议和广泛讨论。这些争议集中体现在如何与时俱进地理解和看待疾病与健康，以及基于人工智能的医疗过程和方法。因此，有必要对医疗方法和与之相关的专利保护政策进行"大起底"，从不同的维度入手，探究医疗方法客体判断的来龙去脉，以期将其作为基石，促成该领域医疗方法的客体判断思路统一。

目前在对医疗方法进行客体判断时，判断标准的要件以及其他需要考虑的重要因素都存在理解和把握方面不太一致的情况，因此有必要对此进行基于法理、传统和政策的审视与梳理。

2.1 医疗方法可专利性的相关规定

本节从医疗方法的概念出发，结合世界贸易组织（WTO）的《与贸易有关的知识产权协议》（*Agreement on Trade - Related Aspects of Intellectual Property Rights*，TRIPS 协议）的相关规定，总结对比世界上主要国家和地区对于医疗方法可专利性的规定。

2.1.1 医疗方法的概念

"医疗方法"是一个笼统和概括的名词，是对疾病诊断和治疗方法的统称，一般指以有生命的人体或者动物体为直接实施对象，进行识别、确定、消除病因或病灶的过程，是针对人体或动物体的某一疾病所采取的特定的诊断和治疗的方法、方式、活动、处理、过程或者步骤。❶ 例如，用 X 射线照射患部的治疗方法、以种痘来预防天花的方法、癌症早期诊断方法等，都属于医疗方法。

在民法上探讨医疗活动相关制度时一般使用"医疗行为"这一概念，其指医务人员对患者疾病的诊断、治疗、愈后判断、疗养指导等具有综合性内容的行为；而专利

---

❶ 高巍. 我国医疗方法保护的非专利方式探讨［J］. 知识产权，2007，17（102）：69 - 73.

法上讨论专利权排除客体时一般使用"医疗方法"这一概念。此二者既有联系也有区别。二者都表现为医务人员的职业活动，但是医疗方法在专利法上侧重指一个完整的技术方案，而医疗行为既可以指一个完整的过程，也可以是某一个步骤。

随着医学科学的发展，医疗行为的内涵愈加丰富，从而有了广义和狭义之分。狭义的医疗行为指疾病的诊断和治疗行为，而广义的医疗行为包括临床性医疗行为、实验性医疗行为、诊疗目的性医疗行为以及非诊疗目的性医疗行为。同理，医疗方法也有广义和狭义之分，狭义的医疗方法即疾病的诊断和治疗方法，统称诊疗性医疗方法，广义的医疗方法还包括非诊疗性医疗方法。

从专利法的角度来看，对于"医疗方法"这个概念，到目前为止各个国家、地区组织均无明确的定义，需要根据各国专利法及其相关的审查规则或判例阐释来综合分析界定"医疗方法"的内涵。

2.1.2 TRIPS 协议的相关规定

健康权是生存权的基本要件，对于公民健康权的保障是国家的基本义务，为许多国际公约所肯定。《世界人权宣言》第 25 条规定："人人有权享受为维持他本人和家属的健康和福利所需的生活水准，包括食物、衣着、住房、医疗和必要的社会服务；在遭到失业、疾病、残废、守寡、衰老或在其他不能控制的情况下丧失谋生能力时，有权享受保障。"《经济、社会和文化权利国际公约》第 12 条也指出，"本公约缔约各国承认人人有权享有能达到的最高的体质和心理健康的标准。本公约缔约各国为充分实现这一权利而采取的步骤应包括为达到下列目标所需的步骤：（1）减低死胎率和婴儿死亡率，和使儿童得到健康的发育；（2）改善环境卫生和工业卫生的各个方面；（3）预防、治疗和控制传染病、风土病、职业病以及其他的疾病；（4）创造保证人人在患病时能得到医疗照顾的条件"。据此，各缔约国应采取适当的立法、行政和司法手段确保公民健康权的实现，防止任何第三人对公民健康权的干扰。

专利制度的本质是通过市场垄断来激励创新，因此其也不失为国家提升社会医疗水平所能采取的手段之一。但是专利权是一种私权，具有独占性与排他性，因此专利权的行使必然会导致其他主体的权利行使受到限制。传统医学伦理观念认为，医学进步的成果应当由全人类共享，一旦沦为私人财产，难免会限制医生的自主性和公民的健康权。

就专利制度本身而言，当专利权的行使危及某些公共利益时，对专利权进行必要的限制是完全正当的，因为专利制度的本意正在于促进科学技术的进步和社会的发展，具有浓厚的公共利益上的意义。

TRIPS 协议在知识产权领域建立了各成员应达到的最低保护标准，因其与经济贸易直接关联，所以各国都十分关注。

TRIPS 协议第 7 条规定："知识产权的保护和实施应有助于促进技术革新及技术转让和传播，有利于技术知识的创作者和使用者互相受益而且是以增进社会和经济福利的方式，以及有助于权利和义务的平衡。"TRIPS 协议第 8 条也明确指出："各成员在制定或者修正其法律和规章时，可以采取必要的措施，以保护公共健康和营养，以及促进对其社会经济和技术发展至关重要的部分的公共利益，但是以这些措施符合本协定的规定为限。"因此，TRIPS 协议赋予各国从保障社会公共利益尤其是保护公共健康出发，有限度地区别制定各自措施的权利。

TRIPS 协议中与医疗方法相关的规定主要体现在第 27 条，其第 1 款规定："专利应可授予所有技术领域的任何发明，无论是产品还是方法，只要它们具有新颖性、包含发明性步骤，并可供工业应用……对于专利的获得和专利权的享受不因发明地点、技术领域、产品是进口的还是当地生产的而受到歧视。"❶ 进一步，由于 TRIPS 协议旨在实现整个全球经济中的最低保护水平，因此，为适应不同国家和地区的制度与政策，第 27 条第 2 款规定："各成员可拒绝对某些发明授予专利权，如在其领土内阻止对这些发明的商业利用是维护公共秩序或道德，包括保护人类、动物或植物的生命或健康或避免对环境造成严重损害所必需的，而并非仅因此种利用为其法律所禁止。"第 27 条第 3（a）款还规定，各成员也可以不对"人体或动物体的诊断、治疗和外科手术方法"的发明授予专利权。

从 TRIPS 协议的相关规定可以看出，为体现公平正义，它要求各国对各个领域的发明同等对待，不应因技术领域的不同而有所歧视。但是，由于以人类、动物为代表的生命体的特殊性，涉及对生命体的处置方法，特别是涉及对人体或动物体的诊断、治疗和外科手术的医疗方法的发明有可能违背社会伦理道德或公共秩序，威胁公众健康安全，因此，现阶段 TRIPS 协议并没有要求各国必须对医疗方法给予专利保护，各国可以根据具体情况自主决定是否对医疗方法授予专利权。

2.1.3 主要国家和地区组织对医疗方法可专利性的规定

目前，对于医疗方法是否给予专利保护，有两种不同的做法：以美国、澳大利亚为代表的少数国家给予医疗方法专利保护，而绝大多数国家或地区包括中国都将医疗方法排除在专利保护的范围之外。

1. 美国

美国专利法第 2 章第 10 节第 101 条规定：任何人发明或发现新而有用之方法、机器、制品或物之组合，或新而有用之改良者，皆得依本法之规定及条件获得专利。美国成文法中没有明确赋予、限制或排除医疗方法的可专利性，而美国对于医疗方法是否具有可专利性的态度则经历了一个"拒绝专利保护—授予专利保护—专利保护基础上的权能限制"的过程。❷ 1862 年，在一起关于用吸入乙醚蒸汽麻醉病人的方法的终

---

❶ 在本条中，成员可将"发明性步骤"和"可供工业应用"这两项措辞理解为分别与"非显而易见的"和"有用的"同义。
❷ 杨志刚. 医疗方法的专利保护研究 [D]. 上海：华东政法大学，2009.

审判决案❶中明确指出，"对人体的疗法的和外科的方法不是可享专利性的方法"。自此，美国专利商标局（USPTO）一直遵循上述规则，直到1952年，在一起将药物注入皮肤的方法的判决案❷中打开了对医疗方法授予专利权的大门。此后，USPTO开始授予包含医疗方法权利要求的专利。然而，在1987年，USPTO宣布：按照判例法上的"有益的实用性原则"，如果专利申请中有"指向或者包括人类"的权利要求，该申请将被认为不属于可专利的主题。❸

1994年，一起关于通过选取切口角度和位置实现"自我愈合的巩膜切口术"的纯治疗方法专利的侵权案件成为美国历史上第一起医疗方法专利侵权诉讼案件，❹引起了美国各界的强烈反响，特别是引发了美国医疗协会和律师协会之间的争议。由于该案的持久争论和巨大影响，1996年，美国国会对美国专利法进行了修改，增加了第287条第3款的规定。按照该款的规定，医生与研究人员可以获得医疗方法专利，但是专业医疗人员和相关的健康护理机构，包括但不限于疗养院、医院、大学、医学学校、健康维护组织、集体医疗机构、医疗门诊部等，未经专利权人许可实施医疗方法专利的，免于承担侵权赔偿的法律责任，相当于获得了一种免责（免除禁令、赔偿和律师费）豁免权。但是，该豁免权受到多种限制。❺首先，上述免责并不适用于对人体的诊断方法；其次，该条款中还规定了不构成"豁免"的三种例外：（1）违反专利而使用专利保护的机器、制品或合成物；（2）违反专利而实施合成物专利保护的用途；（3）违反生物技术专利而实施的方法。❻这种医疗方法专利保护方式使专利权人可以获得适当的利益，但同时也限制了专利权人对其权利的完全执行，从而达到暂时平衡的状态。时至今日，对于医疗方法，美国依然沿用"专利保护基础上的权能限制"的保护方式。

2. 澳大利亚

澳大利亚专利法（1990年）也没有明确规定是否可对医疗方法授予专利权。最初，澳大利亚法院对医疗方法可专利性持否定态度，其依据是医疗方法"无实用性"和"普遍不方便（generally inconvenient）"。但是随着时间的推移，澳大利亚法院的态度逐渐转变，在相关案例中对不授予专利权的医疗方法的范围作出越来越狭窄的解释。

---

❶ Morton v. New York Eye Infirmary案。本案涉及一项包含乙醚应用的外科手术实施方法的专利，申请人请求保护一种"用吸入乙醚蒸汽麻醉病人的方法"。法院的结论是：仅仅发现了一种为人所熟知的药剂经过一种为人所熟知的过程产生出一种新效果而已，即一种麻醉病人的方法发明不具有可专利性。

❷ Becton Dickinson v. Scherer案。本案的整个发明构思是一种把药物注入皮肤的方法，专利申请书也包含了指向该方法的权利要求。法院认为：方法具有可专利性，即使它们由医疗的或者外科的方法构成。

❸ 杨志刚. 医疗方法的专利保护研究 [D]. 上海：华东政法大学，2009.

❹ Pallin医生诉Singer医生侵权案。本案涉及Pallin医生的一项名为"自我愈合的巩膜切口术"的方法专利。该方法的特点在于创造性地选取切口角度和位置，实施眼外科手术后，该切口可自动愈合，节省了手术材料和相关费用。本案中，Pallin医生的眼科微创手术专利可以为患者节约大约15美元的手术费，同时极大地降低了外科医生的工作难度。Singer医生在未取得Pallin医生许可的情况下实施该项技术，并从中获利。因为该项技术为其节省了很大一部分治疗费用，因此Pallin医生诉求使用者支付其专利使用费。最终，终审法院维持了Pallin医生的纯粹治疗方法专利有效并部分支持了原告的观点，赋予了医疗方法专利事实上"可诉"的法律地位，引起了美国社会各阶层的广泛关注。

❺ 魏衍亮. 美国判例法对医疗方法的专利保护及其对我国的借鉴意义 [J]. 法律适用，2003 (Z1)：134–136.

❻ 赵喜元. 现行美国专利体系中的医学方法 [J]. 中国发明与专利，2007 (11)：49–50.

1972 年的一起关于能增强指甲和头发等角质物质的强度与弹性的方法的专利案❶是一个转折点。该案的法官认为，涉案方法是一种具有很大商业利用价值的美容化妆方法，是适合给予专利保护的主题，并由此案阐述了"医疗方法是有用的，它使劳动者得到救护和康复，而劳动者是宝贵的人力资源，这就明显存在着国家经济利益，很清楚地满足了发明的经济要素，理应给予专利保护"的观点。1994 年，在一起关于治疗打鼾及阵发性呼吸暂停病人的方法的专利案❷中，澳大利亚联邦法院认为，以治疗为目的的医疗方法应当适用与以美容为目的的人体化妆方法同样的法律规则。❸ 2000 年，在一起涉及用于治疗癌症的紫杉醇的药物管理方法的两项专利的案件❹中，澳大利亚联邦法院遵循多数人的决定，认为不能再因医疗方法"普遍不方便"而拒绝授予其专利权。自此，医疗方法是可专利主题的观念在澳大利亚得到认可。

3. 日本

日本专利法第 32 条规定：可能损害公共秩序、道德或公共卫生的发明，不能授予专利权。日本专利法中没有明确的关于医疗方法是否具有可专利性的规定，但是，从传统理论及日本特许厅过去的审查实践来看，均认为医疗行业不是产业，从人道主义的角度出发，医疗方法发明应对人类广为开放，不应作为专利权的客体。❺

在实践中，日本特许厅对用于人体疾病的诊断方法、治疗方法和外科手术方法一律不给予专利保护，有关医疗方法的含义、范围等具体规定都体现在日本特许厅的关于实用性的专利审查指南中，其中规定了以"人体"为构成条件的发明不具有产业实用性，因此，疾病的诊断和治疗方法以及外科手术方法也就都不具有实用性，从而不能被授予专利权。但应注意的是，日本也只是排除了针对人体的医疗方法的保护，对于以动物为对象的医疗方法并没有排除。❻ 尽管传统医疗方法无法获得专利保护，但随着新兴医疗技术的快速发展，尤其是生物医疗产业的迅速崛起，加强产业成果保护的呼声加速了专利制度的变革。2002 年，日本出台尖端医疗技术可获取专利的政策，日本特许厅据此为再生医疗技术和基因医疗技术开了"绿灯"。另外，将物质的医药用途写成用途限定的组合物权利要求形式也是可以获得专利保护的，但除此以外的医疗方法发明仍然不能获得专利保护。❼

4. 欧洲

《欧洲专利公约》（EPC）自 1978 年生效起，其第 52 条第 4 款❽［以下简称 EPC 52（4）］规定，在人体或动物体上实施的外科手术方法或治疗方法，或者在人体或动物体上实施的诊断方法，不应当被认为是可在工业上应用的发明。该规定不适用于在

---

❶　Bernhard Joos v. Commissioner of Patents 案。

❷　Anaesthetic Supplies Pty Ltd. v. Rescare Ltd. 案。

❸　杨志刚. 医疗方法的专利保护研究［D］. 上海：华东政法大学，2009.

❹　Bristol – Myers Squibb Company v. FH Faulding & Co. Ltd. 案。

❺　孔令梅. 医疗方法的专利保护研究［D］. 武汉：华中科技大学，2006.

❻　鸿常夫. 日本专利判例精选［M］. 张遵逵，郝庆芬，等译. 北京：专利文献出版社，1991：65 – 66.

❼　孔令梅. 医疗方法的专利保护研究［D］. 武汉：华中科技大学，2006.

❽　该条款对应于现在的第 53（c）条，以下简称 EPC 53（c）。

这些方法中使用的产品，特别是物质或合成物。

《欧洲专利公约》实际上并未否认医疗方法的工业实用性，作出这样的规定主要是基于公共政策考虑，即专利权的保护必定存在一定的禁区，医疗方法因与生命健康直接关联而被挂上沉重的福利标签，为了保护医生行医自由和公众健康权利，从政策层面剥夺治疗性医疗方法进入专利制度运作的机会是必要的。❶ 同时，《欧洲专利公约》中对"医疗方法"的狭义解释，仅限于在人体或动物体上实施的外科手术方法、治疗方法和诊断方法，不包括对人体或动物体实施的测量方法、特征记录方法和其他处理方法。

之后，成员国开始调整各自的法律，使其符合欧洲统一法，其中，英国、德国、法国均包括镜像条款，认为此类方法在工业上不适用；丹麦、意大利、瑞典将此类方法作为非发明；瑞士将此类方法作为法律例外。❷

5. 韩国

韩国专利法关于授权资格的法规与日本非常相近，在第 2 条中给出了发明的定义，即"发明"是一种利用自然规则的对技术构思高度先进的创造。第 29 条第（1）款规定了具有工业实用性的发明可取得专利权，除非属于以下情形：发明申请在提出之前已经在大韩民国国内或国外被公众所知晓或使用；专利申请或发明申请提出之前，该发明的技术方案已在大韩民国或国外的公开文本中有所记载。

韩国在 2013 年版的专利审查指南的第三部分第一章对工业实用性的审查作出规范，在第五节列出了不具备工业实用性的发明，其中就包括医疗实践类发明。通过外科手术或者物理治疗医治人体的方法以及施加于人体的诊断方法被认为是不具备工业实用性的发明。借助诸如外科手术装置（如手术刀）施加于人体的外科手术方法或者利用药物治疗人体的方法，通过医生（包括中医）或者由医生指导的某个人的医疗活动都被认为是不具备工业实用性的医疗活动。

与之对应地，对人体实施的治疗或诊断过程中使用的医疗装置，以及医学产品被认为具备工业实用性。当医疗装置为新发明的产品时，医疗装置的控制方法或医疗装置的测试方法被认为具备工业实用性，除非该方法包括人体与医疗装置之间的交互反应并实质上属于医学活动。对人体的离体样本（如血液、尿液、皮肤、头发、细胞或组织）进行处置的方法，以及通过对上述样本进行分析来收集数据的方法，被认为是可以与医学活动分离开的离散步骤，因此具备工业实用性。

6. 印度

印度专利法也将医疗方法排除在可专利的主题范围之外，该法第 3（i）条规定，对人类进行用药、外科治疗、预防性诊断、治疗性处置或其他治疗的任何过程，或对动物进行类似处理以使其免于疾病或增加其或其产品的经济价值的任何过程都不能授

---

❶ 杨志刚. 医疗方法的专利保护研究 [D]. 上海：华东政法大学，2009.

❷ MITNOVETSKI O, NICOL D. Are patents for methods of medical treatment contrary to the order public and morality or "generally inconvenient"? [J]. Journal of Medical Ethics, 2004 (30): 470 - 475.

予专利权。其中，诊断方法只在被实施于有生命的人体或动物体时才被排除。❶

7. 以色列

以色列专利法第七部分规定，"尽管有第二部分的规定，专利权不应当授予（1）施用于人体的治疗方法；（2）动植物新品种，不是来源于自然界的微生物除外"。其中，对于治疗方法仅规定了施用于人体的治疗方法不属于可授权主题，而用于动物的治疗方法属于可授权主题。对于诊断方法，以色列专利法并未排除其可专利性。

8. 中国

现行《中华人民共和国专利法》（以下简称《专利法》）第 25 条明确规定了对于疾病的诊断和治疗方法不授予专利权。自 1985 年生效的第一部《专利法》起，"疾病的诊断和治疗方法"始终都为不授予专利权的技术主题。现行《专利审查指南》❷ 第二部分第一章第 4.3 节中进一步阐述了将其排除是出于人道主义的考虑和社会伦理的原因，即医生在诊断和治疗过程中应当有选择各种方法和条件的自由。现行《专利审查指南》也阐述了疾病的诊断方法需满足"（1）以有生命的人体或动物体为对象；和（2）以获得疾病诊断结果或健康状况为直接目的"两个条件，同时规定了治疗方法是指为使有生命的人体或动物体恢复或获得健康或减少痛苦，进行阻断、缓解或消除病因或病灶的过程。此外，现行《专利审查指南》还列举了多种属于或不属于需排除的范围内的部分示例。例如，对于非治疗目的的外科手术方法，认为其不具备实用性因而不授予专利权。虽然现行《专利审查指南》中关于疾病的诊断和治疗方法的含义与范畴有过数次修改，但是，关于直接实施于人体或动物体的医疗方法不被授予专利权的规定始终未变。

2.2　医疗方法的实施目的和实施对象

《专利法》中排除医疗方法专利客体的表述是"疾病的诊断和治疗方法"，现行《专利审查指南》中对于涉及疾病的诊断和治疗方法的定义是"以有生命的人体或者动物体为直接实施对象，进行识别、确定或消除病因或者病灶的过程"，在诊断方法的判断标准上，规定要"以获得疾病诊断结果或健康状况为直接目的"。显然，为了更好地把握医疗方法的客体判断原则，不仅有必要辨析其实施目的所涉及的"疾病"和"健康"的概念及其内涵，也应该充分关注其实施对象即"人体或者动物体"，例如是否必须限制为"病体"，还是可以是一般的或健康的人体或者动物体。

2.2.1　疾病与健康的概念及内涵

疾病是什么？时至今日，可能依然没有公认的标准来确定它。❸ 尽管可以从包括百

---

❶ KALYAN C K. 'Diagnostic Method' Patent Model Patent Incentives and Socio – Ethical Concerns［J］. Journal of Intellectual Property Rights，2007，12：104 – 110.

❷ 本书中的"现行《专利审查指南》"指《专利审查指南 2010》（2019 年修订）。

❸ TIKKINEN K A O，LEINONEN J S，GUYATT G H，et al. What is a disease? Perspectives of the public，health professionals and legislators［J］. BMJ Open，2012，2（6）：1 – 8.

度百科、维基百科、世界卫生组织以及中华人民共和国国家卫生健康委员会等网站介绍中查阅到很多关于疾病的描述或者定义，但作为一种生物事件，其事实上属于医患互动中的结构元素，它的认定必然受限于特定的医药知识和历史制度、公共政策的前景和潜在合法性，以及文化规范的规制，从而使得疾病的确定具有复杂性、时变性和反复性。❶ 因此，对于疾病的定义和把握、疾病范围的理解和认识，应该更加侧重于疾病本质上所具有的某些特性，以此为抓手，不断补充更新和完善自身认知。

　　首先，疾病应该具有异常性，❷ 一般通过症状、体征和行为反映出来；其次，疾病应该具有负面妨害性，其对生物体的全部或部分的结构或功能产生负面影响，更广泛地用于指引起受折磨个体的疼痛、功能障碍、痛苦，使个体处于生物劣势；最后，疾病应该具有变化性，如存在临床症状不明显的疾病潜伏期或早期阶段、有明显的症状和体征的临床阶段、疾病的迁延期或恢复期。❸ 医学上，也正是依据上述"三性"，通过生物学观察或统计得到一组生物体表现出的与特定的共同特征或一组特征相联系的异常现象的总和，与习惯性判断基准进行比较判断，从而确定疾病和进行分类。适用于我国的一般疾病查询和确定方式是参考国家卫生健康委员会给出的定期更新的疾病代码表❹以及世界卫生组织提供的《疾病分类与手术名称》❺。

　　显然，疾病的负面妨害性是引起医学关注和对疾病采取治疗措施的根本原因，也是疾病具有异常性以及变化性的决定性因素。在中国古代，一般将负面妨害性弱或小的疾病称为疾；反之，则称为病。传统中医中更有"未病"这种诊断术语，用于指检查中没有明显的异常，也没有明显的症状，但稍有不好的状况。现代医学中，为了囊括上述情况，一般采用"Medical Condition"这一更为广义和中性的术语，包括所有通常接受医学治疗的疾病、损伤、障碍或非病理学病症，如怀孕或分娩，来表征存在健康问题。

　　从健康到患有疾病，抑或从患有疾病到恢复健康，疾病与健康这两个对立而又统一的概念之间是存在模糊的边界或者说是过渡带的。更为广义的疾病概念应该是以"存在健康问题"来划界，但是相对地，其并不排除一个人在身体、精神和社会性等方面都处于良好的状态，即其事实上依然是健康的。这是因为，现代的健康概念更多地侧重于整体健康的状态，即健康状态保持健全。它主要体现在：一是主要脏器无疾病，身体形态发育良好，体形均匀，人体各系统具有良好的生理功能，有较强的身体活动能力和劳动能力；二是对疾病的抵抗能力较强，能够适应环境变化、各种生理刺激以及致病因素对身体的作用。现代的健康内容也是以躯体健康为出发点，进一步包括了心理健康、心灵健康、社会健康、智力健康、道德健康、环境健康等。

---

❶ CAMPBELL E J M, SCADDING J G, ROBERTS R S. The concept of disease [J]. British Medical Journal, 1979, 2 (6193): 757 – 762.

❷ ROSENBERG C E. Disease in History: Frames and Framers [J]. Milbank Quarterly, 1989, 67 (Suppl. 1): 1 – 15.

❸ 康晓平. 实用卫生统计学 [M]. 北京：北京医科大学出版社，2002.

❹ 在国家卫生健康委员会官网（http://www.nhc.gov.cn/）首页搜索"疾病代码表"。

❺ 参见网址 https://www.medsci.cn/sci/icd – 10.do。

不难看出，与疾病的概念倾向于描述负面妨害性不同，关于健康的概念和定义更多的是考虑人对自身良好状态的维护和保持，以及提高对不利影响的抗冲击性。这实际上也启示了在医疗方法客体判断中，应该如何把握"疾病"和"健康"这两个概念。

2.2.2　有关医疗方法实施目的的比较

整体而言，医疗方法的实施主要围绕诊断和治疗这两个基本目的进行。然而，具体到诊断和治疗这两个不同的目的时，相应的讨论还是存在一定的区别。

一般而言，在专利法中涉及诊断方法时，均默认其事实上首先属于医疗方法，即其采集、分析、处理的数据和信息必然客观上达到了能够作为医疗使用的基本要求，能够被分析得出可靠的医学诊断结果。如果采集和分析的数据难以达到医疗使用需求，这样的方法本身就被排除在医疗方法之外，自然也无须进一步讨论其是否为诊断方法，此时审查的仅仅是数据处理和得出结果的方法本身。

相对地，治疗目的的医疗方法和非治疗目的的医疗方法，却是各国专利法中均涉及的内容。这主要是因为非治疗目的的医疗方法涉及对实施对象进行有创和/或有损的医学处理过程，但是实施的目的并不是治疗。非治疗目的的医疗方法广泛存在于经济社会中，能够满足社会群体需求，但是其与治疗目的的医疗方法存在明显区别，如适用场景、人群等不同。因此，对于非治疗目的的医疗方法是否属于可授予专利权的客体，在不同国家存在差异性的考量和判断过程。

显然，是否从专利角度承认上述不同实施目的的医疗方法的可专利性，是各个国家结合自身发展和国情进行综合考量的结果。通过横向对比和分析，可以更加清晰地体会不同国家和地区审查标准的具体考量因素。

事实上，除了我国和印度，世界上多数国家现行的专利法中对涉及诊断目的的方法一般表述为"诊断方法"，而不是"疾病的诊断方法"。例如，世界知识产权组织国际局关于不要求用国际检索单位检索的主题，❶ 明确规定了"在有生命的人体或动物体上实施的诊断方法。诊断方法包括用于医学目的的对人体或动物体的状态所实施的探查"，其判断的基准并不涉及确定被诊断个体是否处于一般生理状态或病理状态，强调的重点仅仅是对有生命的人体或动物体实施了这种探查。同样地，《欧洲专利公约》也作出基本相同的规定，抛开"疾病"的限定，仅关注是否为诊断方法。日本特许厅在专利审查指南中则将诊断方法的范围限定为"用于医学目的的身体状况的判断"，具体包括疾病状态、身体健康状况和精神状况。应该明确的是，日本的专利法所针对的身体，实际上具体限定为人体，即其对于动物体和人体是区别对待的。然而，在具体审查实践中，其又认为，除非在专利申请中明确排除了诊断方法是以人体为实施对象，否则，针对动物体的诊断方法也同样应该被理解为可以实施于人体，即其事实上的实施对象必然包括人体。❷

❶　审查业务管理部. PCT 国际检索与国际初步审查实务手册（2012）［M］. 北京：知识产权出版社，2012.

❷　陈淑珍，石艳丽，彭燕，等. 关于日本疾病治疗方法专利审查的探讨［J］. 中国发明与专利，2012（S1）：20 - 22.

　　印度专利法将医疗方法排除在可授权主题范围之外。该法第 3（i）条规定，对人类进行用药、外科治疗、预防性诊断、治疗性处置或其他治疗的任何过程，或对动物进行类似处理以使其免于疾病或增加其或其产品的经济价值的任何过程都不能授予专利权。印度的《专利实践和程序手册》规定，如果一种方法用在患有医学障碍的人或动物上鉴定出异常存在，则该方法被认为是诊断方法。只有在活体上实施的诊断方法才能被排除在可授权主题范围之外。如果某种方法是用于离体样本，或者用于判断死因，则该方法不能被排除在可授权主题范围之外。可见，印度对于离体样本和诊断方法的中间步骤有所放开，但其影响范围和程度尚不明晰。❶

　　我国《专利法》中所明确的疾病的诊断方法是"以获得疾病诊断结果或健康状况为直接目的的"，这里的"健康状况"应该主要体现为影响人体或动物体生存与发育的机体状态，❷ 如亚健康人群的识别被认为实质上属于疾病诊断范畴。由此可见，我国《专利法》规定"疾病的诊断方法"时对于疾病的定义建立在广义基础上，重视所探查的"疾病"是否客观上对于生命体具有一定程度的负面妨害性，同时排除了非病理学病症诊断。

　　需要补充说明的是，美国、澳大利亚对于诊断方法以及医疗方法的治疗目的、非治疗目的的审理方式同我国存在明显差异。以美国为例，其将医疗方法认定为执行特定操作或者技术的"方法"，理应构成可以获得专利授权的主题。换言之，其剔除了此类方法实施目的和实施对象的特殊性，而仅仅将其作为一种方法看待。至于是否针对疾病、是否用于治疗不是其考察或者分析的重点。❸

　　至于治疗方法，欧洲专利局（EPO）的审查标准经历了前后几十年的变化。目前EPO 对于治疗方法主要集中在一般的疾病治疗方法或狭义上的治愈治疗方法以及缓解疼痛方法，其将外科手术方法单独划分出来，以处理所有涉及对人体进行有损和/或有创的外科处理方法。日本特许厅采用了和 EPO 基本相同的医疗方法划分方式，但其坚持认为这类方法均不满足"可供工业利用"这一特点。可以看出，EPO 和日本特许厅均未在审查实践中讨论非治疗目的的医疗方法这个主题，而是简单采用了是否属于外科手术方法进行判断。

　　从我国《专利法》的角度看，方法实施的目的是一个重要的考虑因素，目的不同，判断是否可专利性适用的法条也不同：对于治疗目的的医疗方法，采用"不授予专利的对象"的客体排除方法进行审理；而对于非治疗目的的医疗方法，则依然坚持因其不具备工业实用性而不授予专利权。

---

❶ KALYAN C K. 'Diagnostic Method' Patent Model Patent Incentives and Socio–Ethical Concerns［J］. Journal of Intellectual Property Rights，2007，12：104–110.

❷ 国家知识产权局专利复审委员会. 以案说法：专利复审、无效典型案例指引［M］. 北京：知识产权出版社，2018.

❸ 孔令梅，朱雪忠. 美国以专利保护医疗方法及其对我国的启示［J］. 研究与发展管理，2005，17（1）：93–97.

2.2.3　对于医疗方法实施对象的认知异同

除了美国、日本、韩国等国家将医疗方法的实施对象在人体和动物体之间进行了明确区分，大部分国家和地区组织均将医疗方法的实施对象限定为人体或者动物体。并且，针对人体的医疗方法依然被绝大多数国家或地区组织认定为不授予专利权的客体。

EPC 53（c）规定排除的发明主题必须满足两个条件：一个是外科手术或治疗方法和诊断方法，另一个是在活的人体或动物体上进行。❶

日本特许厅一度认为，以人体（也包含其中的一部分）为对象的发明（以人体为构成条件的发明）在产业上是无利用性的，根据这一观点，不但以人体为对象的治疗和诊断方法等纯医疗的发明，而且其他涉及人体的发明（如把头发做成波浪形的发明），都被否认具有专利性。❷ 但是，1997 年 2 月公布、同年 4 月生效的日本特许厅关于实用性的专利审查指南规定，只有治疗人体的外科手术方法或对人体进行治疗的方法，以及在人体上进行诊断的方法才是不能在产业中应用的发明，因此不具有实用性。❸ 该审查标准与 EPC 53（c）的规定基本一致。在实施于人体上的诊断方法发明方面，日本特许厅的专利审查指南规定，"在人体上实施的诊断方法"是指，出于认识或判断人体病症的目的，由医师或在医师指导下检测或检查人体的结构或者功能的方法，以及通过该检测或检查所获得的数据判断疾病病症的方法。根据这一定义，包括出于手术、治疗或诊断目的检测人体内部或外部的病症或者内部器官的形状或大小的方法（如用 X 射线检测人体病症的方法、测定皮肤炎症程度的方法），以及为诊断做准备的方法（如为获取心电图而安装电极的方法），都是在人体上实施的诊断方法。

需要注意的是，我国不授予专利权的医疗方法中所谓"排除非病理学病症诊断"指的是医疗方法实施的目的而不是实施对象。根据现行《专利审查指南》规定，只要以有生命的人体或动物体为对象，并且以获得疾病诊断结果或者健康状况为直接目的，即可认定为疾病诊断方法，不必区分是对病人进行疾病诊断还是对正常人进行体检。❹ 关于这一观点，在各国的专利审查实践中是基本一致的，即在实施对象上并不区分是针对病体还是健康体。

此外，在研究医疗方法的实施对象时，还会涉及与"实施于人体或动物体上"这一限定有关的概念和方法，那就是如何对脱离人体或动物体的样本的处理方法进行审查。不论是在欧洲和日本关于手术或治疗方法和诊断方法的审查标准中，还是在我国现行《专利审查指南》的相关章节中，都对脱离人体或动物体的样本的处理方法进行了相应的规定。

---

❶　参见欧洲专利局专利审查指南（2018 年 11 月）Part G, Chapter Ⅱ, 4.2.2。

❷　吉藤幸朔. 专利法概论［M］. 宋永林，魏启学，译. 北京：专利文献出版社，1990.

❸　张晓都. 生物技术发明的专利性及日本与中国的实践［C］//知识产权文丛：第 6 卷. 北京：中国方正出版社，2001：146.

❹　尹新天. 中国专利法详解［M］. 北京：知识产权出版社，2012：345.

欧洲专利局在专利审查指南中还规定，❶ 对脱离人体或动物体的组织或流体的处理，或者应用它们诊断的方法不应被排除在可专利主题之外，只要这些组织或流体不被返回同一个人体或动物体中。因此，对血库中储存的血液的处理或者对血液样品的诊断测试不被排除，而返回同一人体或动物体的透析后血液的处理方法则被排除在外。

日本专利审查指南规定，❷ 处理从人体分离出来的样本（如血液、尿液、组织或者头发）的方法或者通过分析该类样本采集数据的方法不会从可专利主题中被排除。但是，如果这些样本被处理后要返回同一人体（如透析后血液），那么处理这类样本的方法被认为是治疗人体的方法，不具有可专利性。

我国现行《专利审查指南》中将诊断和治疗方法限定于以"有生命的人体或动物体"为实施对象，并明确将对已经脱离人体或动物体的组织、体液或排泄物进行处理或检测以获取作为中间结果的信息的方法，或处理该信息的方法规定为"不属于诊断方法的例子"。

2.2.4 审查实践中值得关注的几种情况

我国《专利法》规定的疾病的诊断方法所针对的是疾病，以及与其密切相关的包括影响人体或动物体生存与发育的机体状态的总和的诊断。审查实践中，对于实施目的及实施对象，应特别关注以下四类情况。

1. 单纯的非病理学状态的识别

通常情况下，月经、妊娠等状态被认为属于非病理学状态。例如，一种基于脉搏波的怀孕女性筛查方法，❸ 其目的仅仅是筛查实施对象是否怀孕，而不涉及对身体健康状况，如是否适合怀孕的评估（即不是孕检），由于一般不认为怀孕是具有负面妨害性的疾病，因此在我国目前的审查实践中，通常不能把此类检查方法归于不授权客体的范畴。

然而，这并不是说，只要技术方案是以非病理学病症为大背景或者与之有关联的情况，就可以认为其不属于疾病的诊断方法。例如，一种无外源性 HCG 的妊娠的早孕期结局预测方法，❹ 其技术方案中明确限定了依据检测的生理参数指标来判断孕妇继续妊娠的概率，并依此分析判断是否会发生流产，而由于流产作为一种被迫终止妊娠的异常生物学事件，必然会对人体造成负面妨害，因此，该方法通常被认定为一种疾病的诊断方法。

更一般地说，结合对疾病"三性"的分析，当一个技术方案被认定为疾病的诊断方法时，其应该综合满足"三性"的全部特点。然而，对于单纯非病理学状态的识别而言，其事实上没有涉及识别非病理学状态是否存在变化以及是否可能产生负面妨害，因此，不将其作为疾病的诊断方法是合适的。

---

❶ 参见欧洲专利局专利审查指南（2018 年 11 月）Part G，Chapter Ⅱ，4.2.2。
❷ 张晓都. 专利实质条件研究［C］//知识产权文丛：第 7 卷. 北京：中国方正出版社，2002：245.
❸ "一种基于脉搏波的怀孕女性筛查方法"的详细技术方案参见附录 B.1 中【案例 B－1】。
❹ "一种无外源性 HCG 的妊娠的早孕期结局预测方法"的详细技术方案参见附录 B.1 中【案例 B－2】。

2. 单纯的生理状态异常识别

生理状态异常实际上是在一般的生理以及病理状况下均会出现的一种状态。因此，对这类申请一般需要结合申请文件公开的内容和本领域技术人员的知识，例如是记载了正常和病理两种情况都适用，还是仅记载了一种情况；或者这种异常识别仅仅是为了单纯地提高异常识别的准确率，还是为了得到某种疾病诊断结果或健康状况。当申请文件没有将其解释限定为诊断疾病或评估疾病风险，且现有技术也没有相关说明时，对这种识别一般可以认为不是针对疾病进行的。

常见的疾病一般都具有明显的症状，当观测到这些症状时，就能够据此作出相应的诊断结论。例如，一种基于指尖心电图的房颤检测方法，❶ 其通过分析心电信号得出被检测个体是否患有房颤的结论。在临床医学上，无论是阵发性房颤还是持久性房颤，都会令人产生诸如心悸、心慌等明显不适。当确定为房颤时，其对于患者事实上产生了负面妨害，即影响了患者正常的生活质量；当观测到房颤的症状时，临床医生就能够据此作出相应的诊断结论。因此，在审查实践中通常认为该方法是疾病的诊断方法。又如，一种人体亚健康状态的测评方法，❷ 其通过评估神经、内脏等的功能状况，表明人体具体属于亚健康实证还是虚证。亚健康机体虽无明确的疾病，但亚健康是一种处于疾病与健康之间的低质状态，人体一般会呈现出各种不适应的感觉和症状，如疲劳、胃口差、情绪不稳定等，身体活力和对外界的适应力一般都有所降低，具有负面妨害性。因此该测评方法可以被认为是专利法意义上应予排除的可授权客体。

但是，应该明确的是，医学检测或者识别，并不排除从正常人体中观测到异常。例如，一种使用电解剖标测系统标测心律失常活动的方法，❸ 其利用电解剖标测系统来标测心律失常活动。由于事实上每个人都会产生一定比例的异常心拍（心律失常活动），只要其发生的频率不超过一定阈值或者临床设定的健康范围，就不必将其理解为对人体产生妨害。又如，一种基于大数据分析的人体健康度监测方法，❹ 其虽然在权利要求中明确限定了判断人体是否出现异常，并进行警示报警，异常诊断规则具体包括预警指标超越标准值，但并没有明确该异常具体对应某种疾病，或者能够对人体产生负面妨害。

3. 杂糅了疾病的生理状态诊断

对于杂糅了疾病的生理状态诊断的方法，在判断时存在较大的迷惑性，需要仔细甄别。例如，一种基于匹兹堡睡眠质量判断的睡眠质量自动判断方法，❺ 其具体限定了通过检测和分析睡眠过程来识别睡眠质量以及睡眠障碍，而在识别睡眠质量时，其实际上属于对个体睡眠是否健康进行检测，其判定仅仅涉及一次观测实施，由此不会根据该次睡眠质量的高低来确定被测对象实际上是否患有对其产生负面妨害的疾病。然

---

❶ "一种基于指尖心电图的房颤检测方法"的详细技术方案参见附录 B.1 中【案例 B-3】。
❷ "一种人体亚健康状态的测评方法"的详细技术方案参见附录 B.1 中【案例 B-4】。
❸ "一种使用电解剖标测系统标测心律失常活动的方法"的详细技术方案参见附录 B.1 中【案例 B-5】。
❹ "一种基于大数据分析的人体健康度监测方法"的详细技术方案参见附录 B.1 中【案例 B-6】。
❺ "一种基于匹兹堡睡眠质量判断的睡眠质量自动判断方法"的详细技术方案参见附录 B.1 中【案例 B-7】。

而，睡眠障碍应被认定属于一种疾病，其通常被理解为患者想要入睡却无法入睡，患者存在睡眠障碍会产生精神压力，无法保持精力应对日常生活。因此在进行判断时，对于此类情况应该仔细分析，加以区别对待。

4. 主题隐蔽式诊断

在审查实践中，对多数疾病的诊断方法均能够直接从其主题名称中进行确定，但也存在例外的情况。

例如，一种儿童失神性癫痫发作情况的中间数据统计评价方法，❶ 通过采用"中间数据统计"以及"评价方法"等描述，强调其仅仅属于一种数据处理方法。然而通过阅读说明书可知，其实际上是通过分析脑电等数据，对儿童失神性癫痫进行分级，因此，应认为其事实上属于一种临床诊断失神性癫痫患病程度的方法。

又如，一种辅助筛查前交叉韧带损伤的步态分析方法，❷ 表面看其主题强调的是分析步态，但是结合说明书中的具体实施方式可知，其步态分析的结果就是识别前交叉韧带损伤的患者，其实质是一种通过步态分析识别前交叉韧带损伤患者的方法。

这里应进一步说明的是，心理疾病已经被明确划定为疾病的常见种类。例如，一种心理疾病监控方法，❸ 应该被理解为疾病的诊断方法。同时，"过劳"也被世界卫生组织认定为疾病。因此，当实际阅读和分析申请文件时，需要注意其文字表述，并重点考察其描述的对象是否符合疾病的"三性"特征。

2.3 有关医疗方法的判断标准

从专利的视角出发，世界上大多数国家将医疗方法分为诊断方法、治疗方法和外科手术方法分别进行研究与讨论。

首先，在诊断方法的判断上，EPO 排除的诊断方法从要求包含诊断全过程到不要求包含诊断全过程经过了几次反复。我国对于疾病诊断方法的判断标准在强调或不强调"全过程"、要求或不要求包含数据收集步骤和获得诊断结果的步骤方面也经历了数次变化，甚至到目前为止，对诊断方法的判断标准仍然存在不同的观点。分析各个国家或地区有关医疗方法的客体判断标准变化过程，有助于从侧面了解各个国家或地区制定相关标准的政策考量及其政策变迁。

其次，在治疗方法和外科手术方法的判断上，通过比较中国和欧洲专利局，或者中国、欧洲专利局、日本的有关规定，并分析其判断思路，进一步明晰我国对于这两种方法的判断标准，以期厘清基本的判断原则和审查思路。

2.3.1 有关诊断方法的判断标准

"诊断"在《辞海》中被解释为："医生诊视病患的症状以判定病情。"诊断的过

---

❶ "一种儿童失神性癫痫发作情况的中间数据统计评价方法"的详细技术方案参见附录 B.1 中【案例 B-8】。
❷ "一种辅助筛查前交叉韧带损伤的步态分析方法"的详细技术方案参见附录 B.1 中【案例 B-9】。
❸ "一种心理疾病监控方法"的详细技术方案参见附录 B.1 中【案例 B-10】。

程实际上是医生根据病情和医学检查结果，判断患者所患疾病及其病因、部位、性质和功能损害程度等，其步骤和方法包括：采用视诊、叩诊、扪诊、听诊、切诊等方法检查病人身体结构和功能上表现的病理变化（称为"体格检查"）；采用化学、生物化学、微生物学等方法检查病人的血、尿、粪便、痰、脑脊髓液等有无异常情况（称为"实验诊断"）。有时还需采用组织切片（如病理切片）、病理检查、动物试验、代谢试验，或心电图、超声波、同位素影像诊断等特殊检查来辅助诊断。❶

2.3.1.1　欧洲 G1/04 号决定引发的思考

《欧洲专利公约》最早于 1973 年由欧洲 14 国在德国慕尼黑签订，其中第 52 条第 4 款规定，通过外科手术或治疗处置人体或者动物体的方法，以及在人体或者动物体上实施的诊断方法属于"不可取得专利的发明"，但是该规定不适用于在这些方法中所使用的产品，尤其是物质或者组合物。

很长一段时间里，在 EPO 的审查实践中，关于是否属于在人体或者动物体上实施的诊断方法还存在判断标准不一致的问题。为了解决这一问题，扩大上诉委员会（EBA）于 2005 年作出了 G1/04 号决定。自此，EPO 一直坚持 G1/04 号决定的标准，对诊断方法的客体判断有了清楚的界定。

总体来看，在 G1/04 号决定作出之前，之所以会存在诊断方法判断标准不一致的问题，主要是因为在如下三个问题上存在不一致的看法。

（1）专利法意义上的"诊断方法"指的是什么？

有观点认为，那些包含进行医学诊断需执行的所有步骤（数据采集、与标准值比较、识别偏差、医疗决策）的方法才算是专利法意义上的诊断方法；而另有观点则认为，只要是包含诊断目的或任何诊断步骤的方法，就属于专利法意义上的诊断方法。

（2）在判断是否属于专利法意义上的"诊断方法"时，医生的参与是决定性因素吗？医生的身份和参与程度对于诊断方法的判断有决定性作用吗？

对于该问题，第一种观点认为，诊断方法的实施必须有医生的参与；第二种观点认为，诊断方法的实施不要求医生必须在场，但是医生需要承担责任；第三种观点则认为，诊断方法可由医疗或技术支持人员、患者自己或自动化系统来实施，也就是说，医生的参与并非是判断诊断方法的决定性因素。

（3）如何理解"诊断方法"的限定条件——在人体或者动物体上实施？

有观点认为，只要某一方法有一个步骤在身体上实现，就可以认定该方法满足上述限定条件；而另有观点认为，需要区分在人体或动物体上进行的步骤实施程度。例如，如果该方法实施的程度是侵入性的或者非侵入性接触的，那么其满足上述限定条件；而如果该方法的实施对于人体或动物体而言是其他形式（如无接触式）的相互作用，则不满足上述限定条件。

在 2003 年之前，这些分歧在 EPO 的客体审查中普遍存在，直至技术上诉委员会作

❶ 张沧，袁红霞. 与"疾病的诊断和治疗方法"不可专利性有关的几个问题探讨［C］//国家知识产权局条法司. 专利法研究. 北京：知识产权出版社，2005：125 - 139.

出 T385/86 号和 T964/99 号两份解释方法和结论完全相悖的决定。

T385/86（OJ EPO 1988，308）号决定认为，对于诊断方法，需要从专利保护中排除的只是根据其结果能够直接确定整个医疗处置过程的方法。对于那些包括获得诊断结果前的全部步骤的技术方案，如包括检查、记录与正常值比较所得的显著偏差、将偏差归结于特定的临床表现这些步骤的方法是可以获得专利保护的。也就是说，仅提供中间结果的方法不属于 EPC 52（4）要排除的诊断方法。这种狭义的解释产生的结论是，对于没有包含作出诊断结果所需全部步骤的方法，不应根据该条款排除其可专利性。

T964/99（OJ EPO 2002，4）号决定认为，"在人体或动物体上实施的诊断方法"这一表述不应当仅涉及包含所有获得医疗诊断结果的步骤的方法。EPC 52（4）的本意在于将所有在人体或动物体上实施的与诊断相关的或技术贡献价值在于诊断目的的方法从专利保护中排除。因此，只要方法中包含一个为诊断目的服务或者与诊断相关的步骤，并且由于其诊断的本质需求，该方法必定要在有生命的人体或动物体上实施，那么根据 EPC 52（4）应将这些方法排除可专利性。

在此情况下，EPO 主席根据 EPC 第 112 条第 1 款（b）项，基于前文所提到的三个分歧，向 EBA 提出三组问题。对于这三组问题，EBA 都有针对性地进行了回应和分析。

首先，有关专利法意义上的"诊断方法"指的是什么这一问题，EBA 采用了与以往判例都不尽相同的分析思路。

EPC 52（4）、EPC 53（c）中相继规定，在人体或者动物体上实施的诊断方法不能被授予专利权。对诊断方法的判断，是要与治疗方法一致，通过判断该方法实施目的和某一个实施步骤是否与诊断相关的方式来确定，还是应该区别于治疗方法的判断标准，考虑全流程的完整性。

如果考虑全流程的完整性，则排除在专利保护之外的方法就是那些根据结果可以立刻得出诊断结论的方法（当然，前序也包括得出结果所需的各个步骤，即包含诊断的整个流程），其好处是便于申请人通过省去部分操作步骤，将原本不能获得授权的方法权利要求转化为可取得专利权的客体。然而，T964/99 号决定认为，这种判断模式相当于为诊断方法设置了与治疗方法不同的新标准。❶

对此，T385/86 号决定采用的分析方法是，将诊断方法看作实现诊断所包含的全部过程的总和，因为要得到诊断结果，信号采集、与标准值比较、识别偏差、医疗决策都是基本的要素条件。根据第三方❷提供的专家意见，通过故意遗漏上述基本步骤中的

❶ 依照 EPO 专利审查指南和判例法的规定，外科手术方法和治疗方法只要包括单一的外科手术性质或治疗性质的步骤，就可被直接认定为外科手术方法或治疗方法。——编者注

❷ 国际知识产权律师联合会（FICPI）、欧洲人类遗传学学会（ESHG）、Mewburn Ellis 的 Simon Kremer 先生、代表罗氏诊断、飞利浦知识产权和标准的欧洲专利律师 H. P. Pfeifer、代表 Amersham 公司（现为 GE Healthcare、Bio - Sciences、Siemens AG、Praxis Dr Med）的 Andrew Sheard 先生、意大利 Brevetti 协会和欧洲专业代理人协会（EPI）。

一部分来规避客体审查的修改方案，虽然在理论上存在这样的可能性，但实际上无法实现。这是 EPO 对必要技术特征（EPC 第 84 条和第 56 条）的审查，要求任何权利要求必须记载解决技术问题的全部必要技术特征。

关于诊断方法定义的争议，EBA 在 G1/04 号决定中作出如下说明：

EPC 司法解释文件并没有对"诊断方法"作出更加详细的说明。EBA 所认可的解释是，当诊断作为人类或动物治疗过程的一部分时，需要执行以下方法步骤：

① 检查阶段，包括收集数据。

② 将这些数据与标准值进行比较。

③ 在比较中寻找任何显著偏差，即发现症状。

④ 将此偏差归结于特定的临床表现，即医疗或兽医的确诊阶段（从更严格的意义上讲，是以治疗为目的的诊断）。

如果独立权利要求中缺少的、与上述任一阶段相关的特征是限定发明所必需的，则这些特征必须包含在独立权利要求中。

对于这一定义，EBA 在 G1/04 号决定第 6 点中给出了进一步的解释。

EPC 52（1）规定了专利保护的一般权利的基本原则。从基本原则上看，只要是满足这一规定的发明，都能够被授予欧洲专利。因此，对于客体的审查不应被扩大化地解读，EPC 排除在授权客体之外的诊断方法是"在人体或者动物体上实施"，其并没有限定与诊断有关的特定步骤，或诸如"诊断目的""具有诊断价值"之类的表述。因此，法律条文的文本本身已经给出了狭义解释的指引，没有特别指明包含特定步骤，即从授权客体排除的诊断方法需包含与之相关的所有步骤。

其次，有关判断是否属于"诊断方法"时医生的参与是否为决定性因素，EBA 给出了否定的答案。

EBA 认为，如果排除诊断方法为授权客体的目的是防止医生或兽医受到专利侵权的限制而不能采取他们认为适合的疾病诊断措施，那么确实有必要定义诊断方法需要医生的参与。但是随着技术的不断进步，人类医学和兽医学正在逐渐地被技术改造，各种各样的诊断信息和其他信息将必须由非医疗辅助人员甚至计算机或机器人获得和收集，这完全是一个渐进且动态的过程，出于法律确定性考虑，不宜以动态的事实作为疾病诊断和治疗方法的判断条件。

因此，判断一项方法权利要求是否属于 EPC 52（4）所定义的诊断方法，既不取决于医生或兽医是否参与、在场或承担责任，也不取决于所有方法步骤是否可以或者只能通过医疗或技术支持人员、患者自己或自动化系统实施。医生的参与程度不被纳入诊断方法评判的考虑因素之中。

最后，在明确诊断方法的定义之后，如何理解"在人体或者动物体上实施"限定条件这一问题的答案就呼之欲出了。

从实质上看，诊断方法旨在识别或揭示病理或病症，或者排除病症的筛查。作为治疗过程的一部分，或者说以治疗为目的的诊断，从作出决策的步骤实质上看，其是一种智力活动，因此不具有技术性质。而作为专利法意义上的发明，必须包含具有技术性质的特征才能够组成符合专利法规范的技术方案。因此，对于诊断方法来说，其权利要求也必须进一步包括具有技术性质的在前步骤才能构成技术方案。

"在人体或者动物体上实施"的标准仅能够用在技术性质的方法步骤中考虑，这是因为通过推理得出诊断结论的确诊阶段是纯粹的智力活动，不可能在人体或动物体上实施。为了满足"在人体或者动物体上实施"的标准，方法步骤①～③都必须在人体或动物体上实施。因此，对于每一个技术步骤，都必须判断其是否作用于人体或动物体。该作用的类型和强度并不是关键因素：如果所审查的技术步骤必须在人体或动物体上执行，就符合标准。应当注意的是，上述方法步骤不要求必须由从业医生或兽医执行或在其指导下执行。

如果一项诊断方法的权利要求符合所有标准，则其属于在人体或动物体上实施的诊断方法，应根据 EPC 53（c）提出反对意见。

通过梳理 G1/04 号决定这一有关诊断方法的 EBA 判例可以看出，EPO 在以治疗为目的的诊断的判断中，从更严格的意义上讲，将推理性的医生或兽医的决策阶段看作纯粹的智力活动，即该步骤不涉及技术特征；而形成诊断之前的步骤，无论是否写入权利要求书，对于形成诊断结果都是必需的；并且与人体或动物体具体的相互作用必须发生在执行具有技术性的步骤中。此外，EPO 在诊断方法的判断过程中，并不考虑专业医生或兽医参与与否，也不考虑其全部方法步骤到底是只能通过医疗或技术人员，还是可以通过患者自己或自动化系统来实施。

2.3.1.2 我国有关诊断方法的判断标准

根据我国现行《专利审查指南》的规定，诊断方法是指为识别、研究和确定有生命的人体或动物体病因或病灶状态的过程。

一种与疾病诊断有关的方法如果同时满足以下两个条件，则属于疾病的诊断方法，不能被授予专利权：

（1）以有生命的人体或动物体为对象。

（2）以获得疾病诊断结果或健康状况为直接目的。

如果一项发明从表述形式上看是以离体样品为对象，以获得同一主体疾病诊断结果或健康状况为直接目的，则该发明仍然不能被授予专利权。

如果请求专利保护的方法中包括诊断步骤，或者虽未包括诊断步骤但包括检测步骤，而根据现有技术中的医学知识和该专利申请公开的内容，只要知晓所说的诊断或检测信息，就能够直接获得疾病的诊断结果或健康状况，则该方法满足上述条件（2），仍然不能被授予专利权。

不能被授予专利权的方法有血压测量法、诊脉法、足诊法、X 射线诊断法、超声诊断法、胃肠造影诊断法、内窥镜诊断法、同位素示踪影像诊断法、红外光无损诊断法、患病风险度评估方法、疾病治疗效果预测方法、基因筛查诊断法。

不属于诊断方法的有：①在已经死亡的人体或动物体上实施的病理解剖方法；②直接目的不是获得诊断结果或健康状况，而是从活的人体或动物体上获取作为中间结果的信息的方法，或处理该信息（形体参数、生理参数或其他参数）的方法；③直接目的不是获得诊断结果或健康状况，而是对已经脱离人体或动物体的组织、体液或排泄物进行处理或检测，以获取作为中间结果的信息的方法，或处理该信息的方法。

对上述②项和③项需要说明的是，只有当根据现有技术中的医学知识和该专利申请公开的内容，从所获得的信息不能直接得出疾病的诊断结果或健康状况时，这些信息才能被认为是中间结果。

现行《专利审查指南》指出，出于人道主义的考虑和社会伦理的原因，医生在诊断和治疗过程中应当有选择各种方法和条件的自由。这类方法直接以有生命的人体或动物体为实施对象，无法在产业上利用，不属于专利法意义上的发明创造，不能被授予专利权。

所以，本着这样的原则，应当从实质上排除有可能妨碍医生在诊断和治疗过程中自由选择各种方法和条件的方案。可见，无论是诊断全过程，还是某个步骤，无论是活体检测，还是离体检测，只要该方案能够获得对某种疾病判别确认的结论，就应当将其视为具有诊断意义的方法，属于疾病的诊断方法。

2.3.1.3　中欧有关诊断方法判断标准的演变过程及分析

1. 我国疾病诊断方法审查标准的演变

《审查指南 1993》以定义的方式对诊断方法进行了阐述："疾病的诊断和治疗方法是指以有生命的人或者动物为直接实施对象，进行识别、确定或消除病因或病灶的过程。上述的诊断方法，是指为识别、研究和确定有生命的人体或动物病因或病灶状态的全过程。"[1] 从该定义看，诊断方法的审查标准包括两个要件：一是实施对象，二是实施过程为全过程。

《审查指南 2001》在第二部分第一章第 3.3 节对于诊断方法和治疗方法的判断作出一些原则性的说明，并具体规定一种与疾病诊断相关的方法需要同时满足三个条件：①以有生命的人体或动物体为对象；②以获得疾病诊断结果为直接目的；③包括诊断全过程。[2] 可见，《审查指南 2001》的判断方法包括实施对象、实施目的和实施全过程三个实质要件。

《审查指南 2006》规定，疾病的诊断方法的判断条件是：①以有生命的人体或动物体为对象；②以获得疾病诊断结果或健康状况为直接目的。[3] 从文字上看，不授予专利权的诊断方法应当满足的条件从《审查指南 2001》中的三个减少到两个，删除了"包括诊断全过程"这一条件，同时将有关实施目的的要求修改为"以获得疾病诊断结果或健康状况为直接目的"。从内容上看，删除"包含诊断全过程"的要求使得疾病的诊断方法范围扩大，即不授予专利权的范围有所扩大；将原来有关实施目的要求"以获得疾病诊断结果为直接目的"修改为"以获得疾病诊断结果或健康状况为直接目的"，

---

❶　中华人民共和国专利局. 审查指南 1993［M］. 北京：专利文献出版社，1993：第二部分第一章 3.3.

❷　中华人民共和国国家知识产权局. 审查指南 2001［M］. 北京：知识产权出版社，2001：第二部分第一章 3.3.1.1.

❸　中华人民共和国国家知识产权局. 审查指南 2006［M］. 北京：知识产权出版社，2006：第二部分第一章 4.3.1.1.

实际上也扩大了不授予专利权的范围。现行《专利审查指南》沿用《审查指南2006》有关诊断方法的规定。同时，各版本专利审查指南都对不属于诊断方法的涉医方法作出原则性的规定和列举。❶

2. EPO 对疾病诊断方法判断标准的演变

如果说我国对于诊断方法的判断标准发生了从强调实施对象与实施全过程到强调实施对象与实施目的的变化，也就是从强调实施全过程到不再强调该要求，那么 EPO 有关诊断方法的判断标准，特别是在包含实施全过程的要求方面，则经历了从强调到不强调再到强调的反复变化。

首先，EPC 对医疗方法拒绝给予专利保护的理由发生了变化。EPC 第52条是定义可享专利的发明，其第1款认为，所有技术领域的任何发明，只要是新的，具有创造性并且能在产业上应用，就应当被授予欧洲专利。关于医疗方法被排除授予欧洲专利的规定为 EPC 52（4），因此被认为是出于不具备工业实用性的考虑。❷ 为了与世界贸易组织的 TRIPS 协议和世界知识产权组织的《专利法条约》接轨，2000年对《欧洲专利公约》进行了修订，其中 EPC 53（c）由 EPC 52（4）修改而来，但实质内容不变，意在基于维护行医自由和公共健康等政策性考虑，❸ 将医疗方法排除在专利客体范围之外，而不再以"缺乏实用性"为由来排除这一主题的可专利性。医疗方法是基于政策性考虑而被排除可专利性在一系列判例中也得到了阐释。❹

其次，在具体判断涉医方法是否为诊断方法方面，特别是在是否要求诊断方法包含实施全过程方面，EPO 技术上诉委员会和扩大上诉委员会给出了一系列前后矛盾的观点，如 T385/86 号决定和 T964/99 号决定，这两个决定实际上代表了不同时期的主流观点。

T385/86 号决定涉及1987年的一起有关使用局部磁共振（LMR）测量人体局部区

---

❶ 例如，《审查指南1993》规定，对脱离了有生命的人体或者动物体的组织或流体进行处理或检测的方法，如血液、排泄物等等的保藏或者化验方法以及利用人体血清制取抗体的方法；对已经死亡的人体或动物体进行测试、保存或处理的方法，如冷冻、焚化、解剖、制作标本以及屠宰动物方法；对仅为获取人体或动物体常规生理参数的采集、测试、处理等方法，如运动医学、劳动医学中测量有关脏器负荷极限的方法；对动物脂肪厚度的测量方法（将此类信息、数据用于疾病的诊断用途的不能授予专利权）等多种类型的方法可以被授予专利权。

❷ 完整原文为：Methods for treatment of the human or animal body by surgery or therapy and diagnostic methods practised on the human or animal body shall not be regarded as inventions which are susceptible of industrial application within the meaning of paragraph 1. This provision shall not apply to products, in particular substances or compositions, for use in any of these methods. （译文为：通过外科手术或治疗对人体或动物体进行治疗的方法，以及在人体或动物体上实施的诊断方法，不应被视为第1款所指的易于工业应用的发明。本规定不适用于产品，尤其是用于上述任何方法的物质或成分。）

❸ EPC 53（c）是规定可享专利性的例外，即就其主题来说，其本可享有专利，但出于政策原因而被排除，如违反公共秩序的发明、动植物品种等。完整原文为：（c）methods for treatment of the human or animal body by surgery or therapy and diagnostic methods practised on the human or animal body; this provision shall not apply to products, in particular substances or compositions, for use in any of these methods.

❹ 认为该排除不是《欧洲专利公约》的新条款，在《欧洲专利公约》实施之前，许多欧洲国家的国内法就将这样的方法排除在可专利性之外。这些排除背后的政策考虑是清楚的，是为了保证作为人体医学治疗或动物体治疗组成部分的方法不被专利权所约束。例如如下决定：T116/85，OJ1989，13；T82/93，OJ1996，274。需要说明的是，OJ 是 the Official Journal 的缩写，即官方文报，表明该决定也发表在 EPO 的官方文报中。

域的体温值和 pH 值的驳回上诉案，❶ 其所涉及的判断原则已作阐述，此处不再赘述。T385/86 号决定的判断方法在后续的 T83/87 号、T400/87 号和 T530/93 号决定中也得到沿用。特别是 T83/87 号决定，其涉及一种操作植入式的血糖传感器以获得血糖浓度值的方法，技术上诉委员会认为，血糖浓度值的测量，尽管用于诊断，但仅仅给出了一个中间结果，不能直接提供在某种病理状态识别意义上的诊断，因为仅依据血糖浓度不能诊断为糖尿病，甚至不能诊断为低血糖或高血糖，即使对一个已知患有糖尿病的患者来说，单凭血糖浓度值也不足以决定其治疗的进程。

2001 年，在针对一个有关在人体或动物体表面组织的采集点设置具有电极的取样室，以通过离子电渗作用从人体或动物体内取样物质或物质代谢物（包括葡萄糖或葡萄糖代谢物），并分析该物质或物质代谢物浓度的方法的驳回上诉案中，技术上诉委员会作出了 T964/99 号决定。

因为这两份相互矛盾的决定，EPO 扩大上诉委员会于 2005 年作出 G1/04 号决定。根据 G1/04 号决定，对于诊断方法，EPO 目前基于狭义的实施全过程进行判断，该判断标准沿用至今。

此外，需要说明的是，对于活体参数的测量也可能包括外科手术处置步骤，因此其可能因被认定为外科手术方法或治疗方法而被排除可专利性。❷

可以看到，有关诊断方法的规定，我国《审查指南 2001》和 EPO 技术上诉委员会 T385/86 号决定基本一致，即只排除狭义的诊断方法；而《审查指南 2006》与 EPO 技术上诉委员会 T964/99 号决定是基本一致的，即申请的方法中只要有一个步骤属于诊断方法，即落入诊断方法的范畴，❸ 以相对严厉的方式对广义的诊断方法进行可专利性排除，由此维护医疗方法的人道主义初衷。当然，EPO 在后来又恢复到相对宽松的态度。

相对来说，随着我国经济和技术的快速发展，对于疾病诊断方法的判断标准事实上变得更为严格，体现出我国对于人道主义更为坚定的守护态度。而 EPO 目前对诊断方法采用相对狭义的解释，虽然被阐释为严谨地基于诊断方法是出于对人体或动物体的治疗目的的限制（即诊断方法需要能够确定治疗程序，而不能仅仅是"诊断相关方法"或"对诊断目的有价值的方法"），不是基于特别的经济利益考量（至少表面上是如此），显示出了对基本人道主义的坚守。然而，这种选择依然体现了专利的市场工具属性，并不能完全掩盖其出于利益考量的事实。例如，G1/04 号决定在论述未包含构成诊断方法的全部必要步骤的方法发生专利保护的问题时，扩大上诉委员会认为通常可以通过购买相应装置来解决，如此，"在相同诊断结论可以由包括装置使用的方法获

❶ 具体可参见 EPO 申诉委员会 Case Law（2001 年第 4 版），第 29－30 页。
❷ EPO 的判断法理：一个方法权利要求如果包括至少一个定义了构成通过手术或治疗对人体或动物体进行处置的方法步骤的物理活动或动作特征，那么将落入 EPC 53（c）禁止的范畴。我国对于外科手术方法虽然分为治疗目的和非治疗目的两种情况来判断，但在判断方法上，也遵从只要包含一个适格处置步骤或与该适格处置步骤不可分割的步骤就将被认定为排除可专利性的原则。
❸ 庹明生. 医疗方法可专利性研究［D］. 重庆：西南政法大学，2007.

得的情况下，执行其方法不受专利约束。因此，不能够认为医学或兽医学从业者被这种专利的存在所妨碍"。[1] 也就是说，EPO 认为医生可以通过购买方法所对应的产品来获得自由。这当然是 EPO 基于其缔约成员不存在经济基础特别薄弱的情况的考虑，并且对于专利而言，大部分方法都是基于产品的，独立于产品的方法基本不存在。此外，EPO 对诊断方法采用相对狭义的解释也是出于相对公平地对待其各成员国，[2] 即基于其不同经济和科技水平的考虑。EPO 成员国整体的经济水平和诊断技术产业的发展水平较高，但其国情各异且不均衡，因而不适合对诊断方法采用统一的、相对严厉的排除。在采用相对宽松的标准从而对有争议的方法授予了专利权的情况下，如何对相对落后的成员国的医学和兽医学从业者进行完全的保护，EPO 认为，必要时可以通过其他方式，如通过依据 EPO 缔约成员的国家水平再制定法律，以赋予其使用这些有争议方法的权利来解决这一问题。

若仅从审查的角度来看，根据我国的规定，在评判一种与诊断有关的方法是否属于疾病的诊断方法时，重点关注该方法的对象和直接目的这两个要素，但对于直接目的（获得诊断结果或健康状况）是否一定要基于测量值与正常标准值的比较偏差来实现没有详细规定，即不严格要求诊断方法具有实施全过程的特征。因此，在审查实践中有关疾病的诊断方法的评判有时可能存在一定的主观性，容易出现标准执行不一致的情况。而 EPO 目前采用 G1/04 号决定的标准，认定一种诊断方法需要具有前述必要的三项特征，因此在审查实践中相对更容易统一操作尺度。

2.3.1.4 审查实践中有关诊断方法判断的疑难情况

由于我国目前对诊断方法判断标准的规定不甚详细，关于某些涉及诊断方法的判断难免会存在一些不同的观点，并且中国和欧洲专利局有关疾病的诊断方法的判断标准存在一定的差异，这些都在一定程度上增加了诊断方法的判断难度。因此，可以基于典型案例阐述对诊断方法进行具体判断时采用的不同处理方式，从而梳理把握判断尺度的思路和方式。

第一种情形，考虑中国和欧洲专利局判断标准的差异，从诊断方法的定义出发进行辨析。

例如，用于辨别健康和肿瘤组织的方法[3]，该方法使得预先给予患者身体某部位的含有超极化^{13}C – 丙酮酸盐的组合物在组织内代谢，从而获得 ^{13}C – 丙酮酸盐及其含有 ^{13}C – 的代谢物丙氨酸、乳酸盐和任选碳酸氢盐的直接^{13}C – MR 图像，并通过最高的乳酸盐信号和/或通过乳酸盐相对于丙酮酸盐和/或乳酸盐相对于丙氨酸的高加权信号来鉴定所述^{13}C – MR 图像中的肿瘤组织。从诊断方法的定义入手，可以确定，该方法实质上是以有生命的人体（患病个体）为对象，以鉴别肿瘤组织为直接目的，其目的和结果是获得患者的疾病诊断结果或健康状况。因此，该方法属于《专利法》第 25 条第

---

[1] 参见 G1/04 号决定理由 9。

[2] 参见 G1/04 号决定理由 6.1。

[3] "用于辨别健康和肿瘤组织的方法"的详细技术方案参见附录 B.2 中【案例 B – 11】。

1 款第（三）项所规定的疾病诊断方法的范畴。

　　EPO 的审查结论则可能与上述观点存在差异，其一般认为该方法包括从患者获取图像的步骤，即满足收集数据阶段；该方法还包括对图像进行校正的步骤，且经校正的乳酸盐图像中的高图像信号表示肿瘤组织，但上述步骤并未涉及将获得的数据（对于本案例而言是图像数据）与标准值进行比较并寻找显著偏差。因此，该方法被认为不属于疾病的诊断方法。而实际上，EPO 针对意欲保护上述方法的权利要求作出了授权决定（授权公告号 EP1784227 B1）。从这个例子可以看出，中国和欧洲专利局之间判断标准的差异可能会出现对于同一方法的判断结果完全不同，需要相关从业人员在实际处理过程中多加注意。

　　第二种情形，由于我国目前的规定不要求诊断方法包括诊断全过程，而是依据实施对象和实施目的来判断，对于活体离体样本的处理且目的是获得对应活体的疾病诊断结果或健康状况的方法，一般依然被认为针对的是有生命的人体或动物体的方法。

　　例如，一种结核杆菌基因的检测方法，❶ 其说明书的背景技术部分记载了现有技术中结核病检测方法的缺陷，以及需要进一步改进的方向。说明书发明内容部分没有记载任何有关结核病或其他疾病及健康状况的内容，只是记载了发明目的仅在于检测结核杆菌基因，同时明确一种名为"IS6110"的插入序列为结核杆菌所特有，且在具体实施方式中列举了痰样和组织等生物样品作为检测对象。但是，现有技术中公开了结核杆菌基因的多种特有序列，同时明确健康的人体或动物体内不应具有结核杆菌基因，只有在结核病患者或感染者的体液、分泌物或组织中才能检测到该基因或其特有序列标志物。

　　涉案方法通过检测结核杆菌特有的插入序列 IS6110 中的 245bp 区域，来确定待检样品中是否含有结核杆菌，且并未排除所检样品的来源为结核杆菌的感染宿主。因此，虽然该方法中的样品从表述形式来看是以离体样品为对象，但根据本领域的现有技术和本专利申请公开的内容，本领域技术人员根据该方法的检测结果能够直接获得该样品来源的个体是否受结核杆菌感染的诊断结果，从这一角度来看，该方法所针对的对象是有生命的人体，那么基于我国有关诊断方法的现行规定，应认为该方法属于疾病的诊断方法。

　　第三种情形，由于不以实施全过程为依据，因此在缺乏明确的数值对比并基于对比结果差异给出诊断结果的情况下，对方法处理后的信息是中间结果还是诊断结果或健康状况应谨慎对待，需要借助现有技术进行判断。

　　例如，一种超声医学成像的方法，❷ 从权利要求来看，该方法涉及"将超声波发射到病人体内"的步骤，即以有生命的人体为对象。但是，该方法后续步骤均只涉及将接收到的超声回波图像数据打包成包含特定成像模式指示信息的数据帧流，并基于该特定成像模式指示信息对数据帧流进行不同成像模式下的数据处理和显示。尽管最终

---

❶　"一种结核杆菌基因的检测方法"的详细技术方案参见附录 B.2 中【案例 B-12】。
❷　"一种超声医学成像的方法"的详细技术方案参见附录 B.2 中【案例 B-13】。

得到的图像可能是判断某种疾病时必须利用的数据，但该方法最终得到的是图像数据，而且并没有利用该图像数据得到疾病的诊断结果或健康状况。也就是说，该方法并未包含进行疾病诊断的步骤，其目的不能被认为是获得疾病诊断结果或健康状况。因此，该方法不属于疾病的诊断方法。

对于有些技术方案，可能从步骤来看就完全符合我国现行的对于疾病诊断方法的判断标准。

例如，一种近红外耳额/颞穴透射信号监测抑郁的方法，❶ 从权利要求所限定的前两个步骤来看，该方法包括了利用传感器接收耳穴近红外血氧信号的步骤，由此可以明确，该方法以有生命的人体为对象；从权利要求所限定的最后一个步骤来看，该方法最终得出的是是否患有抑郁症的结论，该结论属于疾病的诊断结果，因而该方法是以获得疾病的诊断结果为直接目的的。因此，该方法完全具备疾病诊断方法判断的要素，属于疾病的诊断方法。

通过案例可以看出，目前我国对于疾病诊断方法的判断主要依据两要素法：以有生命的人体或动物体为对象，以获得疾病诊断结果或健康状况为直接目的。在分析和判断时，重点应当考虑权利要求请求保护的方法是否满足执行该方法所面对的对象以及实施该方法的直接目的这两个要素。但是，越来越多的案例存在这样的问题，即仅通过权利要求的限定并不能明确地认定是否满足这两个要素，此时往往需要根据说明书的记载，以及本领域的现有技术知识来确定该方法的对象和直接目的。

2.3.2 有关治疗方法的判断标准

"治疗"一词在《辞海》中被解释为"用药物、手术等消除疾病"。治疗通常是指干预或改变特定健康状态的过程，主要包括药物治疗、手术治疗等。

2.3.2.1 国外对于治疗方法判断标准的相关规定

1. 欧洲

EPC 53（c）中规定：通过外科手术或治疗处置人体或者动物体的方法，以及在人体或者动物体上实施的诊断方法属于"不可取得专利的发明"，但是不适用于在这些方法中所使用的产品，尤其是物质或者组合物。

在欧洲专利局专利审查指南 G 部第 2 章第 4.2.1 节中，对 EPC 53（c）的法律适用作了更为详尽的解释说明，对于既不属于用外科手术处置人体或动物体也不属于对人体或动物体实施诊断治疗的其他处置人体或动物体的方法，只要其具有技术特征，且并非主要是生物学特征，就可被授予专利权。此外，不在活体上实施的方法也不应被列入此范畴内，如不应质疑在人或动物的尸体上实施的处理或诊断方法基于 EPC 53（c）的可专利性。

2. 美国

美国目前的审查实践中并不排除疾病的治疗方法的可专利性，但其专利法附则 A

---

❶ "一种近红外耳额/颞穴透射信号监测抑郁的方法"的详细技术方案参见附录 B.2 中【案例 B–14】。

第 287 条中新增了子条款（c），对涉及医学从业者履行医学行为的专利侵权行为的免责限制加以规范。其中，术语"医学行为"是指在躯体上实施的医学或外科手术方法，对"躯体"的定义，规定免责客体仅为人体，兽医还是会遭到侵权诉讼的，除非动物是为治疗人体的实验动物。

3. 日本

日本特许厅在其专利审查指南第二部分第一章对法定发明和可供工业利用的发明进行了规定，不属于可供工业利用的发明中就包括对人体的外科手术、治疗或诊断方法。其中，对人体的外科手术、治疗或诊断方法被定义为"医疗活动"，通常情况下是由医务工作者（包括在医生的指导下工作的人）实施的，强调了方法中医生的参与。而对于这些处置方法的排除仅限于以人体为实施对象，也就是说，在动物体上实施的方法，当其清楚地排除了在人体上实施的情形后，不属于不具备工业实用性的范畴。

日本专利审查指南中对于"通过治疗处置人体的方法"区分了以下四种类型：①为了治疗或控制疾病而给病人用药或给予物理治疗的方法；②植入替代器官，如人工内脏或假肢的方法；③预防疾病的方法（如预防蛀牙或流感的方法），用于保健的处置方法（如按摩和指压治疗的方法）也被认为属于预防疾病的方法；④治疗的预先处理（如为实施电疗法而布置电极的方法）、提高疗效的辅助方法（如康复方法）或者与治疗相关的护理方法（如预防褥疮的方法）。

4. 韩国

韩国在其专利审查指南中规定，通过外科手术或者理疗医治人体的方法，以及施加于人体的诊断方法被认为是不具备工业实用性的发明。借助诸如外科手术装置（如手术刀）施加于人体的外科手术方法或者利用药物治疗人体的方法，通过医生（包括中医）或者由医生指导的某个人的医疗活动都被认为是医疗活动。即便权利要求中仅有一部分包括医疗活动，也不认为其方法是具备工业实用性的。既有治疗目的又有非治疗目的的外科手术方法（如美容），或者难以将治疗效果与非治疗效果分离开的外科手术方法，都应被看作通过外科手术实施于人体的治疗方法，对这样的方法也不能认定为具备工业实用性。

但应当注意的是，与日本一样，即使治疗方法有可能施加于人体，如果将该方法限制于动物体上实践而将在人体上实践排除在外，则该方法被认为具备工业实用性。

2.3.2.2　我国有关治疗方法的判断标准

根据我国现行《专利审查指南》的规定，治疗方法是指为使有生命的人体或者动物体恢复或获得健康或减少痛苦，进行阻断、缓解或者消除病因或病灶的过程。

治疗方法包括以治疗为目的或者具有治疗性质的各种方法。预防疾病或者免疫的方法也被视为治疗方法。对于既可能包含治疗目的，又可能包含非治疗目的的方法，应当明确说明该方法用于非治疗目的，否则不能授予其专利权。

提及治疗方法，必须注意较为特别的一类方法，即外科手术方法。关于其判断标准详见第 2.3.3 节。

我国疾病的治疗方法所针对的对象是有生命的人体（患者）或动物体。在评判一种与疾病治疗有关的方法是否属于疾病的治疗方法时，需要从所针对的对象、目的和性质、行为主体等方面加以考量。有时需要特别注意该方法是否实际影响了医生在治疗疾病中选择各种方法和条件的自由。❶

2.3.2.3 中欧有关治疗方法判断标准的差异与分析

与诊断方法类似，在我国，疾病的治疗方法的审查标准也经历了一个完善和转变的过程。

《审查指南1993》中规定，"疾病的诊断和治疗方法是指以有生命的人或者动物为直接实施对象，进行识别、确定或消除病因或病灶的过程。上述的治疗方法，是指为使有生命的人体或动物恢复或获得健康，进行阻断、缓解或消除病因或病灶的过程"；"对有生命的人体或者动物的外科手术方法，也不能授予专利权。例如以医疗为目的的整容方法，在活体上取物的方法（如活牛取黄的方法）等"；"人体或者动物的疾病诊断、治疗和外科手术方法是直接以有生命的人体或者动物为实施对象的，无法在产业上使用，因此不具备实用性"。

《审查指南2001》中新增了以下规定："治疗方法包括以治疗为目的或者具有治疗性质的各种方法。预防疾病或者免疫的方法也被视为治疗方法。""如果一种以人体或者动物体为实施对象的方法本身的目的不是治疗，或者其直接目的不是治疗，则不得依据《专利法》第25条第1款第（三）项的规定拒绝授予其专利权。""以治疗为目的的外科手术方法属于治疗方法，根据《专利法》第25条第1款第（三）项的规定不授予其专利权。""对于非治疗目的的外科手术方法，由于是以有生命的人或动物为实施对象，无法在产业上使用，因此不具备实用性。"

《审查指南2006》删除了"如果一种以人体或者动物体为实施对象的方法本身的目的不是治疗，或者其直接目的不是治疗，则不得依据《专利法》第25条第1款第（三）项的规定拒绝授予其专利权"，仅列举了不属于治疗方法的例子。

可见，我国有关疾病的治疗方法的审查规定是在逐渐完善的，其中，将外科手术方法从全部属于治疗方法改为区分治疗目的和非治疗目的，并且对于治疗方法不再强调其直接目的是否为治疗。

而EPC 53（c）中规定，"通过手术或疗法治疗人体或动物体的方法以及对人体或动物体实施的诊断方法，不得授予欧洲专利"。其专利审查指南中进一步规定，"不予授权的治疗方法必须实施于有生命的人体或动物体"，"方法是否从EPC 53（c）中排除不能取决于其执行主体"，"治疗意味着治愈疾病或身体机能障碍"。值得注意的是，EPO在2021版专利审查指南中对于治疗方法的规定新增了"它与使身体从病理状态恢复到正常、健康状态或预防病理状态有关。如果一种方法是针对处于正常、健康状态的人体或动物体的治疗，并且即使感到一些不适，也不太可能由于不适而发展为病理状态，缓解不适不一定是一种治疗方法"，由此进一步明确了治疗的性质。

---

❶ 国家知识产权局专利复审委员会. 以案说法：专利复审、无效典型案例指引［M］. 北京：知识产权出版社，2018.

可见，EPO 对于治疗方法的判断也是从实施对象、执行主体以及治疗性质这几个方面进行考虑，与我国审查标准相似；但 EPO 并未对外科手术方法进行治疗目的和非治疗目的的划分，对外科手术方法整体均依据 EPC 53（c）予以排除。

2.3.2.4　审查实践中治疗方法判断的疑难情况

以下从典型案例出发，通过对治疗方法判断原则的分析，来梳理判断治疗方法时可以采用的思路和方式。

1. 未明确提及治疗目的的方法

根据我国现行的审查标准，疾病的治疗方法包括以治疗为目的和具有治疗性质的各种方法。有些申请中会明确提及其方法具有治疗的目，对这种情况很容易进行判断；但对于一些并未提及治疗目的的方法，需要结合说明书及本领域的知识来判断该方法是否具有治疗的性质。

例如，测定记忆药剂在增强灵长类动物的长期记忆中的有效性的方法，❶ 该方法虽未直接提及治疗目的，但其包括了向灵长类动物给予记忆药剂的步骤，该记忆药剂具有增强环磷腺苷效应元件结合蛋白（CREB）❷ 的功能，从而可以增强灵长类动物的长期记忆。结合说明书中的记载可知，该方法用于治疗与中枢神经系统（CNS）病症或病况相关的记忆缺失，包括神经变性疾病、其他老年性痴呆、精神病、创伤依赖性功能损失、遗传缺陷等。因此，该方法客观上具有改善灵长类动物健康状况的治疗效果，属于具有治疗性质的方法，因此属于疾病治疗方法。

我国现行《专利审查指南》中规定："对于既可能包含治疗目的，又可能包含非治疗目的的方法，应当明确说明该方法用于非治疗目的，否则不能被授予专利权。"所以在对涉及治疗方法的权利要求进行修改时，可能采取在权利要求中限定"非治疗目的"以期克服治疗方法的客体问题，此时需要判断该限定式或者说排除式修改是否在实质上能将"治疗目的"排除在外；当然，还应当注意原申请文件中是否存在相关的记载。

对于上述案例，如果采用在权利要求 1 中增加"其中所述方法不涉及在所述灵长类动物中治疗或诊断的方法"的限定的修改方式，是否可以规避治疗方法的客体问题呢？实际上，该权利要求请求保护的技术方案客观上包括了完整的疾病的治疗方法，客观上也能够改善接受所述记忆药剂的灵长类动物的健康状况，只要实施该方法，就能够改善接受所述记忆药剂的灵长类动物的健康状况，因此无法通过限定"其中所述方法不涉及在所述灵长类动物中治疗或诊断的方法"予以排除。

2. 以治疗为目的的外科手术方法

治疗方法中另一种典型的方法是以治疗为目的的外科手术方法，这种方法的判断重点和难点在于外科手术方法的判断，而外科手术方法的判断重点在于创伤性或介入性；并且判断治疗方法不能仅关注主题名称，而应从整体上判断权利要求请求保护的

---

❶ "测定记忆药剂在增强灵长类动物的长期记忆中的有效性的方法"的详细技术方案参见附录 B.3 中【案例 B-15】。

❷ 一种调节基因转录的蛋白质。

方法是否涉及外科手术。

例如，某申请权利要求请求保护至少一种任选纯化的反向热敏性聚合物在制备用于在哺乳动物中的位点控制生物流体流动的方法的原位形成的聚合物栓中的用途，❶ 该主题名称虽然在形式上对应于《专利法》中用于保护制药方法允许的"化合物 A 在制备用于治疗疾病 X 的药物中的用途"，但一方面，此用途方法是以有生命的人体或动物体为对象的；另一方面，该聚合物栓通过允许包括所述至少一种任选纯化的反向热敏性聚合物的粘性的聚合物组合物在体温下固化而形成，并且该方法在导管插入术程序之后控制流血，在腰椎穿刺之后控制脑脊液的渗漏、封闭瘘管，或在淋巴结切除术之后控制浆液的流动，其中位点是哺乳动物身体的刺穿部位，因此属于一种介入性处置的过程。此方法最终用于导管插入等手术后的出血控制治疗，因而是以治疗为直接目的。因此，该方法是以治疗为目的的外科手术方法，属于疾病的治疗方法。

3. 针对人体样本进行处置的方法

疾病的治疗方法所针对的对象是有生命的人体或动物体，若一种方法所针对的对象并非有生命的人体或动物体，如人体样本，则不应被排除在可授权范围之外。但需要注意的是，有些方法虽然直接的处置对象并非人体或动物体本身，但该对象来自真实的特定人体或动物体并且被处置后会返回同一主体，则该方法所针对的对象被认定为有生命的人体或动物体，如返回同一主体的细胞、组织或器官的处理方法和血液透析方法等。

例如，一种用肝素抗凝血浆制备 CIK 细胞的方法，❷ 虽涉及细胞的处理方法，但从权利要求所限定的具体步骤可以看出，该方法包括血浆的采集、分离、制备和外周血单个核细胞的分离、培养及活化，而且其采用了封闭式的限定方式，可以明确其中并不包括向有生命的人体或动物体内回输制备得到的 CIK 细胞的步骤。我国现行《专利审查指南》中规定，属于治疗方法的例子包括"为实施外科手术治疗方法和/或药物治疗方法采用的辅助方法，例如返回同一主体的细胞、组织或器官的处理方法"，此处"细胞的处理方法"强调要"返回同一主体"，然而上述申请的方法并不包括返回同一主体的步骤，因此不属于治疗方法。

尽管现行《专利审查指南》中规定了治疗方法包括"为实施外科手术治疗方法采用的辅助方法"，但如何判定某一方法是否属于"辅助方法"呢？这是重点和难点所在。在审查实践中，应当结合说明书的记载进行分析和判断，同时也可结合判断其方法是否会妨碍医生的行医自由。

4. 制定治疗计划的方法

根据我国现行《专利审查指南》的规定，疾病的治疗方法包括以治疗为目的和具有治疗性质的各种方法。在实际的疾病诊治过程中，进行治疗操作之前往往需要制定

---

❶ "至少一种任选纯化的反向热敏性聚合物在制备用于在哺乳动物中的位点控制生物流体流动的方法的原位形成的聚合物栓中的用途"的详细技术方案参见附录 B.3 中【案例 B-16】。

❷ "一种用肝素抗凝血浆制备 CIK 细胞的方法"的详细技术方案参见附录 B.3 中【案例 B-17】。

一些治疗计划，如医生开具处方；目前智能诊疗技术日渐成熟，有些医学专家系统也会基于数据分析给出治疗建议、康复计划。对于这种制定治疗计划的方法的可专利性，目前存在诸多观点，其中主流观点认为此类方法具有直接治疗目的，因而属于疾病的治疗方法，不能被授予专利权。

例如，一种用于基于医学图像的几何相似性自动生成初始辐射治疗处置规划的方法，❶ 具体通过将当前患者的医学图像与多个先前患者的医学图像进行比较，基于医学图像之间的几何相似性选择先前患者中的一个确定初始辐射处置规划，所述的初始辐射处置规划包括辐射模态、射束数目/源、射束角取向、患者内每一射束的等高线中心位置、每一射束的能量、调节器的使用和强度图。尽管该方法不包括具体实施治疗的步骤，但是其已经针对特定患者制定了特定的辐射处置规划，其直接目的是用于治疗，因而属于疾病的治疗方法。

然而，也有部分观点认为，对"具有治疗目的的方法"不宜作扩大化解读，制定治疗计划的方法即使是针对个体而进行的，但并未有作用真正地实施于人体上，因而尚不足以体现对人体的"治疗目的"。

2.3.3　有关外科手术方法的判断标准

"外科手术"一词在《辞海》中被解释为"专业医生利用各种器械，治疗病人各种畸形或外伤的手术。一般外科手术可以分成外伤的修复治疗手术、摘除手术、重建手术、生理性手术和置换手术等五种"。

在百度百科中，"外科手术"的解释如下："外科手术简称手术，俗称开刀，指通过外科设备或外科仪器，经外科医师或其他专业人员的操作，进入人体或其他生物组织，以外力方式排除病变、改变构造或植入外来物的处理过程。"

而专利法意义上的外科手术内涵有所不同，"外科手术"一词在我国现行《专利审查指南》第二部分第一章第 4.3.2.3 节中被定义为"使用器械对有生命的人体或者动物体实施的剖开、切除、缝合、纹刺等创伤性或者介入性治疗或处置的方法"，并规定这种外科手术方法不能被授予专利权。考虑到目前判断医疗方法是否属于外科手术方法方面仍存在一些分歧，下面着重介绍主要国家和地区组织对于外科手术方法的相关规定，以及我国目前的审查标准，并对中国、欧洲专利局和日本有关外科手术方法审查标准的差异进行梳理和分析。

2.3.3.1　国外对于外科手术方法判断标准的相关规定

1. 欧洲

2018 年版欧洲专利审查指南第 G - Ⅱ 部分的第 4.2.1.1 节对"手术"的审查标准作了说明，其中指出：术语"手术处置"的含义不应被解释为限于追求治疗目的的手术方法（参见 G1/07 号决定）。因此，术语"手术"定义了处置的性质而不是其目的。

---

❶ "一种用于基于医学图像的几何相似性自动生成初始辐射治疗处置规划的方法"的详细技术方案参见附录 B.3 中【案例 B - 18】。

术语"手术处置"还包括通过保守的（封闭的、非侵入性的）过程（如重新定位）或通过使用器械的手术（侵入性）过程对生物体结构进行的干预。

术语"手术处置"的任何定义都必须涵盖构成医学专业活动核心的干预，即该干预中成员是经过专门训练的且承担特殊责任。

此排除适用于在身体上进行需要专业医学知识的实质性干预，即使在进行必要的专业护理和具备专业知识的情况下，该干预也存在重大的健康风险。健康风险必须与给药方式有关，而不仅与药剂本身有关（参见 G1/07 号决定）。通过认定为手术处置方法而将其排除在可专利客体之外的例子是将造影剂注入心脏、导管插入术和内窥镜检查。

在非关键的身体部位处进行的，通常在非医疗的商业环境中实施的具有常规特征的侵入性技术，如纹身、穿刺、通过光辐射脱毛和微磨皮等，不能被排除可专利性。

然而，所要求的医学专业知识和所涉及的健康风险可能不是用来确定要求保护的方法实际上构成 EPC 53（c）意义上的"手术处置"的唯一标准，其他的标准，如侵入性的程度或执行操作的复杂性，也可用于确定对人体或动物体的物理干预是否构成这种处置（参见 G1/07 号决定）。

在 2018 年版欧洲专利审查指南第 4.2.1.1 节关于"手术"的审查规定中，反复引用扩大上诉委员会 G1/07 号决定中的观点，其主要内容如下。

G1/07 号决定涉及的申请的欧洲专利申请号为 99918429.4，其国际公开号为 WO9947940 A1，发明名称为"采用溶解的极化 ^{129}Xe 的肺和心血管 MR 成像和血流评价方法"。该专利申请的独立权利要求 1 如下："使用溶解相极化 ^{129}Xe 对肺和/或心血管进行 MR 成像的方法，包括如下步骤：将患者定位于具有相关磁场的 MRI 装置中；递送激化的 ^{129}Xe 气体到患者身体的预定区域，该极化气体具有相关的溶解成像相；用至少一次大翻转角度 RF 激励脉冲激发具有部分溶解相极化气体的患者身体的预定区域；以及在所述激发步骤后获得至少一个与该溶解相极化气体相关的 MR 图像。"

2003 年 4 月 17 日，审查部门驳回了该申请，理由是所要求保护的方法包括通过吸入或注射给予受试者造影剂即极化 ^{129}Xe，在注射造影剂时，其构成了作用于人体或动物体的诊断方法，属于 EPC 52（4）规定的排除于专利权保护的主题。

申请人于 2003 年 6 月 3 日提出上诉，2006 年 12 月 20 日，技术上诉委员会作出中间判决，其依据 G1/04 号决定认为该案所要求保护的方法不属于 EPC 52（4）规定的排除于专利权保护主题的诊断方法，所要求保护的方法导致获得图像或谱信号数据，其随后可用于诊断。然而，它仅涉及检查步骤，而缺少将获得的数据与标准值进行比较，以及在比较过程中发现明显异常，并将异常归因于特定的临床现象的诊断步骤。而且技术上诉委员会向扩大上诉委员会提出如下法律问题：

（1）对于出于诊断目的的成像方法（G1/04 号决定中定义的检测阶段），其包括或含有在人体或动物体上实施物理干预的步骤（在本案中，是将造影剂注射到心脏中），如果该步骤本身不是为了保持生命或健康，那么这种方法是属于 EPC 52（4）规定的排除于专利权保护的主题吗？

（2）如果问题（1）的答案是肯定的，是否可以通过修改权利要求的撰写而删除该争议步骤，或放弃该步骤，或者使权利要求包含但不局限于该步骤，以避免将权利要求排除在专利保护之外？

（3）如果由该方法获得的数据可直接使外科专家决定在外科干预期间采取的措施，那么对出于诊断目的的该成像方法（G1/04 号决定中定义的检测阶段）是否可以认为其是依据 EPC 52（4）的"通过手术处置人体或动物体"的组成步骤？

扩大上诉委员会于 2010 年 2 月 15 日在 G1/07 号决定中给出如下回答：

"（1）一种成像方法，实施该方法对维持对象的生命健康是重要的，并且包括或含有在人体或动物体上实施实质性物理干预的侵入步骤，其需要具有专业医学知识的人来执行，并且即使在专业护理下和具有专业知识的人执行时仍需承担一定的健康风险，那么该方法因属于 EPC 53（c）意义上的'通过手术处置人体或动物体的方法'而被排除于专利权保护的主题。

（2a）一项权利要求包括了一个步骤，该步骤包含 EPC 53（c）意义上的'通过手术处置人体或动物体的方法'的实施方式，那么该项权利要求不能在包含该实施方式的情况下被保留。

（2b）可以通过具体放弃该实施方式的权利来规避 EPC 53（c）可专利性的排除。为了使该包括具体放弃实施方式的权利要求具有可专利性，其必须满足 EPC 的所有要求，并且在适用的情况下，扩大上诉委员会的 G1/03 号和 G2/03 号决定中规定了允许的具体放弃。

（2c）是否能够修改权利要求的措辞以便删除手术步骤而不违反 EPC 的要求，必须在充分考虑个案的整体情况后作出评估。

（3）不能仅仅因为在手术干预期间，使用该方法获得的数据直接使外科专家决定在手术干预期间采取的措施，就认为请求保护的成像方法是 EPC 53（c）意义上的'通过手术处置人体或动物体的方法'。"

另外，G1/07 号决定推翻了 T182/90 号和 T35/99 号等决定中出现的区分对待外科手术处置方法的论调，其认为这些论调都是将外科手术从两方面进行了定义：一是其介入实质，二是其目的。但在欧洲专利审查指南中，对外科手术的认定仅针对其处置的实质而非目的。关于介入实质这一点，EPO 在之前的审查实践中认为，只要涉及对有生命的人体的活组织或细胞的不可逆破坏，无论其具体介入的机制如何，都是外科手术治疗方法。而在 G1/07 号决定中，基于当今技术现状，上述观点被认为范围过宽，EPO 需要对外科手术治疗方法采用范围更窄的理解，其定义必须涵盖代表医疗内核的专业性介入操作，也就是说，从事这一操作的人应当接受过专业训练或承担特殊责任。该定义将仅涉及较小创伤及并未危及健康的一般介入性方法排除在外科手术方法的范畴之外。

2. 日本

日本特许厅在 2015 年版的专利审查指南第 Ⅲ 部分"特许要件"的第 1 章第 3.1 节中，列举了三类不属于可在产业上应用的发明，其中就包括"针对人的手术、治疗或诊断方法"。

该专利审查指南还规定，"通过外科手术或治疗处置人体的方法和在人体上实施诊断的方法"即为"医疗行为"，其通常由医务人员或者在医务人员的指导下进行，是不可以在产业上实施，不能被授予专利权的，但仅仅实施于动物体上的上述方法除外。其中，针对人体的手术方法包括：①手术治疗方法（包括切开、切除、穿刺、注射和植入等）；②人体内（口内、外鼻孔内以及外耳道内除外）医疗器械（如导管或内窥镜等）的使用方法（包括器械的插入、移动、维持、操纵和取出等）；③手术的预备处置方法（如手术的麻醉方法、注射部位的消毒方法等）。具有手术操作，但其目的不是治疗或诊断的美容方法也被认定为针对人体的手术方法。

2.3.3.2　我国有关外科手术方法的判断标准

根据我国现行《专利审查指南》的规定，外科手术方法可划分为治疗目的的外科手术方法和非治疗目的的外科手术方法。其中，以治疗为目的的外科手术方法属于治疗方法，根据《专利法》第25条第1款第（三）项的规定不授予其专利权；非治疗目的的外科手术方法由于是以有生命的人体或者动物体为实施对象，无法在产业上使用，因此不具备《专利法》第22条第4款规定的实用性。

目前，常规的外科手术通常包括术前准备过程、术中操作过程和术后缝合过程。术前准备既包括手术环境的准备、手术器械的准备，还包括手术方案的设计、危险后果的应急预案等。术前准备过程中涉及的方法由于并不直接针对患者进行处置或操作，诸如制定手术预案、手术器械的制备等此类方法通常不属于外科手术方法。

我国现行《专利审查指南》中还指出，"对于已经死亡的人体或者动物体实施的剖开、切除、缝合、纹刺等处置方法，只要该方法不违反《专利法》第5条第1款，则属于可被授予专利权的客体"。这实际上强调了外科手术方法具有以有生命的人体或者动物体为实施对象的特点。

2.3.3.3　中欧日有关外科手术方法判断标准的差异与分析

分析我国和欧洲、日本的相关规定可知，三者整体上都认为对人体造成损伤的外科手术方法或者处置方法是不适宜被授予专利权的。

在具体把握上，我国和日本都采用了从介入或有创的实质和方法的目的这两个角度对外科手术方法进行审查的方式。除了不包含"以动物体为实施对象"，日本特许厅有关外科手术方法的规定与我国目前的规定基本一致，即以介入、有创作为外科手术方法的充分必要条件。在这样的审查标准下，包括纹身、激光脱毛等在内的处置方法因为是有创的，所以被归于外科手术方法的范围。然而，EPO从G1/07号决定后，只关注"手术方法"本身所固有的属性，如需要怎样的专业医学知识以及客观上会对人体造成的健康风险大小。换言之，EPO的关注点回归到了什么应该被理解为外科手术方法，这样的理解应该使审查标准与现行的大众认知及医学认知相统一，而不是单独定义一个专利法意义上的"外科手术方法"。在EPO的逻辑中，一种外科手术方法必然是有创的或者介入性的方法；但反过来，并非所有有创的或者介入性的方法都属于外科手术方法。也就是说，不应当因为一种方法是有创的或者介入性的就直接将其归于外科手术方法。那么，在 EPO 的这种审查标准之下，纹身、激光脱毛等处置方法由于是在非关键的身体部位进行，且通常是在非医疗的商业环境中进行，因此被认为是不需被排除可专利性的外科手术方法。

第3章　智能诊疗相关方法的客体审查实践

智能诊疗作为智慧医疗中最重要也是最核心的应用场景之一，在智慧医院系统、区域卫生系统以及家庭健康系统中都有所体现；同时，与数字医院、区域卫生平台等的构建不同，智能诊疗更倾向于为个体或者某一群体服务，与人们的生活关系更加密切。

智能诊疗的两个主要技术分支是医学专家系统和智能监护系统。目前，随着大数据、人工智能的不断发展，医学专家系统智能辅助决策特别是智能诊断获得迅速发展，而智能监护领域因为传感器技术、物联网技术以及信息处理技术的快速进步也呈迅速发展态势。因此，近年来，涉及医学专家系统和智能监护系统的专利申请数量大幅增长，其中相当一部分专利申请旨在对相关的方法进行保护。然而，涉及医学专家系统和智能监护系统的方法有可能涉及通过智能技术对人进行诊断或者治疗，而疾病的诊断和治疗方法是被《专利法》排除的客体，因此，在审查实践中对此类专利申请需要考虑相关方法的可专利性。为了行文方便，下文将涉及医学专家系统和智能监护系统的方法暂时统称为智能诊疗方法，当然，这并不意味着通过这些智能诊疗方法必然能够作出诊断和治疗，而仅仅表示这些方法涉及智能诊疗的相关技术。

为了更有针对性地对智能诊疗方法的可专利性进行分析，有必要先对涉及智能诊疗的主要技术，包括医学专家系统技术和智能监护技术进行简单的梳理。

3.1　智能诊疗主要技术概况

3.1.1　医学专家系统技术概况

专家系统是一个能在某特定领域内，以人类专家水平解决该领域中困难问题的计算机应用系统，其特点是拥有大量的专家知识（包括领域知识和经验知识），能模拟专家的思维方式，面对领域中复杂的实际问题能作出专家水平的决策，像专家一样解决实际问题。这种系统主要用软件实现，其根据模型和先验的知识推导出结论，并具有综合整理、保存、再现与传播专家知识和经验的功能。

医学专家系统是对医学专家诊断治疗疾病的思维过程的计算机模拟，它能够代替为数极少的专家群体，使"专家"更贴近百姓。医学专家系统最大的优点是综合了众多专家的知识与经验，在某种程度上甚至优于单独的某一位专家。

一个完整的医学专家系统通常由知识库、数据库、推理机、人机交互接口、知识获取模块和解释模块六个部分组成。

（1）知识库：用于存放与疾病有关的原理性知识以及专家的经验性知识，为推理机提供求解问题所需的知识。因为专家系统的问题求解是运用专家提供的专门知识来模拟专家思维方式进行的，所以知识库是决定一个专家系统性能是否优越的关键因素，专家系统的能力取决于其知识库中所含知识的数量和质量。

（2）数据库：用于存放用户提供的初始事实、问题描述以及系统运行过程中得到的中间结果、最终结果、运行信息等的工作存储器。

（3）推理机：专家系统的核心部分，其任务是模拟医学专家的思维过程，控制并执行问题的求解，即根据当前的输入，利用知识库中的规则，按一定的推理方法和控制策略进行推理，从而求得最后结果。推理机常用的控制策略有数据驱动的前向推理方式、目标驱动的逆向推理方式以及前向与逆向结合的混合推理方式三种，少数系统会用到元控制。专家系统的推理过程由于实际问题和知识库中的知识常常含有不精确成分，常常是不精确推理。

（4）人机交互接口：专家系统与医学专家或知识工程师及一般用户间的界面，由一组程序及相应的硬件组成，用于完成输入/输出工作。

（5）知识获取模块：用于获取知识库中的知识。知识获取模块通过系统的不断运行，实现专家系统的自学习。一方面，知识获取模块以传授方式而不是编程方式接受医疗专家对知识库的扩充和修改；另一方面，通过用户对系统每次求解的反馈信息，知识获取模块对知识库中的知识自动进行修改和完善。

（6）解释模块：由一组程序组成，它能跟踪并记录推理过程，当用户提出询问时，它将根据问题的要求作出相应的处理，最后把解答用约定的形式通过人机接口输出给用户。

医学专家系统的结构如图 3 - 1 所示。

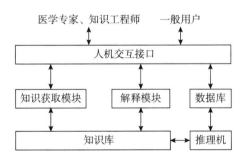

图 3 - 1 医学专家系统的结构

涉及专家系统的专利申请可能不一定包括完整专家系统的所有组成部分，但是作为专家系统的核心，数据库或知识库是必然需要使用的。具体到医疗领域，在涉及医学专家系统的权利要求中，必然需要使用数据库或知识库对患者数据进行分析或处理。

对于医学专家系统，其技术的发展先后经历了基于规则、基于案例、基于神经网络模型三个阶段。基于规则的医学专家系统出现得最早，目前仍然是最常见的一种形式，这主要是由于它直接模仿人类的心理过程，利用一系列规则来表示专家知识，技术上容易实现。基于案例的医学专家系统，是采用以往的医疗案例来求解当前的问题。基于神经网络模型的医学专家系统是对人脑思维方式和结构的生物模拟。神经网络模型微观上是一种分布式的数值模型，通过迭代改变节点的权值，对输入样本进行自我学习。其优势在于具备极强的自我学习能力，当部分节点损坏时，可以在一定程度上进行自我修复，实时性和可扩展性突出，并可用于对疾病发展的预测。

3.1.2 智能监护技术概况和常见智能监护方法

移动互联网、物联网、图像处理技术以及信息技术等的迅猛发展为医疗健康领域的研究和发展提供了良好的技术条件，人类逐渐进入智能医疗、网络医疗时代，以往只存在于科幻电影中的"智能小护士"（智能监护设备）已变成现实，成为维护人类健康的重要组成部分。

智能监护在监测过程中实施智能化的判断和处置，及时发现异常状态甚至自动作出响应，对疾病的预防和及时诊治具有重要意义。随着精密机械技术、检测传感技术的发展，各种高性能的高集成度通信芯片、传感芯片相继出现并应用于医疗领域，智能监护已覆盖现代医疗的方方面面，广泛应用于健康检查、疾病诊断，如老年人健康监护、住院患者的参数监测、治疗及康复过程中的智能监控等，睡眠监测设备、智能血糖仪、癫痫监测设备等可穿戴医疗设备都是智能监护技术发展的产物。智能监护已成为医疗行业发展的大方向，也是电子企业进入医疗领域的商机所在。

2019 年，新冠肺炎威胁全球健康，为在进行有效筛查和及时治疗的同时保护医护人员，大量使用了智能监护系统和智能监护方法。一方面，通过智能监护系统和智能监护方法，能够实时地、持续性地检测与新冠肺炎相关的各项症状，及时确定被测人员是否为新冠肺炎患者并确认其症状严重程度；另一方面，这种系统和方法允许医护人员进行远程监护，既可减少医护人员的工作量，又能有效降低感染风险。

伴随着智能监护技术的迅速发展，涉及智能监护系统和智能监护方法的专利申请量也逐年增长。

3.1.2.1 智能监护技术概况

智能监护是通过程序自动进行监护，它利用人工智能技术和计算机技术对对象状况进行推理和判断，模拟人类医学专家解决那些原本需要其处理的问题，能有效避免人为判断的主观性和时间局限性。智能监护系统的出现和发展与智能传感器芯片、智能终端、物联网技术、高性能服务器和云计算平台的发展是密不可分的，目前智能监护系统应用较多的为远程智能监护。

按照所使用的场合，智能监护系统可以分为医院监护系统、社区卫生监护系统以及家庭自助健康监护系统。❶ 通过搭建医院、社区、家庭不同层级的监护平台，可以多方位地适应重症急症患者、慢性病患者、康复治疗患者、普通人群的医疗监护需求，

---

❶ 陈平平，黄振. 基于 3G 网络的三高智能监护系统设计与实现 [J]. 现代计算机，2013（10）：69 - 71.

为不同人群提供个性化健康服务。

智能监护系统主要由生理数据采集设备、移动设备、数据处理器和通信服务器以及业务应用子系统组成。按照所采集的生理数据分类，生理数据采集设备包括心功能监护设备、胎儿监护设备、手术中监护设备、输液监护设备、多参数人体状态监护设备等，这些设备通过无线网络与智能终端或医学中心服务器连接。生理数据采集设备所收集的各种生理参数经初步处理后，可通过网络传输系统被发送到智能终端或医疗中心，医疗中心对接收到的数据进行分析处理并给出决策。❶ 一部分智能监护系统还包括根据处理结果进行报警、参数调节、加药等自动响应的部件。

智能监护技术涉及感知层、网络层、平台层的关键技术，具体包括智能感知技术、信息通信技术和信息处理技术。

1. 智能感知技术

智能感知技术包括体征感知技术、微电子技术、可穿戴技术或工艺、定位技术等。智能监护系统中的相关数据主要从医院和用户家中各系统的传感器获取，用于实现对被检测对象准确的数据采集、检测、识别、控制和定位。

智能传感器是具有信息处理功能的传感器，它具有采集、处理和交换信息的能力。医用智能传感器是应用于生物医学领域的智能传感器，是医学仪器与人体直接耦合的环节，也是医学测量仪器的第一个环节。医用传感器按工作原理分类，大致可分为物理传感器、化学传感器、生物传感器、生物电电极传感器等。其中，生物传感器是采用具有生物活性的物质作为分子识别系统的传感器，如酶传感器、微生物传感器等；生物电电极传感器是采用合适材料制成的电极针（片），可直接提取人体正常生理活动产生的各种生物电信号，如心电、脑电等。应用医用传感器，可以实现心电、体温、脉搏、血压、呼吸、血糖、脑电等各种生理参数的检测和监护。❷

智能可穿戴技术是智能感知技术的一个重要分支，其最早在20世纪60年代由美国麻省理工学院媒体实验室提出。智能可穿戴设备作为穿戴于人体上的具有计算、存储和传输功能的智能硬件终端设备，综合运用各类识别、传感、连接、定位和云服务等交互及储存技术，实现人体生理监测等功能，具体的产品形式包括眼镜、手表、腕带、可穿戴服装等。❸

2. 信息通信技术

利用信息通信技术，如感知中间件技术、抗电磁干扰技术、高能效传输技术、移动互联网络传输技术及通信协议等，建立起用户与智能终端或平台、医疗机构、服务机构之间健康信息网络协作的数字沟通渠道，为整个医疗系统海量信息的分析挖掘提供通道基础。

移动互联网支持多种无线接入方式，根据覆盖范围的不同，可分为无线个域网接入、

❶　冯巧娟，王春丽. 危重病人的物联网智能监护系统设计与实现［J］. 计算机测量与控制，2014，22（2）：431 – 433，445.
❷　刘海波. 生物医药及高性能医疗器械［M］. 济南：山东科学技术出版社，2018：220 – 221.
❸　张茂于. 产业专利分析报告（第55册）：智能可穿戴设备［M］. 北京：知识产权出版社，2017：1 – 2.

无线局域网接入、无线广域网接入等。无线个域网是采用无线连接的个人局域网，它用于手机、计算机等设备之间的通信，支持无线个域网的技术包括蓝牙（Bluetooth）、紫蜂（ZigBee）、超宽带（UWB）、红外数据通信（IrDA）、家庭射频（HomeRF）等。无线局域网利用无线技术在空中传输数据、语音和视频信号，目前普遍应用的 Wi-Fi 即属于该类别。无线广域网是指利用移动通信网络（如 3G、4G、5G 等）实现互联网的宽带接入，具有网络覆盖范围广、支持高速移动、使用者接入方便等优点。❶

从无线网络的应用角度来看，在智能监护中应用较多的有无线穿戴网络和无线体域网（Body Area Network，BAN）。无线穿戴网络是以短距离无线通信技术（如蓝牙和紫蜂技术等）与可穿戴式计算机技术为基础，穿戴在人体上、能够智能收集人体和周围环境信息的一种新型个域网，具有移动性、持续性和交互性等特点。无线体域网是由依附于身体的各种传感器构成的网络，在远程健康监护中，将 BAN 作为信息采集和即时现场护理的网络环境，可以及时有效地采集监护信息，以便发现问题并通知监护人员进行处理。❷

3. 信息处理技术

利用信息处理技术，如医疗数据融合技术、网络计算技术、云计算技术、机器学习及人工智能诊断技术等，完成对各类传感器原始测报或经过预处理的数据的综合分析，通过更高层次的信息融合实现对原始信息的特征提取，然后进行综合分析和处理。❸

医疗数据融合是指对不同时间与空间中获得的多传感器数据信息，在一定准则下加以自动分析、综合、支配和使用，获得被测对象的一致性解释与描述，以完成所需的决策和评估任务。❹

云计算是在分布式计算、并行计算和网络计算的基础上发展而来的。云计算的用户通过移动设备等终端，再通过远程连接，访问存储在计算机数据库和其他云中的资源，可以实现即时、快速处理海量数据，为大数据分析提供技术支持。❺

3.1.2.2　常见的智能监护方法

由于智能监护技术本身就是为了替代医护人员对人体或动物体的各项机能进行实时监测和干预，因此针对一般生理参数的智能监护方法（以下简称一般智能监护方法）是最常见的技术分支之一，相关专利申请的数量也最多。同时，随着人们对于生活质量的日益关注，睡眠智能监护技术也蓬勃发展，相关专利申请量也很大。因此，基于解决智能监护方法客体判断问题的目的，依照与对象"交互度"逐渐加强的顺序，对一般智能监护方法和睡眠智能监护方法进行了简单的介绍。

❶ 杨博雄. 无线嵌入式互联网［M］. 武汉：武汉大学出版社，2015：3－7.
❷ 王莉丽，李丽红，张碧波. 计算机网络与云计算技术及应用［M］. 北京：中国原子能出版社，2019：25－26.
❸ 武琼，陈敏. 智慧医疗的体系架构及关键技术［J］. 中国数字医学，2013（8）：98－100.
❹ 熊茂华，熊昕. 物联网技术与应用开发［M］. 西安：西安电子科技大学出版社，2012：213－216.
❺ 王公儒，李宏达. 物联网工程布线技术［M］. 大连：东软电子出版社，2012：13－15.

1. 一般智能监护方法

一般智能监护方法，通常是通过传感器对用户的血压、血糖、体温、心电、脑电、肌电、脉搏、呼吸等常见人体参数进行实时监测，并自动对测量结果进行分析，如将其与相关阈值进行比较，从而实现对用户相关状态的自动判断，并且有时在判断出人体参数超过设定阈值时会自动进行某些操作（如报警），以提醒用户或自动进行某些处置，从而在一定程度上实现患者的自我发现、自我判断以及自我护理。

从所涉及的对象及所采取的操作来说，一般智能监护方法包括以下三种主要的情况。

（1）"24 小时的守护"——对特殊人群的生理参数进行智能监测的方法。

此类智能监护方法的监护对象主要包括高风险人群（如新冠病毒高风险被感染者）、易发病人群（如癫痫患者）、住院患者（如 ICU 中的危重患者）、慢性病患者（如糖尿病患者）、需要居家监护的老人和婴幼儿等，这种监护通常是 24 小时的持续监测，以确保监护对象的绝对安全。例如，对于癫痫患者，监测其脑电波变化、加速度变化，以判断阵挛是否发作；对于新冠肺炎患者，采用包括温度传感器（监测体温）、微机电系统（MEMS）麦克风（监测咳嗽）、心电图（ECG）传感器（监测心电）等贴片式智能无线医疗监测终端实现远距离、无接触式测量并采集数据，利用包括发热算法、咳嗽算法、心跳频率算法和呼吸频率算法等算法模块对数据进行处理、分析，实现实时、无接触的智能监控；对于住院患者，尤其是重症监护患者，通常通过传感器对其心跳、呼吸、血压、血氧等生理参数进行实时监测，并在超过阈值时进行报警，提醒护理人员注意并及时进行处理；针对非住院的患慢性病的"空巢"老人或心血管病患者，对其相关生理参数进行监测，如对高血压患者的血压进行监测、对糖尿病患者的血糖进行监测，在判断超过阈值时进行报警，包括向远程医护人员发送求救信号、请求远程诊断等；对婴幼儿的日常情况或者健康状态进行监护，包括对窒息、发烧、踢被、走失等进行实时监护，并及时报警。此类智能监护方法的主要作用在于提供实时的警示，通过就地报警、远程求救或者拨打急救电话等方式，将实时监测到的生理参数的异常情况告知本地或者远程医护人员或看护人员。

（2）"防患于未然"——在生理参数超过阈值时自动执行干预操作的方法。

此类方法与第一种方法所针对的人群基本上是一致的，其与第一种方法的区别在于，该方法包括在生理参数超过阈值时自动进行干预操作的步骤。例如，当被监护对象的生理参数超过阈值时，预测到被监护对象即将跌倒，从而打开其身上的气囊；预测到驾驶员处于疲劳状态时，自动产生物理或声音刺激使其清醒。这类方法通过自动执行的干预操作来避免危险的发生或避免病情出现恶化，从而达到"防患于未然"的目的。

（3）"该出手时就出手"——基于生理参数的监测结果对正在接受持续治疗的患者进行实时干预操作的方法。

对于正在接受持续治疗的患者进行动态智能监护，并在判断出生理参数超过阈值时启动治疗处置操作或者对治疗参数进行调节，从而使患者本人或其医护人员无须频繁地检查患者状况和调节治疗参数，在节省人力的同时，能够提供持续且适当的治疗，这正是第三类智能监护方法的特点所在。例如，对携带、植入有胰岛素泵以接受胰岛素持续输注的患者的血糖水平进行实时监测，并将监测结果作为依据实时调整胰岛素泵的输注状态，当监测到血糖值超过阈值时，可自动注射胰岛素；对正在使用呼吸机的患者的呼吸参数进行实时监测，由此调节呼吸机的运行参数，如监测到使用者缺氧，增加呼吸机的输入量。

2. 睡眠智能监护方法

由于从所监测的生理参数以及所涉及的自动处置来看睡眠监护方法都具有其特殊性，并且在客体判断方面具有其特定的争议焦点，因此，对睡眠智能监护方法单独进行介绍。

睡眠智能监护是对用户的睡眠状态进行的自动监护，如通过监测预定时间段内的睡眠脑电、眼电、肌电等各种生理参数，分析评价监护对象的睡眠质量，对打鼾、睡眠障碍、睡眠呼吸紊乱和睡眠呼吸暂停、低通气综合征等情况进行分析和判断，还可在判断出睡眠存在异常时进行报警或干预。图3-2所示为对患有睡眠呼吸暂停综合征的患者进行智能监护的场景。❶

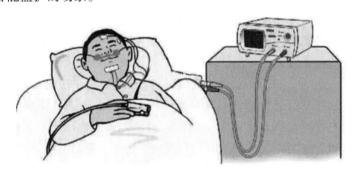

图3-2 对患有睡眠呼吸暂停综合征的患者进行智能监护的场景

近年来，睡眠呼吸暂停的发生率越来越高，而睡眠时如果反复出现呼吸暂停现象，容易造成大脑、血液严重缺氧，形成低血氧症，有可能诱发高血压、脑心病、心律失常、心肌梗死、心绞痛，进而诱发人体多个系统的疾病。由此可见，对睡眠呼吸暂停进行监测具有重要意义，不及时发现并采取措施会产生严重的后果。

睡眠呼吸暂停综合征和打鼾关系密切，因而部分睡眠智能监护方法关注监护对象的打鼾情况，并有可能基于监测结果进行后续的干预；另一部分睡眠智能监护方法的对象是睡眠质量不高甚至存在睡眠障碍的人群，这类方法的最终目的是确定对象的睡眠状况，并最终改善其睡眠质量。

总体来看，睡眠智能监护方法可分为以下两种情况。

（1）"睡得好吗？"——确定睡眠状态的睡眠智能监护方法。

这类睡眠智能监护方法有可能在医院中实施，也有可能在家中实施，所针对的对

---

❶ 图片来源：https://www.sohu.com/a/129677458_375318。

象可能是已经确定存在某些睡眠相关疾病（如睡眠呼吸暂停综合征）的患者，也可能是一些存在睡眠问题的人群，如失眠症患者、腺样体肥大的儿童等。通过对用户的睡眠状态进行自动监测，如通过监测睡眠预定时间段内的脑电、眼电、肌电等各种电生理参数，以及睡姿、鼾声、呼吸等睡眠相关参数，分析、评价患者的睡眠质量，或者对打鼾、睡眠障碍、睡眠呼吸紊乱、睡眠呼吸暂停、低通气综合征等情况进行分析和判断。

（2）"快醒醒！"——中断或改善不良睡眠状态的睡眠监护方法。

此类方法通过实施监测睡眠相关生理参数、及时判断是否发生或即将发生呼吸暂停事件，并且在判断出正在发生或者即将发生呼吸暂停事件时进行报警，提醒护理人员进行处理，或者自动提供某些干预操作，比如通过声、光、振动等手段对用户进行唤醒、刺激等干预，从而帮助监护对象终止或者避免呼吸暂停；临床上，对某些重症睡眠呼吸暂停患者会给予呼吸机帮助，其中部分睡眠智能监护方法在监测到呼吸暂停事件时，通过调整呼吸机的通气量来缓解其呼吸暂停症状。除此之外，另有一些不良睡眠可能是由于环境或心理因素造成的梦魇而引起的，对于具有这类情况的人群也可以采用智能监护方法，帮助摆脱严重影响其身心感受的睡眠阶段。

3.2　智能诊疗相关方法可专利性的探讨和思考

涉及医学专家系统和智能监护系统的智能诊疗方法既有可能涉及智能化的诊断，也有可能涉及智能化的治疗，对其进行可专利性的分析判断时，需要严格遵循《专利法》《专利法实施细则》以及《专利审查指南》的相关规定。

但是，由于现行《专利审查指南》并未细化地指导如何对智能诊疗方法进行客体判断，因此往往无法通过直接套用相关规定得出结论，而是存在诸多疑问和争议。例如，一种由医学专家系统基于人体生理参数执行的自动诊断方法是否属于以有生命的人体或动物体为实施对象？是否是以获得疾病诊断结果或健康状况为直接目的？再如，一些智能监护方法包括在判断生理参数存在异常后自动进行干预从而避免危险发生的步骤，这是否属于以治疗为目的或者具有治疗性质的方法？是否属于为使人体恢复或获得健康或减少痛苦而进行的阻断、缓解或者消除病因或病灶的过程？另外，智能诊疗方法一般由智能设备自动执行，无须医生参与，这类方法看上去并不限制"医生在诊断和治疗过程中选择各种方法和条件的自由"，对这类方法进行授权似乎并不违背《专利法》第 25 条的立法宗旨，那么是否意味着这类方法应被纳入专利保护客体的范围？对于这些问题，不同的人可能持有不同的看法。

3.2.1　医疗智慧化给医疗方法客体判断带来的挑战

智能诊疗方法是医疗智慧化的产物之一，这类方法的抓手是计算机程序。涉及计算机程序的诊疗方法一般通过对实时或历史获得的人体或动物体的各种生理参数和其他数据信息进行处理与分析，并最终获得疾病诊断结果或健康状况，或者在此基础上进行后续的干预和处置。其中，那些过去依赖于医生的专业知识和技能的操作过程，包括对参数和数据的处理、分析及判断过程，在某些情况下获得最终诊断结果并实现治疗处置的过程，在医疗智慧化的进程中都可以通过人工智能技术和自动控制技术实现。

人工智能在医疗上的应用打破了传统的医学诊疗模式，形成了智能诊疗模式。随着深度学习和神经网络技术的发展，新的人工智能技术甚至可以实现比人的感官更好的识别性能，能够自动对疾病进行快速筛查或者帮助医生进行初步筛查。鉴于人工智能在医学诊疗方面的许多优势，近年来涉及智能诊疗技术的专利申请量大幅增加，可以预见的是，未来关于智能诊疗技术的专利申请量还将维持在较高水平。然而，这类专利申请中，关于医疗方法的客体判断存在以下困惑。

（1）将疾病的诊断和治疗方法排除在专利客体之外的一个重要理由在于，医生在诊断和治疗过程中应当有选择各种方法和条件的自由。然而，基于人工智能的医学诊疗方法，即智能诊疗方法可能由普通人操作安装了相应软件的计算机也能完成，不需要医生的参与，因此不会妨碍医生诊断的自由；或者说，可以认为智能诊疗方法的实施主体不再是或不一定是医生，而是医疗机构、普通人甚至患者本身，一定意义上也可以认为是被操纵或使用的计算机或智能设备本身。那么，这种实施主体的变革是否会对方法的客体属性产生决定性的影响？

（2）现行《专利审查指南》指出，判断某种方法是否属于疾病的诊断方法的条件之一，是看该方法是否"以有生命的人体或动物体为对象"。很多智能监护方法包含使用传感器从人体获得生理参数的步骤，那么至少基于这一步骤可以认为该方法满足以上条件。但是，一些使用医学专家系统的方法，并不明确包含从人体或动物体上获取生理参数的步骤，而且实际上真正的医学专家系统的核心并不在于如何从人体或动物体上获取数据，而在于对获取到的数据进行处理分析并得出一个结果。那么，这些不包含从人体或动物体上获取数据的步骤的智能诊疗方法，是否满足"以有生命的人体或动物体为对象"这一条件？

（3）现行《专利审查指南》指出，直接目的不是获得诊断结果或健康状况，而只是从活的人体或动物体上获取作为中间结果的信息的方法，或者处理这些信息，如形体参数、生理参数和其他参数的方法，不视为需要被专利客体所排除的诊断方法。而目前基于人工智能的虚拟医生（如医学专家系统）或智能设备在法律上一般还不具有行医的合法资格，最终作出疾病诊断结论后，可能还需要真实的医生进行进一步判断或签字确认，那么是否可将基于人工智能的诊断方法仅仅视为一种获取作为中间结果的信息的方法？

（4）现行《专利审查指南》中定义的治疗方法是指为使有生命的人体或者动物体恢复或获得健康或减少痛苦，而进行的阻断、缓解或者消除病因或病灶的过程，智能诊疗方法有可能基于监测结果进行警示或求救，还有可能根据监测情况进行实质性的物理或者医疗干预，这些过程如果交由真实的医生来完成，是否可以视为阻断、缓解或者消除病因或病灶的过程？在实施主体从真实的医生转换为医学专家系统或智能监护系统的情况下，答案是否会不同？

为了更直观地展现这些方面的困惑，在此举两个实际的专利申请的案例。❶

【案例 3 - 4】

相关权利要求：

一种用于评估个人的医学数据以识别任何存在的处于风险的健康状况的方法，包括：

通过计算机获得医学数据，所述医学数据具有不同健康状况中的至少一个的特征，所述医学数据的特征中的至少一些具有值；

从存储器访问医学知识库，所述医学知识库具有与不同健康状况相关的多个特征集，所述多个特征集中的每一个具有与具体的不同健康状况相关的高度相关特征的组，至少一些所述高度相关特征具有值的范围；

用计算机通过将医学数据的特征中的至少两个与子集中每个特征集的所述高度相关特征中的至少两个相关联来确定所述多个特征集的子集，从而将医学数据的特征的知识转换成子集中每个特征集的已转换的高度相关特征的组的形式的元数据；

通过计算机比较医学数据的特征是否是正常或不正常之一以及医学数据的量值是否在正常或不正常的已转换的高度相关特征的值的范围内，以便识别所述个人的任何的处于风险的健康状况，其中所述正常和不正常相对于标准来解释，和

从计算机输出与处于风险的健康状况相关的信息。

存在的困惑：第一，从主题名称来看，涉及一种用于评估处于风险的健康状况的方法，似乎与现行《专利审查指南》中提到的患病风险度评估方法相关，但该方法的实施主体显然不是医生而是计算机，它是否能够自由实施似乎并不直接影响医生的诊疗自由；第二，该方法明显不包含从人体上获取生理信息的步骤，可以说整个方法与人体没有直接作用，那么它似乎并不满足疾病诊断方法的第一个条件；第三，尽管最终计算机输出与处于风险的健康状况相关的信息，但该信息并不一定就是最终的确诊结论，后续是否需要医生进行进一步的分析判断还未可知。

【案例 3 - 7】

相关权利要求：

5. 一种使用如权利要求 1～4 任一项癫痫检测手环的癫痫检测方法，其特征在于：包括以下步骤：

a. 将所述癫痫检测手环佩戴于被测人的适当部位，当被测人处于癫痫发作期时，处理器实时读取三轴无线加速度传感器的数据并存入存储器中；

b. 通过癫痫分析软件分析三轴无线加速度传感器所获得的癫痫患者发作期的运动轨迹进行数字化定量分析，计算发作期运动振幅、频率、肢体远近端振幅比，得到癫痫运动性发作的量化信息；

c. 根据 b 中得到的量化信息，采用数据重构法和数据库对比法建立癫痫全面强直 -

---

❶　以第 3.4 节中案例出现的顺序进行编号，后同。

阵挛发作运动轨迹模型；

  d. 受试患者携带癫痫检测装置，处理器实时检测三轴无线加速度传感器传送的信号，重复步骤 b、c，建立受试患者运动轨迹模型，对比受试患者运动轨迹模型与癫痫发作运动轨迹模型的相似度，辨别受试患者是假性发作还是癫痫全面强直－阵挛发作，如是癫痫全面强直－阵挛发作，发出声和/或光报警。

  存在的困惑：第一，实施主体主要是计算机程序，整个过程中似乎并不需要医生的参与；第二，尽管该方法最终要辨别受试患者是不是癫痫真性发作，但该辨别结果是否准确到可以作为医学诊断结论还未可知；第三，判断受试患者癫痫全面强直－阵挛发作，发出声和/或光报警，可能会引发医护人员关注从而避免危险发生，但并不能真正消除癫痫的病因或病灶，那么这种警示处置是否具有治疗意义也值得思考。

  总体来说，医疗智慧化所引起的困惑是：第一方面，涉及诊疗方法的实施主体；第二方面，涉及诊疗方法作用的对象；第三方面，涉及诊断结论与中间结果的辨析；第四方面，涉及自动干预处置的治疗性质的判定。

  这四个方面的困惑是包含医学专家系统相关方法和智能监护方法在内的智能诊疗方法的客体审查实践中普遍存在的，其根源之一在于方法实施的主体由真实的医护人员转变为智能机器，并因此衍生出不同于传统医学的新的诊疗模式。因此，有必要首先对这些困惑所涉及的疾病的诊断和治疗方法的判断条件与相关影响因素进行分析。

3.2.2 对于智能诊疗方法实施主体的考量

3.2.2.1 有关实施主体影响性的不同看法

  实际上，不仅仅是智能诊疗方法，对于所有的医疗方法来说，其客体判断是否需要考虑实施主体这一因素，以及考虑到什么程度，一直存在争议。有观点认为，真正能够称得上疾病诊断和治疗方法的都需要由医护人员来执行，因此，实施主体是否是具有专业素养的医疗从业者，对于判断一种方法是否属于疾病的诊断和治疗方法至关重要，而这也与《专利法》第 25 条的立法宗旨相吻合。相反，还有一些观点认为，既然现行《专利审查指南》有关疾病诊断和治疗方法的定义中都没有提及实施主体，那么只要是能够对疾病进行诊断和治疗的方法，无论实施主体是谁，甚至无论实施主体是什么，都不影响其作为疾病诊断和治疗方法的事实。当然，随着医疗方法的不断智能化，还能听到第三种声音：尽管科技和医疗的发展允许部分医疗处置由机器自动完成，但至少在现阶段，疾病诊断，尤其是确诊意义上的诊断，以及疾病治疗，尤其是综合治疗，还离不开医生的参与，因此，应当将是否需要医生在场、参与作为一项重要的考量因素。

3.2.2.2 从不同角度分析与实施主体有关的问题

  首先，从立法宗旨来看，我国现行《专利审查指南》第二部分第 1 章第 4.3 节明确了将疾病的诊断和治疗方法排除在专利保护客体之外的理由：一是"出于人道主义的考虑和社会伦理的原因，医生在诊断和治疗过程中应当有选择各种方法和条件的自由"；二是"这类方法直接以有生命的人体或动物体为实施对象，无法在产业上利用，不属于专利法意义上的发明创造"。这两个理由一般被认为是《专利法》第 25 条第 1 款第（三）项的立法宗旨。

对于该立法宗旨，不同的人存在不同的理解。有观点认为，第一个理由的重点应当放在前半句，即"出于人道主义的考虑和社会伦理的原因"，后半句仅仅是一种解释或者例证，其所要表达的本意更可能是患者有获得任何诊断和治疗方法的自由。也有观点认为，上述两个理由实际上是紧扣疾病的诊断和治疗方法而提出的，因为这些方法对人类或者动物来说是治愈性和向好性的，不应被归于某人的专有权利，而以人体或动物体为实施对象本身就代表着不能产业化实施。还有一种观点通过对各个国家或地区的有关规定进行分析和比对，认为将疾病的诊断和治疗方法排除在专利保护之外仅仅是出于政策考虑。❶

在这种情况下，是否能以其中一个理由作为依据，而将实施主体的差异作为智能诊疗方法客体判断的决定条件是值得探讨的问题。

其次，从疾病的诊断和治疗方法的定义及判断条件来看，无论是《专利法》还是现行《专利审查指南》，在疾病的诊断和治疗方法方面，都明确予以排除的是方法，而不是执行方法的人。现行《专利审查指南》疾病诊断和治疗方法的定义、判断条件以及附加说明中均未规定执行方法的主体。因此，至少在目前的法律框架下，对于治疗方法来说，如果该方法是以治疗为目的或者具有治疗性质，那么不论其实施的主体是否为医生，都不妨碍其落入《专利法》第 25 条所规定的疾病的治疗方法的范畴。而对于诊断方法来说，不管该方法的执行主体是人还是计算机程序，如果满足以有生命的人体或动物体为对象，以获得疾病诊断结果或健康状况为直接目的这两个条件，那么将其归于《专利法》第 25 条所规定的疾病诊断方法的做法也是符合规定的。

再者，众所周知，包含人工智能在内的诸多技术是逐渐渗透到医学和医疗行业中的，这是一个渐进且动态的过程，能否以这种动态的事实作为疾病诊断和治疗方法的判断条件是值得商榷的。因此，在判断疾病的诊断和治疗方法时，将是否使用人工智能技术以及使用该技术的程度作为一个参考因素或许是可行的，但不宜作为决定因素。这一观点也被 EPO 所认同，扩大上诉委员会在 G1/04 号决定中支持类似的观点。❷

3.2.2.3　小结

综合以上分析可见，至少在现有法律框架下，一种医疗方法究竟是由智能机器自动实现还是由医生实现，不宜成为判断该方法是否属于疾病诊断和治疗方法的决定因素。那么现阶段在对智能诊疗相关方法进行客体判断时，不再纠结于它的人工智能属性，严格按照现行《专利审查指南》给出的定义和判断条件、判断原则进行客观判断或许是更值得推荐的做法。

---

❶　尹新天. 中国专利法详解［M］. 北京：知识产权出版社，2011.

❷　2005 年 12 月 16 日，EPO 扩大上诉委员会在 G1/04 号决定中提出如下意见：一种方法是否属于 EPC 52 (4)意义上的诊断方法，既不取决于医疗或者兽医从业者是否参与、在场或者承担责任，也不取决于所有的方法步骤是否可以或者只能通过医疗或技术支持人员、患者自己或自动系统实施。

3.2.3 如何理解"以有生命的人体或动物体为对象"

3.2.3.1 关于"以有生命的人体或动物体为对象"的不同观点

对于怎样算是满足现行《专利审查指南》所规定的"以有生命的人体或动物体为对象",目前还没有更具体的官方解释,实际审查实践中也存在不同的观点。

第一种观点认为,只有当方法的步骤是真正地在人体或动物体上实施的才满足这一条件。持该观点的人的依据可能是现行《专利审查指南》中提到的不属于诊断方法的第三种情形,即"直接目的不是获得诊断结果或健康状况,而只是对已经脱离人体或动物体的组织、体液或排泄物进行处理或检测以获取作为中间结果的信息的方法,或处理该信息的方法",其认为该情形实际上表示对脱离人体或动物体的组织、体液或排泄物进行处理或检测的方法,以及处理生理信息的方法都不属于诊断方法,而这些显然都属于不包含真正地在人体或动物体上实施的步骤的情况。

第二种观点认为,诊断疾病包括两个重要的过程:一是"诊",即分析和测试;二是"断",即判断,并据此认为疾病诊断方法的这一条件实质上指诊断是以有生命的人体或动物体为判断对象,并不意味着分析和测试的对象也是有生命的人体或动物体。因此,即使所包含的分析、测试步骤并非在有生命的人体或动物体上执行,只要所进行的判断过程是针对有生命的人体或动物体的,即满足"以有生命的人体或动物体为对象"这一条件。持该种观点的人认为,诊断方法应当是针对某一具体个体的疾病或健康状况的判断过程。

除了以上两种比较主流的观点,还存在其他"细微的声音"。第三种观点认为,严格意义上的诊断方法还需要包含从有生命的人体或动物体上获取生理信息的步骤,且该步骤中信息采集装置与人体或动物体应该有实质性的接触或相互作用。例如,指尖采血属于以有生命的人体或动物体为实施对象的操作,而某些无须仪器与人体或动物体直接接触的图像采集过程不属于这种情况。第四种观点则认为,应当在第二种观点的基础上进行更宽泛的理解,即一种专利法意义上的诊断方法,其所针对的目标既可以是某一个体,也可以是一个群体,甚至可以是泛称。例如,如果一种方法所要保护的是一个用于得出非特指疾病诊断结论的通用流程,那么该方法仍然属于诊断方法。

第二种观点和第四种观点认为,只要方法包含明确得出有生命的人体或动物体的具体诊断结论的步骤,即认为满足条件一,如此一来,"以有生命的人体或动物体为对象"这一条件就形同虚设了。因而在某些场合,第二种观点和第四种观点被称为"唯结果论"。

这种对于诊断方法实施对象的理解分歧在面对传统医学时并不会带来太多麻烦,因为在几十年前,医生看病往往是在人身体上做一些检查,如用听诊器贴靠人体获得心音、用血压计袖带获得血压值等,然后得出某些疾病的结论,因而无论是依从上述哪一种观点,通常都满足"以有生命的人体或动物体为对象"这一条件。但时至今日,医学上的诊断已经逐渐由传统的看诊演化为机器"诊"医生"断"的模式,甚至开始呈现完全机器化的趋势,如医学专家系统。针对这些不同于传统问诊的看病方式,如何理解现行《专利审查指南》对于诊断方法实施对象的规定就显得非常关键。

仍以【案例 3 - 4】为例，从"计算机获得医学数据"开始，到"从计算机输出与处于风险的健康状况相关的信息"终止，其间不涉及从人体或动物体上采集医学数据的步骤，不包含与人体或动物体的任何实质性的或者非实质性的交互作用，那么依照第一种观点和第三种观点，权利要求所要保护的方法显然不满足诊断方法的第一个判断条件，因而并不属于专利法意义上的疾病诊断方法。但依照上述第二种观点和第四种观点，所要保护的方法中判断过程是针对有生命的人体或动物体，因而至少满足"以有生命的人体或动物体为对象"这一条件。

3.2.3.2　合理理解"以有生命的人体或动物体为对象"

首先，从中国和欧洲专利局有关诊断方法判断标准的演化和异同来看，有关诊断方法的判断标准，均经历了一个逐渐演变的过程。简单来说，中国对于诊断方法的判断发生了从强调实施对象与实施全过程到强调实施对象与实施目的的变化；而欧洲专利局对于诊断方法的判断标准则经历了反复的振荡，特别是在实施全过程的要求方面，经历了从强调到不强调再到强调的反复变化，其现行的标准以 G1/04 号决定为代表，需要包括诊断的全部过程。

可以看出，中国和欧洲专利局现行的有关诊断方法的判断标准有很大差别，主要体现为是否要求包含诊断的全过程。

EPC 53（c）规定：在人体或动物体上实施的诊断方法，不应当被认为是能在工业上应用的发明。此规定与我国现行《专利审查指南》中有关诊断方法判断条件的表述不完全一致。从字面意思来看，"在人体或动物体上实施"和"以人体或动物体为对象"应当被看作不在同一个层次上的概念，甚至在一些人看来，前者是后者的下位概念。因此，就目前的诊断方法判断标准本身来看，中国可能采用比欧洲专利局更广义的解释，也就是说，欧洲专利局采用了更严苛的审查标准。

欧洲专利局对于如何理解"在人体或动物体上实施"这一问题经历过几次反复，这也是导致其关于诊断方法的判断标准几经振荡的主要原因。在 G1/04 号决定中详细解释了采用狭义理解的理由，简单来说，一种诊断方法首先需要满足"是技术方案"和"技术方案是完整的"这两个条件（即需要满足另外两个专利法条款）。因此在判断是否属于诊断方法时，需要考虑它是否包含技术性的前序步骤（实际上具体是指从人体或动物体获得生理信息的步骤）和实施诊断的全部必要特征。对标关于"以有生命的人体或动物体为对象"的四种观点，显然，欧洲专利局的做法更贴近第一种观点。

然而，该项规定为一项排除条款，因此至少在中国专利法的框架下，通常无须考虑其他条款的规定。例如，一种方法有可能被认为既是疾病诊断方法，又属于智力活动规则，而通常来说，如果一种方法有客体缺陷，那么除非是在极端情况下（如确实无法明确其保护范围以至于无法理解其技术方案），否则不会同时或者优先考虑其技术方案的完整性，这与欧洲专利局的做法是不同的。

其次，从立法宗旨来看，如果一种方法仅仅包含医生基于检验科的检验结果给出疾病诊断结论的过程，一方面，它显然是无法在产业上利用的；另一方面，如果对该方法进行授权，势必会影响医生的选择自由。因此，至少对于由人类医生基于自己的知识和经验进行诊断的方法来说，无论是否包含前序步骤，即无论方法是否涉及与人体或动物体实质性的相互作用，进行授权都显得不够合理。

诚然，如果诊断方法的实施主体是机器而非人类医生，那么上述逻辑可能就不适用了，但是，基于前文的分析，实施主体是人类还是机器本身并不会对诊断方法的审查结论产生影响，那么对人类医生和智能机器所执行的方法应该采用相同的审查标准。因此可以说，无论实施主体是人类医生还是智能机器，都不宜因为其所执行的方法中没有包含与人体或动物体具有实质相互作用的步骤，如从人体或动物体获得生理参数的步骤，就直接认为该方法不属于诊断方法。

最后，现行《专利审查指南》中提到的不属于诊断方法的第三种情形所要表达的重点或许不在于"对已经脱离人体或动物体的组织、体液或排泄物进行处理或检测"，而在于"中间结果"。在现行《专利审查指南》的同一章节中还指出，"如果一项发明从表述形式上看是以离体样品为对象的，但该发明是以获得同一主体疾病诊断结果或健康状况为直接目的，则该发明仍然不能被授予专利权"。由此可以看出，那些没有包含在人体上采样而仅包含对采样后的样本进行检测并据此得出诊断结论的方法，是属于专利法意义上的诊断方法的。因而，至少现行《专利审查指南》并未将"以有生命的人体或动物体为对象"狭义地认定为与人体或动物体具有实质上的相互作用。

用"唯结果论"来概括第二种观点和第四种观点尽管比较形象，但并不完全准确。分析现行《专利审查指南》中规定的诊断方法的两个判断条件不难发现，其中一个规定了方法的对象，另一个规定了方法的结果，两者结合起来才构成对诊断方法构成要素的完整要求。并且正如现行《专利审查指南》所提到的，在已经死亡的人体或动物体上实施的病理解剖方法不属于诊断方法，因为该类方法虽然有可能满足第二个判断条件，但却不满足第一个判断条件。有一种观点认为，诊断方法的第一个判断条件实际上也提示了疾病诊断方法的对象并非必须是"病体"，还可以是一般的未明确健康状况的甚至是完全健康的人体或动物体。因此，至少从这两个角度来看，"以有生命的人体或动物体为对象"这一条件并非可有可无。

在中国专利法框架下，有关诊断方法的规定中并不涉及对个体还是群体进行诊断的限制，因此，对第四种观点可能并无理由予以驳斥。而且，对这个问题可以换一个角度来看，如果一种方法所要保护的是一个用于得出非特指疾病诊断结论的通用流程，当某医生或医学专家系统遵循该流程得出特指的疾病诊断结论时，通常会落入该方法的保护范围，因此对该方法予以授权可能会带来麻烦。不过，尽管现有规定并不明确针对个体还是群体，但如果一种医疗方法尤其是智能诊疗方法所针对的是一个病患个体，那么该方法所表现出的针对性（即以有生命的人体或动物体为对象）和结果的可用性（即其所得出结论的诊断意义）会更明显。

3.2.3.3 小结

对于有关诊断方法的判断标准，尤其是"以有生命的人体或动物体为对象"这一判断条件，尽管欧洲专利局进行了更明确的解释和限定，但由于所涉及的条款内容和所遵循的法律逻辑与我国并不一致，因而在中国专利法框架下不宜照搬其现行审查标准和对相关概念的理解方式。同时，无论是从立法宗旨的角度，还是从目前的医疗现状等其他相关角度来看，对"以有生命的人体或动物体为对象"这一判断条件进行更广义的解读可能是更合理的做法，即只要所得出的疾病诊断结果或健康状况是针对有生命的人体或动物体的，就满足"以有生命的人体或动物体为对象"这一条件。

3.2.4　专利法意义上的"疾病诊断结果"和"健康状况"

3.2.4.1　我国相关审查标准的演化过程

在我国现行专利法框架下，"中间结果"是与构成疾病诊断结论的"疾病诊断结果"和"健康状况"相对立的一个概念，它是从《审查指南 2001》才开始被引入的一个术语，❶但将部分涉医方法排除出可专利客体的法律本意在最初的《审查指南 1993》中已经明确，其差异仅在于最初是从正面表述和例举对哪些方法可以不认为是疾病诊断方法，后来因为正面表述和例举难以穷尽概括各种情况，因此转而采用否定表述的方式来概述中间结果。

在《审查指南 1993》中，对中间结果的相关表述为"仅为获取人体或动物常规生理参数的采集、测试、处理等方法，例如运动医学、劳动医学中测量有关脏器负荷极限的方法，对动物脂肪厚度的测量方法等（将此类信息、数据用于疾病的诊断的用途不能授予专利权）"。❷因此，从最初的法律本意来看，其目的就是将那些针对提高和改善体育和体能训练成绩、改善劳动待遇和强度、丰富和完善动物产品商业交易等场合，不是用于疾病的诊断而是改善运动或训练成绩、维持良好劳动作业、评价动物产品商业品性等的方法，从疾病的诊断方法中排除出去。

尽管具体的表述方式不同，但所有版本的专利审查指南都强调将此类信息、数据用于疾病诊断的方法不能被授予专利权，或者说，只有当根据现有技术中的医学知识和该专利申请公开的内容从所获得的信息本身不能够直接得出疾病的诊断结果或健康状况时，这些信息才能被认为是中间结果。

除了有关"中间结果"的相关表述发生了变化，《审查指南 2001》相对于《审查指南 1993》有关疾病诊断方法实施目的的判断原则也发生了变化，由原来的"以获得疾病诊断结果为直接目的"修改为"以获得疾病诊断结果或健康状况为直接目的"。有观点认为，这一修改是对疾病诊断方法采用更广义的理解的一个信号。

此外，《审查指南 2001》相对于《审查指南 1993》的变化还体现在：中间结果和诊断结论的判断标准中增加了"该专利申请中公开的内容"的表述，即如果根据现有

---

❶　"中间结果的信息"在 2001 年版专利审查指南中被首次引入，并适用于活的人体或动物体：直接目的不是获得诊断结果，而只是从活的人体或动物体获取作为中间结果的信息和/或处理信息（形体参数、生理参数或其他参数）的方法（对此需要说明的是，只有当根据现有技术中的医学知识从所获得的信息本身不能够直接得出疾病的诊断结果时，这些信息才能被认为是中间结果）。在 2006 年版专利审查指南和现行《专利审查指南》中，该术语被沿用并扩充适用到脱离人体或动物体的组织、体液或排泄物。

❷　中华人民共和国专利局. 审查指南 1993［M］. 北京：专利文献出版社，1993.

技术中的医学知识和该专利申请中公开的内容，只要知晓方法所获得的诊断或检测信息，就能够直接得出疾病的诊断结果或健康状况，则方法满足"以获得疾病诊断结果或健康状况为直接目的"这一条件，就认可方法所给出的是诊断结论；反之，则方法所给出的仅仅是中间结果。应当说，这一修改提示在对诊断方法进行判断的过程中，尤其是在区分中间结果和诊断结论时，不仅要运用现有的医学知识，还需要充分重视专利申请自身公开的内容。

3.2.4.2 如何区分"中间结果"和"诊断结论"

尽管现行《专利审查指南》中将中间结果和诊断结论进行了区分，但在实际的审查实践中，具体判断一种医疗方法所获得的最终结果是中间结果还是诊断结论，很多情况下存在相当大的难度。

第一个层面的困难是，很多时候难以把握所得出的结论是不是一种"疾病"。例如，糖尿病被公认是一种疾病，而打鼾是不是一种疾病则存在争议。同时，对于某些结论，如心律不齐，有人认为是一种疾病，还有人认为只是某些疾病的症状，属于中间结果。也就是说，在医疗方法确定能够得出一个医学结论的情况下，对于该医学结论是否属于疾病以及是诊断结论还是中间结果的判断可能存在困难。

第二个层面的困难在于，随着科技的不断发展，审查实践中所遇到的医疗方法类型和权利要求撰写形式越来越多样化，这使得对于诊断方法的判断难以通过常规的评判方式顺利地进行。其中，某些方法的实施主体不再是医护人员，而是智能化医疗器械，尽管这些器械能够得出某些医疗结论，但某些时候可能还需要医护人员的进一步确认。因此，对于此类方法所得出的医疗结论属于中间结果还是诊断结论，观点并不统一。另外，某些涉及诊断的医疗方法，尤其是由诸如医学专家系统等智能系统执行的方法，其所得出的结论有可能并不是常规的诊断结论或者生理参数情况，而是一些特定算法的结果，如一个评分值，那么如何看待这种特殊的结论可能会存在争议。下面以【案例3-1】为例进行说明。

【案例3-1】

相关权利要求：

一种基于正态分布的分段线性拟合健康评估方法，其特征在于，通过分析医学专家针对某体征值制定的分级标准，并建立体征值和得分的分段线性模型。模型建立后，当用户输入一组体征值，系统分别计算每一个体征值的得分后得到一个得分集合，然后对集合中每一个体征值得分做加权求和计算出最终的得分，应用该评估方法可以对用户的原始体征值做打分分析，使用户对自己的身体状况有更加深入的了解。该方法包含以下步骤：

1）建立体征分级标准并确定百分点，请医学专家建立每一个体征值的评级标准，并指明哪个体征值可以确定为百分点（百分点是指在该体征值下，评估得分为100分）；

2）建立分段线性模型，根据上步的评级标准对体征值进行分段，每个分段设计得分区间，根据特征值区间和得分区间就可以得到一个线性函数；

3）计算得分，对健康进行定量评估，用户输入一组体征值后，代入分段线性模型，得到一组得分，对这组得分中每一个得分根据对应体征属性确定权重，最终对得分做加权求和得到总得分。

对于上述权利要求，第一种观点认为，该方法的结论是由计算机算法获得的，本身必然不具有医学上的诊断意义，若想由此获得疾病的诊断结论，还需要医生的进一步分析和确认，因此该方法所得出的结论属于中间结果。第二种观点认为，该方法明确涉及一种健康评估方法，尽管最终的结论是由计算机算法得出的，但并不妨碍该结论对于健康状况的评估意义，因而该结论属于疾病诊断结果或健康状况。第三种观点是对以上两种观点的折中，其并不认可由计算机算法获得的结论就一定是中间结果，但由于该方法最终得出的仅仅是一个得分值，后续并未将该得分值与任何疾病或者人体/动物体的整体健康状况直接关联起来，因而属于一种中间结果。

第三个层面的困难在于，在确知某些方法得出的是人体或动物体情况异常结论的情况下，对于该结论本身是否属于疾病诊断结论，很多时候也存在困惑。这种情况在智能监护方法的客体判断过程中尤为突出，以【案例 3 - 8】为例。

【案例 3 - 8】

相关权利要求：

1. 一种无线医疗监护方法，其特征在于，包括：

通过佩戴在病人身上的采集装置，实时采集病人在医院任何活动场所的人体生理数据，并传输至医院监护中心；

医院监护中心将所采集的人体生理数据与病人的就诊信息相关联，并利用就诊信息中的历史数据对所采集的人体生理数据进行综合分析；

根据分析结果判断病情是否异常，异常时选择报警。

该方法最终获得的是"病情是否异常"的结论，对于该结论本身是否构成诊断结论存在不同观点。一种观点认为，病情异常是一个很宽泛的表达，并未与任何具体的疾病关联，并且权利要求中也未提到任何关键的生理参数，这种结论的得出并不必然得出某种疾病的确切结论，而且综合整个权利要求来看，要解决的也并非"诊断"问题，而是要给出"警示"，这种警示并未达到诊断的程度，因而该方法构不成疾病的诊断方法。另一种观点则认为，方法所针对的对象本身就是身处医院的患者，应当理解该对象已被确诊或者怀疑具有某些疾病，而方法的目的在于监控该疾病的发展变化情况，在病情出现异常时进行警示，也就是说，该方法会确定病情的阶段到了需要关注甚至干预的状态，而对于确定病情处于哪一个阶段，是恶化了还是缓解了，这本身就是一种诊断，因此该方法所得出的结论本身属一种诊断结论。

那么，在审查实践中应如何合理界定"中间结果"和"诊断结论"呢？

在分析该问题之前，首先需要厘清什么是"疾病"。有关"疾病"这一概念，在第 2 章第 2.2.1 节对于疾病与健康的概念和内涵的介绍部分已经进行了相对深入的剖析，综合来看，从社会伦理和公众利益的角度考虑，采用广义的理解，即使用"存在健康问题"作为界限是更合理的做法，而对于某些具体的判断结果是否属于疾病，需要根据现有的医学知识来客观认定，例如，可以参考世界卫生组织提供的《疾病分类

与手术名称》。❶

具体到智能监护领域，尤其是睡眠监护领域，所关注的机体状态包括睡眠呼吸暂停以及打鼾。睡眠呼吸暂停综合征，又称阻塞性睡眠呼吸暂停低通气综合征、阻塞性睡眠窒息症、鼾症，从名称来看，其属于一种疾病，并且从对于机体的影响后果来看，长期的或者较严重的睡眠呼吸暂停综合征会导致高血压、肺心症等并发症，甚至引起猝死，因此这一概念涉及对于机体的较严重的负面妨害，很明显属于一种疾病。但是，打鼾又称"打呼噜"，是一种普遍存在的睡眠现象，是由呼吸过程中气流高速通过上呼吸道的狭窄部位时振动气道周围的软组织引起的，它既有可能是某些疾病导致的，也有可能是睡眠姿势问题引起的，既不具有特异性指征，也不具有必然的负面妨害性，因而将打鼾作为一种生理现象而不是疾病似乎更加合理。

当然，需要说明的是，根据《审查指南 2001》的修改精神，在区分中间结果和诊断结论时，需要充分考虑专利申请自身公开的内容，要高度重视申请文件的原本意图，如果申请文件中明确记载方法所得出的结果是针对一种确切的疾病，那么在客体判断过程中并没有理由推翻申请文件的本意，而刻意地认定该方法的结果是中间结果。仍以打鼾为例，某些专利申请文件中将其作为一项疾病来研究和监护，在这种情况下，需要结合说明书慎重考虑申请人所言的打鼾是不是特指那些严重的、已经达到病态的打鼾，或者特指那些病理性的打鼾。

其次，对现行《专利审查指南》中规定的诊断结果或健康状况要有一个合理的理解。现行《专利审查指南》中并未规定诊断结果或健康状况必须准确到什么程度，因而即使在某些情况下，由诸如医学专家系统等的智能化设备得出的某些诊断结论还需要人类医生的进一步确认，也不能由此就直接否定其结果的诊断意义。尽管在人类医生再确认的过程中，智能化设备给出的结果或许是在扮演"被参考"的角色，但其与作为中间结果的参数值或者参数异常情况是不同的。智能化设备所实施的方法本身已经构成一套完整的、能够得出疾病诊断结果或健康状况的流程，仅仅因为该流程的实施主体是智能化设备而将其得出的结论全部看作中间结果，这种做法在目前来看似乎缺乏相关法律规定的支撑，因而应当慎重。

另外，如何理解"异常"与疾病的关系也是合理界定"中间结果"和"诊断结论"的重要因素。在医疗实践中，对很多疾病的判断可能都需要经历分析生理参数并基于参数的正常或者异常情况综合考量得出最终诊断结论的过程。某些疾病可能与某一生理参数特异性相关，该生理参数检测结果异常往往意味着发病，如某些抗体检测结果是确诊某种疾病的充分必要条件，此时对于该特异性生理参数的检测和分析过程，尤其对于得出生理参数异常的方法应予以特别关注。更多的疾病通常是一个复杂的过程与表现，往往需要综合多种参数才能得到诊断结果。例如公众所熟悉的糖尿病，根据某次血糖测量值高于某一阈值并不能够确诊，还需要参考对象的代谢状况，结合其他身体情况进行判断，这种情况下，血糖值并非糖尿病的特异性指征，其正常或者异

---

❶ 参见网址 https：//www.medsci.cn/sci/icd-10.do。

常不是诊断结果的充分条件。对这种非特异性生理参数进行检测和分析的方法，即使据此最终得出生理参数存在异常的结果，一般也并不能直接获得患有某种疾病的诊断结论。但是，如果分析之后的结果能够直接指向某种疾病的有无或者严重程度，那么根据现行《专利审查指南》的规定就有可能相当于得出某种疾病的诊断结论。

在医疗领域可能需要监测各种"异常"，除了参数异常，还有一类异常在表述上可能与某些人群的整体状态有关，如病人病情突然恶化、年迈人士的健康状况突然发生变化等。很多涉及此类"异常"监测的方法，尤其是在智能诊疗领域，往往都是对单个参数或者多个参数分别进行监测，如果对于参数监测结果没有进一步的分析，那么这类方法的审查和判断原则可能与一般的生理参数分析方法并无二致。

3.2.4.3　如何理解"健康状况"

对于现行《专利审查指南》在阐述疾病诊断方法时提到的"健康状况"这一概念，目前的认知并不统一。有人采用狭义的理解，或者叫作"充分必要条件法"，认为只有当方法中明确提到了"健康状况"时，才能将该方法的结论归结为健康状况，进而该方法也肯定属于疾病诊断方法。有人则采用广义的理解，认为这一概念是为"疾病诊断结果"兜底的，只要跟人或动物的健康相关的判断结果都应该归于这一概念的外延之内。例如，判断生理参数是否异常、基于数据自动分析是否属于疑似病例甚至是对某一人群进行某种疾病的筛查，这些都属于用于获得人体健康状况的方法。相比于上述两种较为极端的理解，另有一部分人认为，应该在疾病诊断这一大前提下理解"健康状况"的内涵，也就是说，它应当是与"病"相关的，如机体是否处于病态或者机体是否处于高患病风险状态；同时，"健康状况"又不同于"疾病诊断结果"，它的着眼点不是某种具体的疾病，而是人的整体状况。

对于我国专利法框架下的疾病诊断方法所涵盖的"健康状况"是："健康状况"应该主要体现在影响人体或动物体生存与发育的机体状态。由此不难推断，之所以在对疾病的诊断方法进行说明时提到"健康状况"，并非是为疾病的诊断结果进行兜底，而是意在囊括人体可能存在的并不指向任何一种特定病症的非健康的整体状态。因此，在审查实践中可能不宜将这一概念的范围扩大化，如扩大到任何与机体健康相关的状态。当然，判断时也不能过于死板，不能因为权利要求撰写中没有提到相关字眼，就认为该方法不属于得出健康状况的方法，而是要从权利要求的整体上客观分析方法的直接目的是否为获得机体的与健康或病态相关的整体状态。

基于这种理解回头看【案例 3-4】。首先，该方法的结果本身明确提到了健康状况，并且分析其技术方案可知，该方法的目的就在于判断人体整体上是否处于非健康状态，因而该方法属于得出健康状况的诊断方法。再看【案例 3-8】，尽管在其所保护的方法中包含了"利用就诊信息中的历史数据对所采集的人体生理数据进行综合分析"以及"根据分析结果判断病情是否异常"的步骤，但从方法的整体方案来看，其目的并非得出病人的整体状态，而是基于其就诊信息进行有针对性的分析，从所得出的结果"病情是否异常"也能看出，该方法关注的是已经确诊的病情的发展情况，这与一般意义上的"健康状况"可能还是有差别的。

3.2.4.4 对已确诊患病的人进行的病情监测是否属于诊断方法

【案例 3 - 8】所要保护的方法并不属于对"健康状况"的诊断方法，那它是否也就不属于专利法意义上的诊断方法？

实际上，在智能诊疗领域，像这样对已经确定患有某种疾病的人进行病情监测的方法比比皆是。对于此类方法是否属于诊断方法，也存在不同的观点。第一种观点认为，诊断结论的得出应该是从无到有的，即应该是基于生理参数确定是否患有疾病的过程，如果已经确定人体患有某种疾病，那就意味着已经完成诊断过程，此后再执行的方法就不具有诊断属性了。第二种观点则认为，诊断方法不应局限于初诊，还应该包含后续对于病情发展程度的判断过程。

对此，我们不妨再次回顾一下相关的审查规定。根据现行《专利审查指南》的规定，诊断方法是指为识别、研究和确定有生命的人体或动物体病因或病灶状态的过程。由这一定义可以确定，专利法意义上的诊断方法并不仅仅包含区分对象在某一方面是健康还是存在疾病的确诊过程，还包含确定疾病状态的过程。因此，第一种观点可能不符合现行《专利审查指南》的精神。

再者，也可以从实际的医疗实践层面来看该问题。医院中医生的职责不仅仅是对初次就诊的人进行问诊和判断，还需要负责对患者进行复诊，即查看其病情的发展情况，确定是严重了还是减轻了；住院医师更是需要定期查房，关注住院患者的病情状态，及时调整治疗方案。从这一层面来说，第一种观点的解释似乎也是不合理的。

智能诊疗领域中对病情状态进行判断的方法通常是用于替代医护人员完成上述过程的，因此，对这类方法更宜采用第二种观点进行客观的判断。

那么，对于【案例 3 - 7】中的方法来说，确定癫痫是否发作的过程很明显属于对癫痫这一疾病的状态（发作期还是平稳期）进行判断的过程；而【案例 3 - 8】中的方法明确地包含了基于分析结果判断病情是否异常的步骤，此处病情异常代表着对于已确诊疾病发展状态的判断，这与一般的作为中间结果的参数的异常是不同的。因此，这两个案例所要保护的方法均落入了专利法意义上的疾病诊断方法范围之内。

3.2.4.5 小结

《审查指南2001》以及《专利审查指南2010》（2019 年修订）相对于《审查指南1993》在诊断方法审查规则上的变化，提示我们对于诊断方法可能需要采用更全面、更广义的理解，其中有关"中间结果""健康状况""申请文件公开的内容"等内容的变化，对于智能诊疗领域诊断方法的判断具有重要的指引作用。

总体来看，判断该领域一种方法是否属于诊断方法所采用的原则与判断一般医疗方法的原则基本上没有差别，都需要在现行《专利法》以及现行《专利审查指南》所规定的相关框架下进行。其中，如果确实得出某项医疗结论，需要对照现有医学知识并结合专利申请文件公开的内容确定该结论是否属于一种疾病；如果得出的结果是某些参数的异常，则需要确认该参数与疾病之间是否存在特异性对应关系；如果得出的结果是有关人体非健康的整体状况，则一般来说该方法属于得出健康状况的方法；如果方法是对已经确诊的病人进行病情的监测，则所获得的病情异常与否、病情发展状态等结果属于诊断结论。

正如前文所分析的，由于缺乏相关法律法规的支撑，因智能诊断方法的结果由智能化设备得出而直接将该方法认定为中间结果的做法是值得商榷的。智能诊疗领域确实有其特殊性，该领域的方法既有可能是针对普遍存在的智能化实现方案问题的改进，如数据库的构建问题、大数据的收集问题等，也有可能是针对某一种或者某一类疾病诊疗方案的智慧化过程，如【案例 3 - 7】和【案例 3 - 8】。严格来说，这两种情况对于方法是否属于诊断方法的影响是不同的，前者显然更偏重于智能化技术，后者则至少一部分是着眼于疾病本身的。目前有观点认为，专利法意义上的疾病诊断方法本意并不是要排除那些技术性改进方案，因此，不将第一种情况的智能监护方法划归疾病诊断方法更为合理，也更切合专利法的立法本意。但是在很多时候，第一种情况的方法不仅解决了技术层面的问题，同时也使诊疗层面受益，因此，如果方法权利要求包含将新技术应用于智能诊疗的内容，那么仍然需要严格按照现行的审查标准进行判断。当然，这种情形下，不排除通过修改来克服客体缺陷的可能性。

3.2.5　自动执行某些操作的智能监护方法的客体判断

3.2.5.1　智能监护方法自动执行的操作是否属于治疗

智能监护系统的功能通常是实时监测生理信息并在发现异常时发出警示或者求救信号，有些智能监护系统还会在发现异常后按照既定程序进行其他处置操作。例如，在进行睡眠监护时，发现被监测者存在呼吸异常时将其唤醒，或者调节对其正压通气的参数等。对于智能监护系统所执行的上述方法，在进行客体判断时存在如下困惑：这些方法通常基于监测结果进行报警以引起医生或护理人员的注意，或者在监测到特定状况时自动执行某些操作以避免危险发生，也就是说，这些方法能够直接或者间接地阻断对象病情加重，其是否属于现行《专利审查指南》中规定的治疗方法？下面以【案例 3 - 21】为例进行分析。

【案例 3 - 21】

相关权利要求：

8. 一种基于心率检测呼吸睡眠暂停综合征的方法，其特征在于，包括以下步骤：

一、穿戴好检测设备，检测设备的心电前端处理模块对体表心电信号进行采集、转换与滤波；

二、启动 AD 转换，检测设备的 AD 转换模块将模拟心电信号转化为数字信号并传入 MCU；

三、计算瞬时心率，检测设备的 MCU 对心电信号分析处理，计算实时心率值；

四、判断检测设备是否与智能终端连接，如果判断结果为否，则由检测设备的 MCU 分析睡眠呼吸暂停发生情况，如果发生睡眠呼吸暂停，检测设备的 MCU 向振动马达发送指令开启振动马达，如果没有发生睡眠呼吸暂停，则检测振动马达是否振动，如果振动马达在振动，检测设备的 MCU 向振动马达发送指令关闭振动马达；如果判断结果为是，则由智能终端分析睡眠呼吸暂停发生情况，如果发生睡眠呼吸暂停，智能终端向检测设备发送指令开启振动马达，如果没有发生睡眠呼吸暂停，则检测振动马达是否振动，如果振动马达在振动，智能终端向检测设备发送指令关闭振动马达。

上述方法简单来讲是对睡眠呼吸暂停的发生进行实时监测，当确定发生睡眠呼吸暂停事件时，启动马达，根据说明书的记载，马达启动后所产生的振动能使用户改变睡觉姿势，从而暂时从睡眠呼吸暂停中恢复回来。这种干预方法确实在一定程度上阻断了呼吸暂停事件的发生，由此避免了监测对象因呼吸暂停而可能遭受的负面妨害，包括猝死等危险情况。那么，这样的干预是否可以被认定为具有治疗目的或者治疗性质，进而属于疾病的治疗方法呢？

对此，一种观点认为，该方法通过自动执行操作解除患者睡眠呼吸暂停的症状，由此避免后续危险的发生，而且这一过程通常会减少呼吸暂停给患者带来的痛苦，是为使有生命的人体减少痛苦，进行阻断、缓解病因或病灶的过程，属于专利法意义上的疾病治疗方法。相反，另一种观点认为，虽然该方法中包括后续干预，但这种干预一方面对呼吸暂停不具有治愈倾向的影响，它只是在一定程度上消除了潜在的危险，却并不能实际上消除或者缓解该疾病的病因或病灶，并不是为了使得患者恢复健康；另一方面，尽管它阻断了呼吸暂停的状态，却并不像吃止痛药那样明显地去除了患者的痛苦，睡姿的调整也仅能暂时中断呼吸暂停过程，因此该方法并不具有治疗目的和治疗性质，不属于疾病治疗方法。

3.2.5.2 "治疗"的定义及内涵

对于何为"治疗"，在第2章第2.3.2节从常规概念出发进行了阐述，但既然是进行专利申请的客体判断，那么还需要在专利法框架下理解这一概念。

从现行《专利审查指南》中给出的有关治疗方法的定义可知，专利法意义上的"治疗"并不限于《辞海》中提到的"消除疾病"，即并不局限于治愈性的操作，那些为了减轻患者痛苦或者缓解患者病症的过程也属于治疗过程。

但对于"治疗"的解释也不宜无限扩大化，因为从定义来看，一方面，治疗始终是要围绕人体或者动物体的病态或者痛苦来执行；另一方面，治疗操作应该是朝减轻病症的方向进行。

根据现行《专利审查指南》的规定，预防疾病或者免疫的方法被视为治疗方法，因而也有观点基于此认为预防危险发生的方法属于治疗。但实际上，"预防疾病"的重点首先应该放在"疾病"上，也就是说，治疗方法是针对疾病进行的预防性处置，而危险虽然可能对人体或动物体具有负面妨害性，但它不属于疾病，不是人体或动物体自身所具有的不健康的状态。因此，如果一项操作仅仅是为了避免危险发生，而不是为了减轻病患的症状和痛苦，那么不宜将其认定为治疗过程。

如此一来，在智能监护过程中所执行的基于异常情况进行报警或求救的操作，以及其他一些纯粹是为了避免后续发生危险情况的操作，因为其目的和性质都停留在避免危险发生的层面，而不是减轻病患的症状和痛苦，因而严格来说不属于治疗操作。

但具体到【案例3-21】，还需要首先解决如下问题：一是阻断睡眠呼吸暂停事件是否能减少患者的痛苦；二是阻断睡眠呼吸暂停事件是否属于阻断病因或病灶的过程。首先，基于对睡眠呼吸暂停这一病症的基本了解，呼吸暂停应该发生在患者睡眠过程中无自主意识的阶段，其本身可能并不会使患者感觉到通常意义上的"痛苦"，因而阻断该事件也就称不上减少痛苦了。其次，关于睡眠呼吸暂停的病因，一般认为是鼻息肉、鼻甲肥大、鼻中隔偏曲、腺样体肥大等组织结构异常，或者是神经调节功能障碍，其病灶主要表现在上气道狭窄或者神经系统对上气道肌肉调节功能降低，通过刺激人体改变睡眠姿态并不会改变上述组织结构异常或神经功能障碍，也不会改变上气道狭窄和上气道肌肉调节功能，因此，这种阻断睡眠呼吸事件的过程通常来讲不属于阻断病因或病灶的过程。

需要注意的是，尽管许多智能监护方法提及对人体进行某些自动处置的步骤，但有相当多一部分处置操作仅仅是权宜之计，其实质上通常并不是治疗操作，这可能与目前因技术所限从而硬件和软件的组合不能真正替代医生执行切实有效的治疗有关，因为毕竟开启一种真正具有治疗效果的方法本身是需要精细掌控的，而且往往存在一定的风险并伴随着一定的责任。

然而，某些智能监护方法是在对患者进行持续治疗的过程中实施的，如对正在接受胰岛素泵治疗的患者进行血糖监测并自动控制泵的运行的方法、在对睡眠呼吸暂停患者实施正压通气过程中进行自动控制的方法等，这类方法又是另外一种情况。因为智能化处置本身处于一个持续的治疗过程之中，通常可以看作这个持续治疗过程的一个环节；同时，这种自动控制往往涉及对具体治疗参数、治疗动作的调控，而这种操作本身会影响后续的治疗效果，通常来说是具有治疗性质和治疗目的的处置过程。

还有一些同时涉及诊断方法判断的题外话不妨也放在这里。有人认为，对于智能监护方法是否属于疾病诊断方法和治疗方法的判断可以同时进行并相互借鉴，因为通常来说，有病才有治疗，如果方法中明确限定了进行后续治疗性处置的步骤，则可能从侧面反映出该方法在此之前所获得的参数异常等结论本身就表明人体达到病态的程度，以至于需要马上进行治疗操作，也就是说，治疗性处置之前的步骤就构成了诊断过程。这一观点乍一看有道理，但仔细分析就会发现，其可能失于片面和绝对。事实上，就像有人习惯于感觉不适就先吃几片药一样，智能监护方法也完全有可能在未明确诊断结论的情况下给出缓解症状的治疗措施。因此，有关智能监护方法是否属于疾病诊断方法和治疗方法的判断或许没有捷径可走，都需要严格按照相关规定进行单独的、客观的判断。

3.2.5.3　小结

基于上述分析至少可以确定一点：智能监护方法中所包含的自动处置步骤有可能具有治疗性质，那么包含这种自动处置步骤的智能监护方法整体上就具有治疗方法的属性。当然，并非智能监护系统自动执行的所有处置操作都是治疗性质的，如报警操作和某些避免危险发生的操作，因为还没有达到朝减轻病症方向的层面，一般来说不属于治疗性操作。在对患者进行持续治疗的过程中实施的智能监护方法，如果所包含的自动处置步骤涉及治疗操作的启动、结束或者治疗参数的调整，那么通常来说，这种自动处置操作是具有治疗目的和治疗性质的。总之，关于智能监护系统自动执行的处置操作是否具有治疗性质进而整个智能监护方法是否属于治疗方法，需要基于对"治疗"这一概念的客观理解，根据具体情况进行具体分析。

3.3 常见智能诊疗方法的客体判断思路

3.3.1 需要考量的因素

第3.2节对涉及智能诊疗相关方法可专利性的一些争议点进行了集中探讨，也基本上给出了一些倾向性的结论，因此，在探讨常见的智能诊疗方法的客体判断原则之前，有必要先梳理一下相关的结论，作为智能诊疗方法客体判断中的考量因素。

第一，尽管智能诊疗方法的实施主体与传统意义上的医疗方法相比发生了变化：从医疗从业人员转变为智能化机器，但在现有法律框架下，这种实施主体的变化通常不会对一种智能诊疗方法是否属于疾病诊断方法或者治疗方法的结论产生决定性影响。但对实施主体的变化也不能完全不予考虑，因为在某些情况下，这种变化有可能会帮助我们对其他要素进行更加合理的判断。

第二，在判断一种智能诊疗方法是否属于疾病诊断方法时，宜将"以有生命的人体或动物体为对象"这一判断条件进行更广义的解读，即只要所得出的疾病诊断结果或健康状况是针对有生命的人体或动物体的，就满足"以有生命的人体或动物体为对象"这一条件。因此，即使一些由医学专家系统实施的方法不包含直接在有生命的人体或动物体上实施的步骤，也并不意味该方法一定不属于疾病的诊断方法。

第三，智能诊疗系统所获得的结论是否属于疾病诊断结论的判断，同样不宜因实施主体的变化而绝对化，并且有关"疾病"的解释方式以及中间结果与疾病诊断结论之间的区分规则与普通医疗方法也不宜出现根本性差别。需要特别注意的是有关状态"异常"的判断：仅仅得出参数异常通常情况下不被认为是诊断结果，但如果参数与疾病之间存在特异性关联，则需要具体问题具体分析；对"健康状况"的解读不宜扩大化，它应当是与人体的整体状态相关的、主要体现在影响人体或动物体生存与发育的机体状态；对已确认患病的个体的病情进行监测并得出病情状况，通常可被看作一种诊断过程。

第四，智能监护过程中自动执行某些处置操作时，如果这种操作仅仅是警示或者求救，或者是为了避免后续发生危险，则通常不被认为是治疗性处置；如果自动处置操作发生在持续的智能化治疗过程中，且涉及治疗参数、治疗动作的自动调控，那么一般认为这种处置过程属于治疗性处置。

3.3.2 智能诊疗方法是否属于疾病诊断方法的判断原则

现行《专利审查指南》对诊断方法的定义是："为识别、研究和确定有生命的人体或动物体病因或病灶状态的过程"，并提出了两个判断条件："（1）以有生命的人体或动物体为对象；（2）以获得疾病诊断结果或健康状况为直接目的。"

在对智能诊疗方法是否属于疾病的诊断方法进行判断时，需要严格在定义的范围内严格依照判断条件进行客观的认定。

当一种智能监护方法仅仅涉及从活的人体或动物体获取生理信息时，如最终结果只是获得一些诸如血氧饱和度数值、心电波形等的普通生理数据，或者是记录打鼾声音等，那么该智能监护方法通常并不以获得疾病诊断结果或健康状况为直接目的，不属于疾病的诊断方法。

当智能诊疗方法涉及对生理信息进行处理，从而得出某些参数是正常或异常的结论时，例如，利用医学专家系统分析个体的生理参数是否存在异常、利用一般智能监护系统判断血氧饱和度值是否超出报警值、利用睡眠智能监护系统判断鼾声是否超过预设分贝等，则需要根据现有技术中的医学知识和该专利申请公开的内容，客观判断所获得的这一结论本身是否能够直接得出疾病的诊断结果或健康状况，如果判断结果为是，则该方法通常是以获得疾病诊断结果或健康状况为直接目的，因而属于疾病的诊断方法，否则该方法不属于疾病的诊断方法。

当智能诊疗方法涉及对生理参数进行处理、比对，最终得出某些疾病的诊断结论、病情状态以及健康状况时，例如，利用医学专家系统基于对个体的多项生理信息数据进行综合分析得出其是否患有某种疾病的结论、利用一般智能监护系统基于对癫痫患者的姿态和运动轨迹的分析判断患者是否处于癫痫发作状态、基于对住院患者的生理参数进行综合分析从而确定病情是否发生变化，以及利用睡眠智能监护系统基于对鼾声的分析判断是否发生睡眠呼吸暂停事件，等等，则该方法通常是以获得疾病诊断结果或健康状况为直接目的，属于疾病的诊断方法。

3.3.3　智能诊疗方法是否属于疾病治疗方法的判断原则

关于治疗方法，现行《专利审查指南》中的定义为："治疗方法，是指为使有生命的人体或者动物体恢复或获得健康或减少痛苦，进行阻断、缓解或者消除病因或病灶的过程。"同时，现行《专利审查指南》还强调："治疗方法包括以治疗为目的或者具有治疗性质的各种方法。预防疾病或者免疫的方法视为治疗方法。"

在判断智能诊疗方法是否属于疾病的治疗方法时，需要严格基于上述规定进行客观的认定。

由智能监护系统执行的方法有相当多一部分会在人体上实施某些处置操作，在此主要探讨由智能监护系统执行的智能监护方法中这些处置操作是否属于疾病治疗方法的判断原则。

当一种智能监护方法在对生理参数进行实时监测和分析的同时，还基于监测结果采取一些后续操作，需要关注这些后续操作是否具有治疗目的或者治疗性质。当所采用的后续操作具有治疗目的或治疗性质时，例如，当检测到某项生理参数存在异常时自动进行给药操作，那么该方法通常被认为是具有治疗目的和治疗性质的，属于疾病的治疗方法。

反之，当所采用的后续操作只是暂时中断或防止危险的发生，但操作本身并不具有治疗目的或治疗性质时，例如，当检测到癫痫发作时进行报警和求救、在确定被检测者发生睡眠呼吸暂停事件时将其唤醒，那么该方法通常不被认为具有治疗目的和治疗性质，因而不属于疾病的治疗方法。

在实际的审查实践中，遇到的涉及智能诊疗方法的专利申请情况有可能比上文所提及的情况复杂得多，也许并不能完全套用上述判断原则，建议综合考量各项因素，具体问题具体分析，对智能诊疗方法的可专利性进行客观、合理的判断。

3.4 典型案例解析

基于有关智能诊疗方法的客体判断原则，现列举若干典型案例进行分析，以期印证该判断原则的合理性。其中，由于涉及一般智能监护方法和睡眠智能监护方法的案例都比较多，在此将这两个方面的案例分别与涉及医学专家系统相关方法的案例并列给出。

3.4.1 医学专家系统相关方法

尽管医学专家系统按不同的特点可分成不同的类型，但对于每种类型，在判断与之相关的方法是否属于疾病的诊断方法时所采用的标准并无实质性差别。

1. 涉及基于规则的医学专家系统的方法

【案例 3 –1】

相关权利要求：参见第 3.2.4 节。

【案例分析】

在该案例中，权利要求请求保护一种健康评估方法，该方法通过建立体征分级标准和分段线性模型对健康状况进行定量评估，所得到的结果是一个得分。根据说明书的记载，该申请的目的是建立基于正态分布的分段线性拟合健康评估模型，使用户对自己的健康状况有一个量化的了解，从而更好地指导用户健康生活，提高用户的生活品质。由于该方法得到的结果只是关于健康的一个量化得分，方法步骤中并未将该得分值与任何疾病直接关联起来，因此该方法不用于诊断具体的疾病，不属于疾病的诊断方法。

【案例 3 –2】

相关权利要求：

一种云安康服务平台的大数据处理方法，其特征在于，包括：

接收及存储穿戴者个人信息及综合信息，以及智能穿戴设备上传的穿戴者的安全健康记录数据；

对所述安全健康记录数据进行大数据分析，得到具有样本实测数据支撑的标准数据参考库；

根据穿戴者个人信息及综合信息、安全健康记录数据以及标准数据参考库，通过专业的推理机制得出健康评测结果；

存储所述健康评测结果。

【案例分析】

在该案例中，权利要求请求保护一种大数据处理方法，该方法接收由穿戴设备上传的穿戴者的健康记录数据，并且对该健康记录数据进行大数据分析，得到健康评测结果。根据说明书的记载，该申请的大数据处理方法可以实现安康预警阈值的个性化、合理化，有效降低误报率、漏报率，并且通过对穿戴者的个人信息、综合信息以及安全健康记录数据进行大数据分析，可提高专家系统模块所提供的健康评估、诊断报告、保健方案、治疗方案的科学性、准确性和普适性。该方法通过对个人的健康数据进行分析得到健康评测结果，由此可见，该方法以有生命的人体为对象，能够获得与健康状况有关的诊断结果，属于疾病的诊断方法。

可以将【案例 3 - 1】和【案例 3 - 2】做一个比较。两者所要保护的方法从主题名称来看，前者为"健康评估方法"，后者为"大数据处理方法"，看起来前者比后者更有可能涉及健康状况的诊断。但是，【案例 3 - 1】的方法最终获得的是一个得分值，没有将该得分值与任何疾病的诊断结果或者人体的健康状况直接关联；【案例 3 - 2】的最终目标很明确，就是得出健康评测结果。因此，尽管两种方法实际上都是数据处理方法，但后者是诊断方法，前者不是。

2. 涉及基于案例的医学专家系统的方法

【案例 3 - 3】

相关权利要求：

一种类似病例检索方法，从病例数据库中检索包含有与成为读片对象的医用图像类似的医用图像的病例数据，所述病例数据库中蓄积了多个包含有医用图像和读片报告的病例数据，所述读片报告是记载了对该医用图像进行读片后的结果的文本数据，该类似病例检索方法包括：

图像特征提取步骤，从读片对象图像中提取多个图像特征量，所述读片对象图像是成为读片对象的医用图像；

读片项目一致性算出步骤，根据第一读片知识，算出在所述图像特征提取步骤所提取的多个图像特征量针对每个读片项目的一致性，所述第一读片知识是示出，针对任意的读片项目，根据从与包含有所述读片项目的读片报告相对应的医用图像中提取的多个图像特征量而算出的、每种图像特征量的值的存在范围的信息，所述任意的读片项目是对医用图像的特征进行言语化后的字符串；

读片项目候补显示步骤，显示在所述读片项目一致性算出步骤算出的一致性比规定阈值大的读片项目，或者显示从一致性大的读片项目开始规定个数的读片项目；

读片项目选择步骤，使用户从在所述读片项目候补显示步骤显示的读片项目之中，选择读片项目；

权重决定步骤，针对从医用图像中提取的各个图像特征量、与从针对所述医用图像的读片报告中提取的各个读片项目之间的关联性，根据预先决定的第二读片知识，按照在所述图像特征提取步骤提取的每个图像特征量来决定权重，在该图像特征量与在所述读片项目选择步骤所选择的读片项目之间的关联性越高的情况下，就越决定值大的权重；以及

类似病例检索步骤，以在所述权重决定步骤决定的每个图像特征量的权重，对在所述图像特征提取步骤所提取的所述多个图像特征量，与从被登记在病例数据库中的病例数据所包含的医用图像中提取的多个图像特征量进行加权，并进行比较，从而从所述病例数据库中检索包含有与所述读片对象图像类似的医用图像的病例数据。

【案例分析】

在该案例中，权利要求请求保护一种类似病例检索方法，该方法在病例数据库（即专家数据库）中检索包含有与成为读片对象的医用图像类似的医用图像的病例数据。根据说明书的记载，该申请的目的是从众多的读片项目中，严格选出与从读片对象图像中提取的图像特征量相关的读片项目并进行显示，因而对于类似病例检索装置的用户而言，读片项目的把握以及选择变得更容易。从该方法的各步骤来看，其目的是如何在病例数据库中检索类似的病例，发明点在于如何通过图像特征的提取更有效地检索类似病例，检索得到的结果是一系列类似的相关病例，尽管这些类似病例可以用于帮助类似疾病的诊断，但其本身不能直接获得患者的疾病诊断结果或健康状况，因此该方法不属于疾病的诊断方法。

【案例 3－4】

相关权利要求：参见本章第 3.2.1 节。

【案例分析】

在该案例中，权利要求请求保护一种识别任何存在的处于风险的健康状况的方法，该方法通过计算机获得医学数据，基于医学知识库分析医学数据是否正常，从而识别个人的任何的处于风险的健康状况。根据说明书的记载，该申请的目的是提供对慢性病的监视和管理，系统收集个人健康信息和医疗记录数据，并且对信息进行分析，根据可利用的数据给出类似于医生的建议，其中建议可以包括计算机产生的建议和/或由参与的第三方输入的建议。该方法的目的是获得个人处于风险的健康状况，并且该方法中也包括得到健康状况的具体步骤，由此可见，该方法是以有生命的人体为对象，能够获得与健康状况相关的诊断结果，因此属于疾病的诊断方法。

3. 涉及基于神经网络模型的医学专家系统的方法

【案例 3－5】

相关权利要求：

一种心电信号中 P 波识别方法，其特征在于，包括：

S1. 获取原始心电信号，并标记原始心电信号中 P 波的位置；

S2. 采用滑动切分将原始心电信号切分为多条等长的小片段，并对所述小片段进行标记数值设置；

S3. 构建深度神经网络模型，并输入标记数值设置后的小片段对深度神经网络模型

进行训练，得到目标深度神经网络模型；

S4. 将测试心电信号输入目标深度神经网络模型中，输出测试心电信号中 P 波的位置。

【案例分析】

在该案例中，权利要求请求保护一种心电信号中 P 波识别方法，该方法通过构建深度神经网络模型，将测试心电信号输入目标深度神经网络模型中来获得测试心电信号中 P 波的位置。根据说明书的记载，该方法的目的是提高心电信号中 P 波识别的精度。在心电领域中，P 波的位置并不与具体的心脏疾病直接相关，而仅仅是在诊断疾病中需要考量的中间结果。由于通过该方法所获得的 P 波的位置并不能直接得到疾病的诊断结果，因此该方法不属于疾病的诊断方法。

【案例 3 - 6】

相关权利要求：

一种基于目标检测与迁移学习的皮肤病辅助诊断方法，其特征在于，所述方法包括：

采集皮肤图像信息，并对采集到的皮肤图像进行标注及预处理，获取对应的图像数据集；

将所述图像数据集输入智能诊断模型的特征提取网络中，获取与所述图像数据集中图像对应的特征图像；

将所述特征图像输入所述智能诊断模型的区域候选网络中，基于所述区域候选网络确定所述特征图像的候选区域；

将所述特征图像和所述候选区域共同输入所述智能诊断模型的池化层，提取所述候选区域特征图；

基于所述候选区域特征图，通过所述智能诊断模型的全连接层输出所述候选区域的皮肤病类别及概率。

【案例分析】

在该案例中，权利要求请求保护一种基于目标检测与迁移学习的皮肤病辅助诊断方法，该方法采集皮肤图像信息，将其输入智能诊断模型中，进而得到皮肤病类别及概率。根据说明书的记载，该基于目标检测与迁移学习的皮肤病辅助诊断方法，能够利用卷积神经网络、迁移学习策略和数据扩增技术有效地挖掘皮肤图像信息，学习黑色素瘤、带状疱疹、湿疹、表皮内水疱、痤疮、荨麻疹、牛皮癣等多种常见皮肤疾病的特征，结合目标检测技术实现对不同环境下采集到的图像中不同种类、不同区域的皮肤疾病的一站式检测，提供跨平台、跨终端的智能检测系统，极大地丰富了使用场景，为医生的诊断和患者的自诊提供了便利。由此可见，该方法以有生命的人体为对象，能够获得疾病的具体诊断结果，因此属于疾病的诊断方法。

3.4.2 一般智能监护方法

1. "24 小时的守护"——对特殊人群的智能监护方法

【案例 3 – 7】

相关权利要求：参见本章第 3.2.1 节。

【案例分析】

该案例请求保护一种癫痫检测方法。基于现有技术中的医学知识可知，癫痫是重大神经精神疾病之一，发作类型多种多样。1981 年国际抗癫痫联盟（ILAE）提出的"癫痫发作国际分类"主要以发作期症状描述为基础，并结合脑电图特点，将癫痫发作分为两大类：部分性发作和全面性发作。全面性发作可分为强直 – 阵挛、强直、阵挛、失神、肌阵挛和失张力发作。❶ 全面强直 – 阵挛发作是严重威胁人类生命安全的一种癫痫类型，它会增加患者受伤的风险，甚至能可引发猝死。由此可见，全面强直 – 阵挛发作是癫痫这一疾病的一种病情状态。

对该案例的技术方案进行分析可知，其首先通过检测患者佩戴的手环中的三轴无线加速度传感器来监测癫痫患者的加速度数据，经过一系列数据处理后建立该患者癫痫全面强直 – 阵挛发作运动轨迹模型，而后进行日常监测和分析，对比受试患者运动轨迹模型与其癫痫发作运动轨迹模型的相似度，进而辨别受试患者是假性发作还是癫痫全面强直 – 阵挛发作。因此，该方法是以有生命的人体为实施对象，以得出癫痫的病情状态这一诊断结果为直接目的，因而该方法属于疾病的诊断方法。

另外，尽管该方法还包括在确定癫痫全面强直 – 阵挛发作时发出声和/或光报警，但通常不认为这种干预操作是一种治疗性处置。因为该方法整体来看不具有治疗目的和治疗性质，因而不属于疾病的治疗方法。

【案例 3 – 8】

相关权利要求：参见本章第 3.2.4 节。

【案例分析】

由权利要求的内容来看，该案例请求保护一种无线医疗监护方法，所针对的人群是身处医院中的患者，通过实时采集患者的人体生理数据并利用其就诊信息中的历史数据进行综合分析，根据分析结果判断病情是否异常。可见，该方法是对已患病的人的病情是否发生异常进行判断，所得出的是病情状况，其通常被认为是一种诊断结论。因此，该方法是以有生命的人体为实施对象，以得出患者的病情状态这一诊断结果为直接目的，属于疾病的诊断方法。

与【案例 3 – 7】类似，【案例 3 – 8】中的方法包括报警操作，该操作通常不被认为是治疗性处置，因此该方法不属于疾病的治疗方法。

【案例 3 – 9】

相关权利要求：

---

❶ 宫化芬. 现代儿科诊疗实践［M］. 长春：吉林科学技术出版社，2019.

1：一种基于互联网的远程诊疗监护方法，其包括架设于互联网上的网络服务平台，通过互联网及网络服务平台连接医生与患者；患者通过专用的监护探头获取相关数据，患者监护数据由相关监护探头检测并记录后，首先通过有线或短距离无线方式将相关数据发送给移动多媒体终端，由移动多媒体终端通过互联网发送到网络服务平台上，再由网络服务平台推送给指定的专业医生，由专业医生来进行分析和判断，然后医生及时将分析判断的结果发回网络服务平台，最后网络服务平台再将结果发送给患者。

【案例分析】

该案例所要保护的技术方案属于比较典型的远程智能监护方法，具体地，通过监护探头获取对象的相关生理参数，由网络推送给指定的专业医生，由专业医生进行分析和判断。在权利要求中，并未明确限定分析和判断的结果是什么，所以难以判断其所得出的结论是不是诊断结论，经查阅说明书，发现该方法中专业医生所给出的分析和判断可能包括心脏病、中风等诊断结果，因此可见，专业医生所执行的分析和判断过程有可能具有诊断意义，那么从这个角度来看，该方法宜被认定以有生命的人体为实施对象，以得出疾病的诊断结果为直接目的，因而属于疾病的诊断方法。

结合【案例 3 - 8】和【案例 3 - 9】，无论是针对患者的分析结果，还是由专业医生给出的分析结果，都并非一定是疾病的诊断结果，仍需要综合考虑技术方案的整体，必要时应结合说明书的内容进行客观判断。

【案例 3 - 10】

相关权利要求：

8：一种佩戴于额头的微型智能健康监护系统的监护方法，其特征在于，包括以下步骤：

利用固定部件将微型智能健康监护系统固定于用户的额头；

生理传感器从用户额头获取需要的生理信号；

运用中央处理模块来进行系统控制和实时信号处理，利用所述用户的生理信号，通过医学专家知识库和用户健康历史分析判断出用户的健康信息，并控制将所述用户的生理信号和对应的用户的健康信息储存或者传输；

将所述健康信息传输至移动终端；

移动终端实时监控用户的健康状况，当健康状况达到设定的不良范围时，将当前的健康状况发送到医院的监控中心或者自动拨通医院的急救电话。

【案例分析】

该案例所要保护的方法中，首先从用户处采集生理信号，然后分析判断出用户的健康信息，移动终端基于该健康信息实时监控用户的健康状况，当达到设定的不良范围时，将当前的健康状况发送到医院的监控中心或者自动拨通医院的急救电话。可见，该方法最终得到的是用户的健康状况处于不良范围的结论，根据说明书的记载，通过对佩戴者健康状况的评估，可以探测到早期健康隐患。该方法以有生命的人体为实施对象，以得出健康状况为直接目的，属于疾病的诊断方法。

另外，该案例的方法中包含将当前的健康状况发送到医院的监控中心或者自动拨通医院的急救电话的步骤，这些步骤通常不被认为具有治疗性质和治疗目的，因而该方法不属于疾病的治疗方法。

【案例 3 – 11】

相关权利要求：

10. 一种基于可穿戴智能绷带的监测方法，其特征在于，包括以下步骤：

S1. 可穿戴智能绷带收集人体多维体征数据，使用心电传感器、咳嗽传感器、温湿度传感器以及加速度传感器收集人体的多维体征数据；

S2. 可穿戴智能绷带通过蓝牙通信模块，将收集到的人体的体温、咳嗽、呼吸、排汗的体征数据传输到配对的疫情监测终端；

S3. 通过相应的检测算法对收集到的人体多维体征数据进行计算，以此检测人体的体温、咳嗽、呼吸、排汗生理参数；

S4. 疫情监测终端通过患者诊断模块，结合状态判断模块的输出，将体征数据与正常阈值进行比较、分析并判断个体的感染状态；如果各项体征数据在正常区间内，继续进行实时监控；当个体的体征数据超出正常范围时，表示个体出现感染症状，则该穿戴者被判断为疑似感染者，并向个人监测终端发出提示。

【案例分析】

权利要求所要保护的方法是智能监护方法在诸如新冠肺炎等具有传染性的场景中的典型应用。具体来说，该方法通过可穿戴设备收集人的体征数据，而后通过监测终端进行分析来判断个体的感染状态。从权利要求的内容来看，所述感染状态指的是判断其是否为疑似感染者。一般来说，疑似感染者是指怀疑被感染但还不确定是否真正被感染的群体，也就是说，该方法得出的最终结果并不是一个确定的结论，因而该结果不被认为是一种诊断结论，那么该方法不属于疾病的诊断方法。

对比【案例 3 – 10】和【案例 3 – 11】保护的方法，前者得出的可能是早期健康隐患信息，也就是说，此时被检测者还不一定有健康问题；后者得出的是一个疑似结论，被检测者也不一定有健康问题。但为何两者的客体判断结果却截然相反呢？原因在于，【案例 3 – 10】保护的方法所确定的结论意味着该个体的当前身体状况处于"具有患病风险"的状况，也就说，该方法针对该个体的健康状况给出了一个确切的结论；而【案例 3 – 11】保护的方法所确定的结论意味着该个体有可能被感染，但实际上也有可能没有被感染，该方法针对个体的健康状况或疾病并未给出确切的结论。

【案例 3 – 12】

相关权利要求：

1. 一种监控人体疲劳的方法，其特征在于，所述方法包括：

当智能手环监测到用户肢体进入预设状态时，所述智能手环获取所述用户肢体处于所述预设状态的时间长度值；

所述智能手环判断所述时间长度值是否满足预设条件；

当所述智能手环判断所述时间长度值满足预设条件时，所述智能手环输出预置的疲劳提示信息。

【案例分析】

该方法虽然涉及对人体状态进行监测，但由于通常来讲"疲劳"并不被认为是一种疾病，因而该方法并非以得出疾病诊断结果或健康状况为直接目的，不属于疾病的诊断方法。

2. "防患于未然"——超过阈值自动执行操作的方法

【案例 3 – 13】

相关权利要求：

1. 一种基于护腰腰带的控制方法，所述护腰腰带包括腰带本体，以及可收纳或弹出腰带本体设置的安全气囊，其特征在于，腰带本体、手环和鞋构成检测系统，云端预设有用于识别跌倒姿态的跌倒姿态识别模型，所述控制方法包括步骤：采集检测系统各模块的角速度数据和腰带本体的加速度数据；根据采集的加速度数据，获取用户的运动状态；结合检测系统的各模块的角速度数据进行边缘计算及综合判断，将获取的运动状态划分为运动细分环节，并获取运动细分环节的跌倒姿态数据；在腰带本体上根据获取的跌倒姿态数据与云端的跌倒姿态识别模型，判断跌倒状态；在判断为跌倒时控制弹出安全气囊。

【案例分析】

该方法首先识别跌倒姿态，而后在判断为跌倒时控制弹出安全气囊。首先，跌倒并不属于疾病的范畴，因此识别跌倒姿态的过程不属于疾病的诊断方法。其次，弹出气囊的步骤尽管可在一定程度上避免使用者受伤，但该步骤并不对任何疾病具有治疗目的和治疗性质，因此该方法也不属于疾病的治疗方法。

【案例 3 – 14】

相关权利要求：

6. 采用权利要求 1 所述的基于穴位电刺激的驾驶疲劳的检测缓解系统进行驾驶疲劳的检测缓解方法，其特征在于，包括如下步骤：

步骤 1：脑电采集装置实时采集驾驶员在驾驶过程中的脑电信号；

步骤 2：将采集到的驾驶员脑电信号传输至上位机；

步骤 3：上位机提取脑电信号中的快波频段信号和慢波频段信号，计算快波平均功率谱和慢波平均功率谱的比值，根据该比值的降低幅度判断驾驶员的驾驶状态，并将该驾驶状态数据输出至下位机；

步骤 3.1：对采集的驾驶员脑电信号进行小波包变换，提取脑电信号中的快波频段信号和慢波频段信号；

步骤 3.2：对驾驶员开始驾车前十分钟的脑电疲劳指数，即快波频段信号的平均功率谱和慢波频段信号的平均功率谱的比值，该脑电疲劳指数作为驾驶员非疲劳状态的脑电疲劳指数；

步骤 3.3：实时计算驾驶员的当前脑电疲劳指数，并根据当前脑电疲劳指数相对于非疲劳状态的脑电疲劳指数的下降幅度判断驾驶员的驾驶状态：若下降幅度 < 20%，

则驾驶员处于正常驾驶状态，此时返回步骤1；若20%≤下降幅度<30%，则驾驶员处于轻度疲劳驾驶状态；若30%≤下降幅度<50%，则驾驶员处于严重疲劳驾驶状态；若下降幅度≥50%，则驾驶员处于极度疲劳状态；

步骤3.4：将驾驶员的驾驶状态数据传输至下位机；

步骤4：下位机根据驾驶状态数据控制电刺激仪启动并进入相应工作模式：若驾驶员处于轻度疲劳驾驶状态，则进入低强度刺激的工作模式；若驾驶员处于严重疲劳驾驶状态，则进入高强度刺激的工作模式；若驾驶员处于极度疲劳驾驶状态，则进入报警工作模式，提示驾驶员停止驾车。

【案例分析】

该方法首先识别驾驶员的疲劳驾驶状态，根据疲劳程度，采取不同强度的刺激或报警。由于驾驶疲劳一般是由于长时间驾驶产生的，并不属于一种疾病，因此识别疲劳状态及其程度的过程不属于疾病的诊断方法。同时，后续进行刺激使驾驶员保持清醒，或报警提示其停止驾车的操作也都没有显现出任何治疗目的和治疗性质，因此该方法也不属于疾病的治疗方法。

3. "该出手时就出手"——对正在接受持续治疗的患者的智能监护方法

【案例 3-15】

相关权利要求：

13. 一种确定平均肺动脉压（MPAP）的方法，包括：a) 感测心脏心室内的压力；b) 感测心脏的心电图（EGM）信号；和 c) 使用感测的压力和 EGM 信号导出 MPAP。

19. 如权利要求 13 所述的方法，还包括基于所述 MPAP 递送治疗。

20. 如权利要求 19 所述的方法，还包括递送生物活性剂。

21. 如权利要求 19 所述的方法，其特征在于，还包括递送心脏再同步治疗。

22. 如权利要求 21 所述的方法，还包括基于所述 MPAP 修改所述心脏再同步治疗的定时参数。

【案例分析】

首先，在说明书中记载了：平均肺动脉压（MPAP）是心血管健康的重要指标。例如，某些疾病的控制取决于肺血管阻力的准确指示，其是使用平均肺动脉（PA）压力来确定的。MPAP 也被用作右心室工作负荷的一般指示器，因此可以用于诊断和监测心力衰竭。同时，基于说明书的内容能够确定，具体使用植入的压力传感器来感测右心室和/或左心室内的压力，所采用的系统包括在诸如起搏器、心脏复律器/除颤器、药物递送装置或用于向患者递送治疗的另一类型的装置之类的可植入装置中，导出的 MPAP 值可用于控制治疗递送。

权利要求 13 请求保护的是确定 MPAP 的方法，尽管根据说明书的内容能够确定 MPAP 可以指示右心室工作负荷，可用于诊断和监测心力衰竭，但其本身并不是一种疾病，而且就目前掌握的信息来看，仅由 MPAP 本身并不能直接获得心力衰竭等任何一种心脏疾病的结论。因此，权利要求 13 不被认为是一种疾病的诊断方法。

权利要求 19~22 进一步限定了基于 MPAP 递送治疗物质的操作，很明显，该操作属于治疗性处置，因此权利要求 19 ~ 21 所要保护的方法具有治疗目的和治疗性质，属于疾病的治疗方法。

【案例 3 – 16】

相关权利要求：

12. 一种用于调整个人的血糖水平的方法，所述方法包括以下步骤：

EEG 监测器采样 EEG 信号以自动监测血糖水平，

在所述 EEG 监测器与胰岛素递送装置之间建立无线通信链路，

布置所述 EEG 信号处理器以分析由所述 EEG 监测器采样的 EEG 信号，以便识别低血糖症的即将发作，

将所述 EEG 监测器配置为如果识别低血糖症的即将发作，则向所述胰岛素递送装置提交警告信号，所述警告消息将致使所述胰岛素递送装置在预定时间段内限制胰岛素递送，以及

在识别低血糖症即将发作的情况下，向所述个人或护理者提供警告。

【案例分析】

从整体来看，权利要求 12 请求保护的实际上是一种向患者递送胰岛素的方法。具体地，在患者佩戴胰岛素递送装置的情况下，通过监测 EEG 信号识别低血糖症是否即将发作，在判断即将发作时，控制胰岛素递送装置在预定时间段内限制胰岛素递送。通常来说，向患者递送胰岛素的过程被认为是一种治疗操作，因此从整体来看，该方法始终伴随胰岛素递送这一治疗行为，并对治疗过程进行监测和干预，其实质上属于治疗过程的一个环节，因而属于疾病的治疗方法。

3.4.3　睡眠智能监护方法

1. "睡得好吗?" ——确定睡眠状态的睡眠监护方法

【案例 3 – 17】

相关权利要求：

8. 一种用如权利要求 1 所述的无拘束、非察觉性的睡眠障碍测量装置实现的测量方法，其特征在于，所述的方法包括以下步骤：

（1）通过拾音器获取测试者的睡眠声音信号，并去除背景噪声，存储到数据存储器中；

（2）根据鼾声诊断标准中的四个条件：1）声音信号 Tsnore 符合一般鼾声持续时间的范围；2）声音信号 Tno - snore 符合一般鼾声间隔时间的范围；3）Tsnore + Tno - snore 符合一般一个呼吸周期范围；4）符合上述特征的声音信号要重复出现，判断从拾音器获取的睡眠声音信号数据是否符合以上四个条件，如果符合，判断为打鼾声音；

（3）根据所述的声音数据，统计鼾声的次数，判断鼾声次数是否大于阈值 Ksnore，如大于阈值 Ksnore，判断为浅睡眠；否则，再次统计鼾声的次数；

（4）判断为浅睡眠后，在睡眠期间内，判断每个鼾声间隔时间 Tno - snore 是否超过呼吸暂停时间阈值；

（5）统计每小时内和睡眠期间内，所发生的呼吸暂停事件的次数；

（6）判断所述的统计值是否符合睡眠呼吸暂停综合征的判断标准，所述的睡眠呼吸暂停综合征的判断标准为每小时的睡眠中有 5 次或以上超过时间阈值的呼吸暂停事件，或者晚上睡眠中有 30 次呼吸暂停事件；如符合判断标准，确定为睡眠呼吸暂停综合征。

【案例分析】

整体来看，该权利要求所要保护的实际上是一种睡眠监测方法，具体通过识别鼾声、统计鼾声次数，并统计单位时间内呼吸暂停事件的次数来判断是否为睡眠呼吸暂停综合征。如前所述，睡眠呼吸暂停综合征通常被认为是一种疾病，因此该方法是以有生命的人体为实施对象，以得出疾病的诊断结果为直接目的，因而属于疾病的诊断方法。

【案例 3－18】

相关权利要求：

5. 一种监测人体睡眠状况的方法，其特征在于，具体步骤如下：

1）处理器对数据处理单元采集到的相邻两段脑电信号进行时频分析；

2）按照设定频率范围对两段频域信号进行选择，计算两段频域信号的距离值，并将该距离值作为特征，利用高斯模型进行假设检验以判断当前脑电信号是否产生异常，若确认发生异常，则进入步骤3），若否，重新进入步骤1）；

3）将从开始监测至异常脑电信号发现后的所有数据通过通信设备发送至远程诊断终端，再由医务人员根据异常脑电信号进行病因分析。

【案例分析】

该权利要求所要保护的是一种监测人体睡眠状况的方法，其中包括将数据发送至远程诊断终端，由医务人员根据异常脑电信号进行病因分析和/或提供救治方案的过程。"病因分析"通常被认为是确定病因或病灶的过程，那么基于诊断方法的定义来看，权利要求 5 所要保护的方法属于疾病的诊断方法。

【案例 3－18】也从侧面提示了智能监护方法并不完全排除医务人员的参与，一些智能监护方法由智能机器完成前期的数据采集、处理和初步分析，由医务人员基于初步分析结果进行最终的病因、病灶诊断，这类方法通常来讲都落入疾病诊断方法的范围。

【案例 3－19】

相关权利要求：

1. 一种基于脑电信号的睡眠状态监测方法，其特征在于，该方法包括以下步骤：

（1）结合多导睡眠监护仪，获取原始脑电信号：用多导睡眠监护仪记录监护者从入睡到醒来的连续脑电数据，采样频率为 256Hz；采集得到睡眠脑电样本，记录被试者由清醒到深度睡眠整个过程中的脑电信号；采集不同性别、不同年龄层的实验者的数据，建立睡眠脑电数据仓库；

（2）采用时频域方法和非线性动力学分析方法对睡眠脑电数据仓库中的睡眠脑电信号进行睡眠深度特征参数提取，待提取的特征参数包括时频域参数、非线性动力学参数和非线性混沌参数；

（3）对提取得到的特征参数做信息融合处理，以期得到能反映麻醉程度指标的量化方法；采用统计学的方法，在大量样本集合的验证下，确定最优模型来量化睡眠深度指数计算模型；该模型的输入为样本的睡眠深度特征参数，输出为 0 到 100 的连续无标度睡眠深度指数；

（4）根据上步计算得到的连续的睡眠深度指数，按照 R&K 睡眠 EEG 分期规则，根据睡眠深度指数与睡眠状态的关系进行睡眠阶段的分级。

【案例分析】

该权利要求所要保护的虽然也是一种睡眠监测方法，但其最终计算分析得到的是睡眠阶段的分级，而基于普通医学常识，睡眠阶段、睡眠深度通常都不被认为是一种疾病，因此该方法并非以得出疾病的诊断结果为直接目的，不属于疾病的诊断方法。

2. "快醒醒！"——中断不良睡眠状态的睡眠监护方法

【案例 3 - 20】

相关权利要求：

1. 一种正压通气治疗机的压力调整方法，其特征在于，包括：

监测患者的体位是否发生了变化；

监测到所述患者的体位发生变化时，生成体位变化信息；

实时获取所述患者的呼吸状态信息；

根据所述呼吸状态信息，判断所述患者是否发生睡眠呼吸事件；

判断出所述患者发生了睡眠呼吸事件时，增加正压通气治疗机的输出压力；

判断出所述患者未发生睡眠呼吸事件时，维持正压通气治疗机的输出压力。

【案例分析】

该权利要求请求保护一种正压通气治疗机的压力调整方法，通过对患者状态（案例中的体位变化信息）进行监测，根据患者体位的变化及时地自动调整正压通气治疗机输出的治疗压力。权利要求中具体限定了"判断出所述患者发生了睡眠呼吸事件时，增加正压通气治疗机的输出压力；判断出所述患者未发生睡眠呼吸事件时，维持正压通气治疗机的输出压力"，由此首先能够确定该方法的对象是使用正压通气治疗机的患者。同时，该权利要求中包括"判断出所述患者发生了睡眠呼吸事件"，根据说明书记载的内容能够确定，这里的睡眠呼吸事件是指呼吸暂停和低通气。由于睡眠呼吸暂停通常被认为是一种疾病，因此该方法是以有生命的人体为对象，以获得疾病诊断结果为直接目的，属于疾病的诊断方法。

并且该权利要求中还包括根据是否发生睡眠呼吸事件而增加或维持正压通气治疗机的输出压力的步骤，结合该案例说明书的内容可知，持续正压通气通常被认为是治疗睡眠呼吸暂停低通气综合征的非手术治疗手段，其治疗原理是通过对患者的上气道施加一个适当的、持续的气体压力来解除或缓解其呼吸暂停和低通气症状，因而可以判断，对睡眠呼吸暂停综合征患者进行正压通气属于一种阻断、缓解病灶的过程。该压力调整方法包含在整个正压通气治疗过程之中，属于治疗过程的一个环节，而且调整输出压力的步骤也在实质上影响着治疗效果，因而总体来看，该方法也属于疾病的治疗方法。

【案例 3 - 21】

相关权利要求的内容参见本章第 3.2.5 节。

【案例分析】

权利要求 8 从主题名称来看就是一种检测呼吸睡眠暂停综合征的方法，而且具体限定内容部分也明确包含了确定是否发生睡眠呼吸暂停的步骤，因此该方法属于疾病的诊断方法。

另外，尽管该方法在确定发生睡眠呼吸暂停之后还会执行控制马达的操作，但马达振动仅能使用户改变睡觉姿势从而暂时从睡眠呼吸暂停中恢复过来，并未阻断、缓解或者消除睡眠呼吸暂停的病因或病灶，因此不属于疾病的治疗方法。

【案例 3 - 22】

相关权利要求：

1. 一种终止劣质睡眠的方法，其特征在于，包括：

周期性接收使用者佩戴的智能穿戴终端按照第一频率监测并发送的基础睡眠监控数据并实时分析所接收的基础睡眠监控数据以确定该使用者是否进入深度睡眠期；

当确定该使用者已经进入深度睡眠期时，向所述智能穿戴终端发送第一控制指令以调整监控频率和监控指标而使得所述智能穿戴终端按照第二频率监测并发送深度睡眠监控数据，周期性接收所述智能穿戴终端发送的深度睡眠监控数据并且实时分析所接收的深度睡眠监控数据以确定该使用者当前是否处于劣质睡眠状态，所述第二频率大于所述第一频率；

当确定所述使用者当前处于劣质睡眠状态时，向所述智能穿戴终端发送第二控制指令以使所述智能穿戴终端发出人类可感知信号来唤醒该使用者以终止劣质睡眠。

【案例分析】

该权利要求请求保护的是一种终止劣质睡眠的方法，通过对患者状态（案例中为深度睡眠监控数据）进行监测，当确定所述使用者当前处于劣质睡眠状态时，发出信号来唤醒该使用者以终止劣质睡眠。根据说明书的内容可知，此处所说的劣质睡眠是指噩梦的发生、"睡眠瘫痪"（俗称"鬼压床"）等。而这种噩梦、梦魇属于一种生理现象，通常不被认为是一种疾病。因而，该方法不是以获得疾病诊断结果或健康状况为直接目的，不属于疾病的诊断方法。相应地，终止这种非病态的劣质睡眠也不被认为具有治疗性质和治疗目的，因此该方法也不属于疾病的治疗方法。

上述案例表明，并非所有的睡眠监护方法都属于疾病的诊断方法或治疗方法，这主要取决于该方法所监测的用户状态是一种疾病状态还是一般的睡眠生理状态。例如，如果用户状态是由器质性的异常或缺陷引起的并且可能影响用户的整体健康水平，那么这种状态通常被认为是疾病状态，对这种状态的确定往往具有诊断意义。如果用户状态是由于暂时的精神原因、身体疲劳或者环境因素引起的且与用户的整体健康水平不必然关联，则对于这种状态的确定以及后续所采取的措施往往并不具有诊断和治疗意义。

第4章 医疗机器人相关方法的客体审查实践

随着科学技术的发展，机器人技术正逐步进入医疗领域，为病人提供全方位的服务。医疗机器人种类很多，按照用途分类，有临床医用机器人、护理机器人、医用教学机器人和为残疾人服务的机器人等。其中，既有大到占据整个手术室、对患者实施手术的手术机器人，也有小如胶囊、深入人体内部获取患者胃肠道信息的胶囊内镜机器人。

医疗机器人是集多种现代高科技手段于一身的融合体，胶囊内窥镜和手术机器人是其中研究热度较高的两个分支，因此有关这两个分支的专利申请数量庞大，且呈逐年上升的趋势。有关胶囊内窥镜和手术机器人的很多专利申请技术方案是以方法权利要求的形式寻求专利权保护的，这些方法权利要求大多涉及手术规划、手术导航、信息处理以及智能控制等相关操作，而这些操作往往发生在胶囊内窥镜在体内运行或者手术机器人在人体上进行手术的过程之中，因而，这些方法权利要求有可能与外科手术过程密切相关。而外科手术方法，无论是治疗目的的还是非治疗目的的，都不属于专利法保护的客体。因此，在对这些可能与外科手术过程密切相关的方法权利要求进行审查时，需要考虑其客体问题。

本章以胶囊内窥镜和手术机器人为主要研究对象，简要介绍这两种医疗机器人的相关技术，探讨与这两种医疗机器人相关的典型方法权利要求的客体问题，以期得出专利审查实践中这些方法是否属于专利权保护客体，尤其是是否属于外科手术方法的结论。

4.1 涉及胶囊内窥镜的方法

4.1.1 胶囊内窥镜技术概述

胶囊内窥镜（Capsule Endoscopy），又称医用无线内镜或胶囊内镜，其外观类似于一粒普通的胶囊，患者只需吞服下胶囊内窥镜，并保证在 12 小时内不进食，胶囊内窥镜便可借助胃肠道的消化蠕动来运动，直到从肛门排出患者体外。胶囊内窥镜在人体内运动的过程中，会拍摄出患者整个消化系统的图像并通过无线方式发送到体外的图像记录仪内，医生在影像工作站通过观察记录的照片分析、了解患者消化道情况。借助胶囊内窥镜，肠道疾病的诊断有了有效的影像学依据。

2001 年，以色列基文成像公司推出了临床无线内窥镜 M2A（Mouth – to – Anus），这是一个长 30mm、直径 11mm、可以连续工作 8 小时的胶囊内窥镜，是世界上第一款胶囊内窥镜系统。同年，日本的 RF System Lab 也研制出名为 Norika 3 的胶囊内窥镜系统，其首次提出采用无线电能感应的供电方式、可调焦镜头以及可控地在人体消化道内推进的技术，在胶囊内窥镜技术的发展上迈出了一大步。❶ 自此，胶囊内窥镜技术的研发在全世界范围内广泛展开，我国的重庆金山科技公司也于 2004 年 6 月研制出国内首款胶囊内窥镜。

典型的胶囊内窥镜由六个基本部分组成：图像传感器、透镜、光源、电池、无线传输模块和外壳，如图 4-1 所示。光源一般采用发光二极管，用于胶囊内窥镜在患者消化道内行进过程中的照明；透镜将消化道内壁反射的照明光线汇聚于图像传感器上，图像传感器将接收到的图像转换为电信号，无线传输模块将电信号通过无线方式传输到体外。

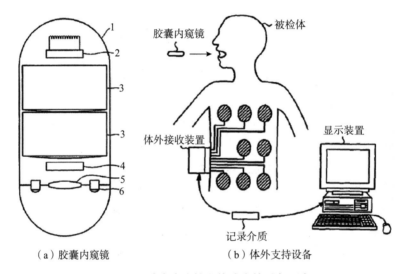

（a）胶囊内窥镜　　　　　　　（b）体外支持设备

图 4-1　胶囊内窥镜和体外支持设备示意

1—外壳　2—无线传输模块　3—电池　4—图像传感器　5—透镜　6—光源

胶囊内窥镜的应用还需要配套的体外支持设备，一般包括体外接收装置、记录介质和显示装置。胶囊内窥镜被导入人体后，拍摄消化道内的图像并以无线的方式发送图像信号；体外接收装置通过穿戴在人体表面的天线阵列接收图像信号，并进行接收处理；记录介质记录并传输图像信号；显示装置除了具有显示功能外，还可以包括图像工作站，用于对接收到的大量图像数据进行后处理和筛选，以供临床医师使用。

胶囊内窥镜是集图像处理技术、无线通信技术、微电子技术与生物医学等多学科、多门类技术为一体的微机电系统（MEMS），自 1994 年开始出现相关的专利申请以来，胶囊内窥镜的相关研究持续推进，特别是近十五年其专利申请量迅猛增长。胶囊内窥镜专利申请涉及的技术方向包括电池供电、胶囊的定位和驱动、图像智能识别以及配

---

❶ 张清楠. 胶囊内窥镜领域中国专利申请态势分析 [N]. 中国知识产权报，2013-07-31（007）.

合治疗等。除了传统的影像功能，胶囊内窥镜目前又进一步开发出取活检、自主爬行、定点施药等功能。

4.1.2　胶囊内窥镜与外科手术方法的关联

很多涉及胶囊内窥镜的专利申请以方法权利要求的形式寻求保护，在这些方法中，有两类明显不属于可授权客体：一类是借助胶囊内窥镜进行给药治疗的方法，其显然具有治疗目的，因而属于《专利法》第 25 条第 1 款第（三）项规定的疾病的治疗方法；另一类是借助胶囊内窥镜采集组织样本的方法，因为涉及明显的组织创伤，所以属于外科手术方法的范畴。除此之外，还有一些方法权利要求涉及位于体内的胶囊内窥镜的控制方法或工作方法，尽管从字面上看并不包括剖开、切除、插入等明显的外科手术步骤，但在实际的审查实践中，常常仍会因其包含对有生命的人体实施介入性处置的步骤而被认为属于外科手术方法，从而被排除在专利权的客体之外。下面以【案例 4 - 1】为例进行说明。❶

【案例 4 - 1】

相关权利要求：

1. 一种借助一磁系统对一胶囊内窥镜的运动进行控制的方法，所述方法包括下列步骤：在一运动信号中检测所述胶囊内窥镜与时间相关的位置的变化情况，检验所述运动信号中的一周期性信号分量，测定所述周期性信号分量的频率，所述磁系统向所述胶囊内窥镜施加一个与所述频率同周期且与所述运动信号方向相反的力。

一种观点认为，结合说明书的内容可知，权利要求 1 所述的控制方法必然要在胶囊内窥镜处于患者中空器官内时进行，而且该方法涉及向胶囊内窥镜施加作用力，即包括在人体的中空器官内控制胶囊内窥镜的动作，因此该方法是一种使用医疗器械对有生命的人体实施的介入性处置的方法，属于非治疗目的的外科手术方法，不能被授予专利权。另一种相反的观点则认为，根据一般的公众认知，外科手术方法应当是有创的或微创的，胶囊内窥镜号称"无创"，那么在检查过程中应该不会对人体的腔道造成损伤，因此它的控制方法和工作方法不能被认为是外科手术方法。此外，还有观点认为，该方法是由胶囊内窥镜自主实施完成的，并不需要医生的参与，因而不属于外科手术方法。

因此，有必要明确外科手术方法的定义，厘清专利法意义上"介入性处置"的含义，以及"介入性"和"创伤性"之间的关系。

4.1.3　专利法意义上"介入性处置"的含义

现行《专利审查指南》第二部分第一章第 4.3.2.3 节对"外科手术方法"给出了具体定义："外科手术方法，是指使用器械对有生命的人体或者动物体实施的剖开、切除、缝合、纹刺等创伤性或者介入性治疗或处置的方法。"第二部分第五章第 3.2.4 节

---

❶　案例序号以第 4.1.6 节中案例出现的顺序进行编号。

进一步指出：“外科手术方法包括治疗目的和非治疗目的的手术方法。以治疗为目的的外科手术方法属于本部分第一章第4.3节中不授予专利权的客体；非治疗目的的外科手术方法，由于是以有生命的人或者动物为实施对象，无法在产业上使用，因此不具备实用性。”

在现行《专利审查指南》对“外科手术方法”的定义中，仅列举了使用器械对有生命的人体或者动物体实施创伤性治疗或处置的一些实例，如剖开、切除、缝合、纹刺等，但对于“介入性处置”则缺乏进一步的解释和举例说明。下面结合医疗领域对“介入”的相关解释，尝试解释我国专利法意义上“介入性处置”的含义。

4.1.3.1 医疗领域关于“介入”的相关解释

“介入”一词在《现代汉语词典》中的解释是插进两者之间干预其事。❶ 在医学领域并没有关于“介入性处置”的专业解释，但却有介入医学这样的专业门类。对于“介入医学”的专业解释是：在影像学方法的引导下，通过微小的创口，将特制的导管或器械导入人体，采集病理学、生理学、细胞学、生化学等检查资料，或进行造影摄片，以获取影像学资料，诊断病情；或者经导管进行药物灌注、局部栓塞或引流减压等，以达到治疗或缓解症状的效果。介入医学是20世纪70年代初发展起来的新型学科，融合放射诊断技术、影像学、微创诊疗技术于一体，属于微创医学的范畴。

介入医学按照目的的不同，可分为治疗性介入和诊断性介入。治疗性介入是通过经皮穿刺等方式构造血管或非血管通道，对心血管疾病、肿瘤、脑血管等病变进行治疗。可见，治疗性介入通常需要应用穿刺针、导丝、导管等构造通道并将支架等器械或药物导入人体内部目标部位。诊断性介入是使用内窥镜等医疗器械观察人体内部器官、内部腔体的医学状况。内窥镜的主要检查部位为人体的自然腔道，如消化道和呼吸道，但也可以经皮穿刺进入人体体腔内。因此，诊断性介入需要通过人体自然腔道或经皮穿刺构造通道将内窥镜导入人体内部目标部位。

4.1.3.2 对“介入性处置”的理解

根据医疗领域对介入医学的解释特别是诊断性介入的具体应用可知，为了采集患者胃肠道病理学、生理学、细胞学、生化学等检查资料，或进行造影摄片以获取影像学资料，而通过经皮穿刺或利用人体自然腔道，将医疗器械导入人体、到达患者胃肠道内特定位置的方法，都属于介入，因此也都属于现行《专利审查指南》中所提到的“介入性处置”方法的范畴。此外，在医学上，诊断性介入应当是一个完整的医疗过程，在采集完患者的胃肠道信息之后，还要安全地将医疗器械从体内退出。因此，专利法意义上的“介入性处置”应当涵盖医疗器械进入有生命的人体或动物体、到达其体内目标部位、退出体内的全过程。介入性处置不仅包括医疗器械进入、退出有生命的人体或动物体的动作，还包括医疗器械在体内运动的一系列动作。

采用介入性处置使相应的医疗器械进入人体或动物体并到达目标部位通常包含两

---

❶ 中国社会科学院语言研究所词典编辑室. 现代汉语词典［M］. 5版. 北京：商务印书馆，2005.

种情形：其一是采用微型创伤手段构造通路；其二是经过人体或动物体自身具有的腔道进入。胶囊内窥镜检查就是经过人体或动物体自身具有的腔道检查腔道内疾病的一种情形，胶囊内窥镜吞服入口、在消化道内运动、从肛门排出的全过程中的每一步都是使用胶囊内窥镜对有生命的人体或者动物体实施的介入性处置。

4.1.4　"介入性"和"创伤性"的关系

在外科手术方法的专利客体判断中，"介入性"和"创伤性"往往是需要考量的两个方面，实际审查中有时会将"介入性"和"创伤性"概念混淆或一并进行考虑。然而关于"介入性"和"创伤性"之间的关系，从现行《专利审查指南》对外科手术方法的定义中可以看出，介入性处置和创伤性处置是并列的，二者应有所区别，一方并非是另一方的判断依据或前提。使用医疗器械对患者进行处置的过程中是否有创伤并不能作为判断其是否构成介入性处置的决定因素，介入性处置的过程以及最终实现的结果可能是有明显创伤的，但也可能是微创的，甚至不在身体上产生明显创伤的。

需要特别指出的是，尽管对人体或动物体实施介入性处置可能不会给人体或动物体带来明显创伤，但是将医疗器械引入人体或动物体、在体内运动，直至从体内退出的全过程中的每一步都是对身体内部结构的实质性物理干预，对人或动物的身体健康带来了风险。即使是所谓"无创"的胶囊内窥镜，也并非像真正的药丸那样会被人体吸收，它进入体内、在体内运动的过程中仍然可能出现卡阻、堵塞腔道等风险。例如，胶囊内窥镜在体内检查时，由于不能完全控制其在体内的工作姿态而存在可能滞留在肠道内无法排出的危险，也可能会在一些病变部位或体内软组织收缩和坍塌部位卡住；并且胶囊内窥镜如果在体内发生破裂，其内部的电子物质泄漏在体内会对人体产生危害。因此，使用胶囊内窥镜进行检查的过程需要在医疗环境中由专业的医护人员操作或监督执行，一旦发生危险，医护人员可以进行干预处置。正是基于这样的考虑，可能没有明显创伤但因对人或动物的身体存在健康风险而需要专业医务人员操作和/或监督的介入性处置方法，同样应被归入专利法意义上"外科手术方法"的范畴。

4.1.5　胶囊内窥镜控制方法、工作方法类权利要求是否属于外科手术方法

胶囊内窥镜领域专利申请中涉及众多的控制方法、工作方法，具体包括胶囊内窥镜在体内的导航方法、运动控制方法、姿态调整方法、位置检测方法、图像摄影方法、电源电量控制方法等。在判断这些方法是否属于外科手术方法时，往往可以将其划分为以下几种情形加以考虑。

第一，该方法明确包含使用器械对有生命的人体或者动物体实施创伤性或介入性处置的步骤。

如果一种方法明确包含诸如采用胶囊内窥镜对患者的组织进行切割、采样等创伤性处置的步骤，或者诸如将胶囊内窥镜导入患者体内、从患者体内退出等介入性处置的步骤，那么该方法明显属于外科手术方法。

第二，该方法包含实质上控制胶囊内窥镜执行介入性处置的步骤。

如果一种方法所包含的步骤是控制胶囊内窥镜变换在患者体内的位置或姿态等，那么它实质上是操纵胶囊内窥镜在患者体内进行运动，不论这些步骤是由医生实施的还是由胶囊内窥镜自动完成的，它们都对患者的身体施加了作用，都是对患者实施的介入性处置的操作，都需要在医生的操作或监控下实施，因此该方法属于外科手术方法。

第三，该方法本身不会导致胶囊内窥镜在患者体内运动。

胶囊内窥镜在体内环境下运行的控制或工作方法有可能属于外科手术方法；如果该方法是胶囊内窥镜在体外环境下运行的，那么它本身不会导致胶囊内窥镜在患者体内运动，对患者没有作用行为，因而不属于外科手术方法。此外，即使该方法是当胶囊内窥镜在体内环境下运行时实施的，但如果其并不会导致胶囊内窥镜在患者体内运动，对胶囊内窥镜在患者体内的运动过程没有产生影响，没有导致或改变胶囊内窥镜与患者组织之间的相互作用，则该方法的实施与胶囊内窥镜在患者体内的介入过程仅仅是在时间上并行，相对于介入过程是独立的，能够完全与介入过程剥离，因而该方法不属于外科手术方法的范畴。

4.1.6 典型案例解析

对于方法中明确包含使用器械对有生命的人体或者动物体实施创伤性或者介入性处置步骤的情形，结论较为确定，因此仅列举属于后两种情形的案例进行解析。

4.1.6.1 方法包含实质上控制胶囊内窥镜执行介入性处置的步骤

胶囊内窥镜在体内的导航方法、运动控制方法、姿态调整方法等，往往包含控制胶囊内窥镜在体内运动、调整姿态或维持特定位置、姿态的步骤，这些步骤实质上都是控制胶囊内窥镜执行介入性处置的步骤，需要由专业的医务人员来操作或监督实施，因此这些方法属于外科手术方法。需要进一步强调的是，根据现行《专利审查指南》对外科手术方法的定义，其限定的是对有生命的人体或动物体实施的行为，无论该方法的执行主体是人还是计算机程序，只要其满足外科手术方法定义中限定的条件，就不能被排除在外科手术方法的范畴之外。

【案例 4 – 1】

相关权利要求：参见第 4.1.2 节。

说明书中记载，使用胶囊内窥镜对患者胃部进行检查时，胶囊通常漂浮在液体表面，这个液面会在外部因素（如患者的心跳、呼吸或生理蠕动）影响下产生运动，形成表面波，这些表面波会被胶囊捕获，在液体表面发生颠簸，造成所记录的视频不稳定。本发明的技术方案通过磁系统对胶囊的运动进行控制，将胶囊送到标定位置或稳定保持在标定位置上。

【案例分析】

该权利要求请求保护对胶囊内窥镜的运动进行控制的方法，结合说明书记载的内容可以看出，该权利要求所述的控制方法是在胶囊内窥镜处于患者中空器官内的环境下实施的，因为只有当该胶囊内窥镜位于患者中空器官内时才会存在因器官内液体表面的表面波引起的胶囊振动，从而产生该权利要求中检验得到的胶囊内窥镜的"运动信号中的周期性信号分量"。同时，该方法是对胶囊内窥镜在体内运动的控制方法，包含"所述磁系统向所述胶囊内窥镜施加一个与所述频率同周期且与所述运动信号方向相反的力"的步骤，即通过对处于人体中空器官内的胶囊内窥镜施加力以控制其运动，这样的步骤实际上是对有生命的人体实施的介入性处置。因此，该权利要求请求保护的控制方法属于外科手术方法的范畴。

【案例 4 - 2】

相关权利要求：

2. 根据权利要求 1 所述的棘爪复位式胶囊内镜机器人驻停及位姿调整装置的工作方式，其特征在于包括以下过程：

胶囊机器人驻停：

当胶囊机器人需要停留时，控制驱动电机（22）输出轴正转，带动丝杠（31）同向转动，由于下盘螺母（32）受导向杆（41）的限制，只能沿丝杠轴向第二端方向移动，带动铰接在螺母上的短杆（51）摆动，短杆（51）带动长杆（52）向外侧展开，从而撑开弹性蒙皮（12），弹性蒙皮（12）作用在肠道内壁上实现驻停；

胶囊机器人驻停后的位姿调整：

控制驱动电机（22）继续正转，使丝杠（31）带动下盘螺母（32）旋至丝杠丝扣末端，弹性蒙皮（12）完全撑开，下盘螺母（32）脱开导向杆（41）的限制，下盘螺母（32）不再轴向移动而随丝杠（31）正转；此时棘爪凸面与下盘螺母的外侧周面相对滑动，棘爪不起限位防转作用；

……

胶囊机器人驻停或完成姿态调整后的弹性蒙皮收回：

控制驱动电机（22）输出轴反转……下盘螺母（32）对短杆（51）的拉动加上肠道内壁弹性回复力的共同作用，使弹性蒙皮（12）逐步回收而最终从四周壁面脱离，弹性蒙皮（12）收回包裹于胶囊体侧，胶囊机器人可继续行进。

说明书中记载，该胶囊内镜机器人包括胶囊壳体 11、驱动电机 22、丝杠螺母机构 3、导向机构 4、可展机构 5，如图 4 - 2 所示。所述驱动电机带动丝杠转动，驱动螺母沿导向杆移动，使可展机构展开，实现机器人的驻停定位；或丝杠带动螺母，相对已展开、在肠道中定位的可展机构转动，带动胶囊功能仓绕轴线回转，实现其位姿的调整。该胶囊内镜机器人采用主、被动运动模式可遍历患者胃肠道，通过装置驻停可以定位机器人在胃肠道内的位置，而位姿调整功能更方便对患者胃肠道进行全方位的诊疗、观察。

【案例分析】

该权利要求请求保护棘爪复位式胶囊内镜机器人驻停及位姿调整装置的工作方式，其为一种方法权利要求。该方法用以控制胶囊内镜机器人在胃肠道内爬行、驻停并调整姿态对疑似病灶处进行细致观察，其具体限定了胶囊内镜机器人的驻停、驻停后的位姿调整以及弹性蒙皮收回后可继续行进等工作方式，这些工作方式实质上反映了胶囊内镜机器人在体内运动的一系列动作，都是对有生命的人体实施的介入性处置。因此，该权利要求请求保护的工作方式属于外科手术方法的范畴。

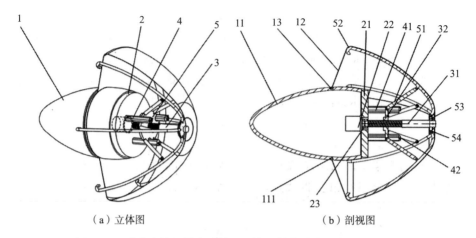

（a）立体图　　　　　　　　　　　（b）剖视图

图 4 - 2　胶囊内镜机器人驻停及位姿调整装置的立体图和剖视图

【案例 4 - 3】

相关权利要求：

1. 一种对位于患者（4）体内的一胶囊内窥镜（6）进行导航的方法，所述胶囊内窥镜（6）包含一摄像机（18），其中：

借助所述摄像机（18）为所述患者（4）体内的一对象（12）拍摄一幅第一图像（22a）；

在所述图像（22a）中确定所述对象（12）的一能识别结构特征（14）；

连续为所述患者（4）的体内自动拍摄复数个图像（22b，22c），其中，每拍摄一幅图像（22b，22c）就对所述胶囊内窥镜（6）进行控制，使得当成像比例靶向放大或缩小时，所述结构特征（14）在所述图像（22b，22c）中的位置保持不变；其中，所述胶囊内窥镜（6）进一步朝向或远离所述结构特征（14）运动，或者所述胶囊内窥镜（6）进一步以一恒定间距围绕所述结构特征（14）运动；

其中，

选择至少两个从所述结构特征（14）指向边缘（30）的能预定方向（26a - 26c），

对所述胶囊内窥镜（6）进行进一步控制，使得所述图像（22b，22c）的成像比例关系在各所述方向（26a - 26c）上保持恒定或者受到选择性的影响。

采用该胶囊内窥镜对患者进行检查时的示意图如图 4 - 3 所示。

【案例分析】

该权利要求请求保护对位于患者体内的胶囊内窥镜进行导航的方法，该方法借助胶囊内窥镜在体内的拍摄对其进行导航，包括对其运动方向和姿态的引导。在权利要求 1 所限定的方法中，通过对胶囊内窥镜拍摄图像的分析实现控制胶囊内窥镜如何在体内运动，包括"胶囊内窥镜（6）进一步朝向或远离所述结构特征（14）运动""所述胶囊内窥镜（6）进一步以一恒定间距围绕所述结构特征（14）运动"，这样的步骤实际上是对有生命的人体实施的介入性处置。因此，该权利要求请求保护的导航方法属于外科手术方法的范畴。

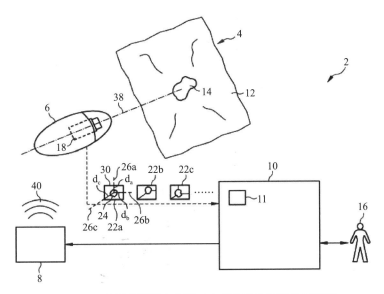

图 4 - 3　采用该胶囊内窥镜对患者进行检查时的示意图

4.1.6.2　方法的实施虽然发生在胶囊内窥镜介入体内的过程中，但方法本身不会导致胶囊内窥镜在体内的运动

胶囊内窥镜的一些位置检测方法、追踪定位方法、拍摄速率控制方法、电源控制方法等，获取的是胶囊内窥镜的一些信息参数，或是实现胶囊内窥镜中某些部件自身的功能，这些方法的实施虽然发生在胶囊内窥镜介入体内的过程中，但其本身不会导致胶囊内窥镜在体内的运动，其相对于介入过程是独立的，能够完全与介入过程剥离，因而不属于外科手术方法的范畴。

【案例 4 - 4】

相关权利要求：

14. 一种位置检测方法，其特征在于，包括以下步骤：

磁场检测步骤，利用配设在被检体的外部的多个检测线圈来检测由向所述被检体内导入的胶囊型医疗装置产生的位置检测用磁场，并分别输出多个检测信号；

磁场校正步骤，针对从所述多个检测线圈分别输出的所述多个检测信号的测定值，对因磁场发生构件引起的磁场成分进行校正，所述磁场发生构件被配置在由存在于检测对象区域内的所述胶囊型医疗装置产生的所述位置检测用磁场所能到达的空间内；以及

位置计算步骤，使用由所述磁场校正步骤校正后的所述多个检测信号的测定值，来计算所述胶囊型医疗装置的位置和姿势中的至少一方。

【案例分析】

该权利要求请求保护一种位置检测方法，该方法通过外部磁场计算胶囊型医疗装置的位置和姿势，其即使在存在干扰源的情况下，也能抑制检测精度的降低。尽管该方法实施时，胶囊型医疗装置已经被导入体内，但其仅是通过外部线圈检测由胶囊型医疗装置产生的磁场，进而计算胶囊型医疗装置在体内的位置，该方法不对胶囊型医

疗装置的运动进行引导或控制，对胶囊型医疗装置在体内的运动过程不产生影响。因此，该位置检测方法仅是与胶囊型医疗装置在体内的介入过程在时间上并行，但不会导致该装置在体内的运动，对介入过程没有影响，其相对于介入过程是独立的，不涉及对有生命的人体或动物体实施介入性处置，因而不属于外科手术方法的范畴。

【案例 4-5】

相关权利要求：

1. 一种生物体观察系统，其特征在于，具有生物体信息获取装置和被配置在上述生物体信息获取装置的外部的磁场产生部，其中，

该生物体信息获取装置具备：生物体信息获取部，其在生物体内获取生物体信息；无线传送部，其将该生物体信息通过无线传送到该生物体外；电源部，其提供该生物体信息获取部和该无线传送部的驱动电力；磁场检测部，其具备能够利用特定的谐振频率来检测从外部产生的磁场的电路，并将检测结果作为电信号进行输出；以及电力供给控制部，其根据该电信号，控制从该电源部向该生物体信息获取部和该无线传送部提供的驱动电力的提供状态，

该磁场产生部具备：谐振电路，其通过谐振产生磁场；以及驱动电路，其提供用于驱动该谐振电路的、具有规定的谐振频率的驱动电压。

…………

7. 一种生物体观察系统的驱动方法，用于驱动上述权利要求 1 所述的生物体观察系统，该驱动方法的特征在于，

在每次从上述磁场产生部产生上述磁场时，将上述生物体信息获取装置的电源状态切换为接通或者断开。

8. 根据权利要求 7 所述的生物体观察系统的驱动方法，其特征在于，

上述生物体信息获取装置是胶囊型内窥镜。

【案例分析】

权利要求 7 请求保护的是一种生物体观察系统的驱动方法，从该方法限定的具体内容来看，"驱动"的实质是切换如胶囊型内窥镜的生物体信息获取装置的电源状态，而不是驱动其在有生命的生物体内运动，即方法本身不包括介入的步骤，也不涉及对胶囊型内窥镜的引导或运动控制，且根据说明书的记载，该方法的执行不依赖于胶囊型内窥镜是否在体内。因此，该方法与胶囊型内窥镜在休内的介入过程可能仅仅是在时间上存在并行的关系，而对介入过程没有影响，甚至可能不存在任何关系，二者相互独立。因此，该驱动方法不涉及对有生命的人体或动物体实施介入性处置，不属于外科手术方法的范畴。

【案例 4-6】

相关权利要求：

1. 一种用于胶囊内镜系统中控制发射功率的方法，其特征在于包括以下步骤：

步骤一，胶囊内镜将待发送数据分成 n 个数据包，n 为正整数；所述胶囊内镜将各数据包发送给图像记录仪；

步骤二，所述图像记录仪的天线组接收所述胶囊内镜发出的数据包；

步骤三，判断所述图像记录仪的天线接收到的数据包是否完整；当所述图像记录仪接收到的数据包完整时，执行步骤四；当所述图像记录仪接收到的数据包不完整时，所述图像记录仪的处理器发送控制信号给所述胶囊内镜，控制所述胶囊内镜增加发射功率，然后返回执行步骤二；

步骤四，设定步骤三中所述数据包接收完整的天线为最优天线，判断最优天线的信号强度是否大于设定的最大信号强度值；当所述最优天线的信号强度大于最大信号强度值时，执行步骤五；否则将所述最优天线接收到的数据进行保存后返回执行步骤二；

步骤五，将所述最优天线单元接收到的数据进行保存后，图像记录仪的处理器发送控制信号给胶囊内镜，控制胶囊内镜降低发射功率，然后返回执行步骤二。

【案例分析】

该权利要求请求保护用于胶囊内镜系统中控制发射功率的方法，该方法的实施虽然发生在胶囊内镜介入体内的过程中，但它控制的是胶囊内镜的数据发射功率，以便在确保数据完整的情况下降低功耗。该控制发射功率的方法本身不会导致胶囊内镜在体内的运动，它对胶囊内镜在体内的介入过程没有影响，与胶囊内镜在体内的介入过程是相互独立的。因此，该方法不涉及对有生命的人体或生物体实施介入性处置，不属于外科手术方法的范畴。

4.2　涉及手术机器人的方法

4.2.1　手术机器人技术概述

手术机器人是集多项现代高科技手段于一体的综合体，它使外科医生可以远离手术台操纵机器进行手术，是革命性的外科手术工具。利用机器人做手术时，医生的双手不碰触患者。一旦位置被确定，装有摄像机和/或其他外科工具的机械臂将实施切断、止血及缝合等动作，外科医生通常只需坐在手术室的控制台上对手术机器人进行操作，有时甚至可以远程观测和控制机械臂工作。

与传统外科手术相比，利用手术机器人手术具有以下优势：①机器人定位时间短、定位精准、创伤小，减少了人为误差；②可代替医务人员进行对人体有损害的操作，如注入放射性同位素；③机器人可预先模拟手术操作，选择具有最佳路径的手术方案。

目前，手术机器人已在腹外科、心胸外科、泌尿科、妇科、骨科、神经外科等领域逐渐普及，其主要技术包括末端操作系统控制、手术导航、整体机构、臂及臂控制等。

回顾手术机器人的发展历史，其大致经历了四个阶段。首先是诞生阶段，这个阶段的手术机器人大多采用工业机器人平台，主要充当手术辅助工具，通过充分发挥机器人精确定位的优势，帮助医生进行外科手术操作。其中比较具有代表性的是 1985 年，美国洛杉矶医院的医生采用 Puma 560 工业机器人完成了机器人辅助定位的神经外科脑部活检手术，这也是手术机器人最初的雏形和探索。

20 世纪 80 年代末 90 年代初，欧美等发达国家的众多科研院所、大学和医疗器械公司投入大量资金和人力进行手术机器人的研究，手术机器人的发展进入了探索阶段。这一阶段的研究包含定位、末端执行器的操作、特定部位的应用等众多方向。1987 年，美国 ISS 公司推出了 NeurMate 机器人系统，该系统采用机械臂和立体定位架来完成神经外科立体定向手术中的导向定位；1992 年，该公司在传统的工业机器人技术基础上开发并推出了 RoboDoc 机器人系统，用于完成髋关节整体置换、修复和膝关节置换等手术。严格来说，RoboDoc 是第一个能自主完成任务并得到 FDA 认证的外科手术机器人，将全关节置换手术从人工时代带入机器人时代。与 RoboDoc 自主运行的特点不同，同时期伦敦帝国理工学院设计的 Acrobot（主动约束机器人）是由外科医生手动直接指导。该系统包括一个规划站和一个切割头，并采用三维 CT 扫描数据重塑膝关节假体。接着，美国约翰斯·霍普金斯大学开发出 Steadhand 系统，该系统与 Acrobot 结合，具有主从式透明工具操作系统的优点。第一代手术机器人的诞生对放射治疗和影像诊断的最新发展产生了直接影响，而它们大多是利用工业机器人来定位患者或者像直线加速器和影像仪等的重型仪器设备。

随着研究的不断深入，手术机器人逐渐实现商业化应用，进入商业化阶段。1994 年，美国电脑动作（Computer Motion）公司研制出第一台用于辅助微创手术的内窥镜手术系统，其也是世界上第一台真正意义上的外科手术机器人，被命名为自动定位内窥镜系统（Automated Endoscopic System for Optimal Positioning，AESOP），也就是伊索系统。伊索系统具有用于夹持内窥镜等外科器械的机械臂，可以通过脚踏板或者语音控制内窥镜等外科器械的位置，进而辅助医生完成外科手术。虽然其仅仅是控制内窥镜等医疗器械的位置，还不能针对各种不同的指令独立执行手术操作，但其使手术机器人的发展迈出了关键一步。接着，美国电脑动作公司在伊索系统的基础上，研制了现在非常经典的主从手术机器人系统，即宙斯（Zeus）系统。宙斯系统奠定了主从手术机器人的结构基础，其主要包括两个部分：一部分为医生侧或主动侧，外科医生通过其观察患者病灶部位并施加操纵指令；另一部分为患者侧或从动侧，其具有多个夹持不同医疗器械的机械臂，并且能够接收医生侧或主动侧施加的操纵指令，做出相应的动作完成外科手术。2001 年 10 月，FDA 许可宙斯系统在腹腔镜检查和胸腔镜检查手术中帮助控制钝的解剖器、牵引器、持握器和稳定器。

几乎在伊索系统、宙斯系统研发和更新发展的同一时期，斯坦福国际咨询研究所的菲尔·格林（Phil Green）博士与约翰·鲍尔索克斯（John Bowersox）外科医生一起发明了一种远程手术系统（SRI System），这也成为后来达芬奇手术机器人系统的原型。达芬奇系统是世界上首套可以正式在手术室中使用的机器人手术系统，该系统在成像、活动范围、人机交互、灵活度以及精准度等方面有了质的飞跃。2001 年前后，达芬奇手术机器人系统被 FDA 批准并投入使用。2003 年，美国电脑动作公司与美国直观医疗公司合并，达芬奇手术机器人在外科手术领域逐渐确立了其不可撼动的地位。2008 年，美国直观医疗公司又开始了新一轮的技术提升，进行了关于视觉系统的改进。2009 年，其发明了具有力反馈功能的手术机器人。达芬奇手术机器人目前已发展到第四代，是目前应用最广泛的手术机器人之一。

2003 年，以色列研究团队展示了一个并联机器人系统（MARS），并被 Mazor Robotics 公司商业化，称为 Spine Assist，其应用了术前 CT 影像规划的机器人脊柱手术流程。之后，研究团队又对该系统的软件和人机界面进行了全面升级，并将升级后的系统称为 Renaissance，其首次将机械臂与患者骨性结构刚性连接，提升了操作与定位的双重精确性。这种系统专门针对脊柱手术设计，是目前市场上可以买到的脊柱机器人系统，并通过了 FDA 和 CE 认证。2017 年 Spine Assist/Renaissance 系统所属公司被美国美敦力公司收购后不久，研究团队便对现有系统进行了升级，在术前智能手术规划功能上实现全面突破，MAZOR X 系统诞生了。

美国史赛克公司开发的 MAKO 机械臂手术辅助系统，主要应用于膝关节单踝置换术和全膝关节成形术，它可以在术中进行实时调整，在切开身体组织前，允许进行更多膝关节与软组织平衡之间的修正，还可以为置入物的定位、腿的长度以及置入物的偏移情况提供精确数据，更可以单独为髋关节手术平台提供扩展。图 4-4 所示为手术机器人产业的发展脉络。

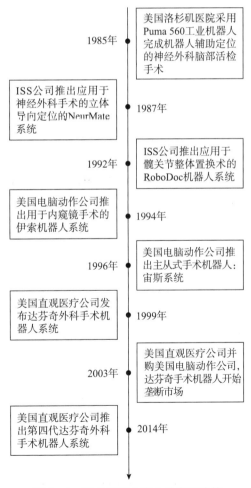

图 4-4　手术机器人产业的发展脉络

4.2.2 手术机器人执行手术操作的方法

下面仅以达芬奇手术机器人为例，简单介绍手术机器人是如何执行手术操作的。

达芬奇手术机器人主要由三部分组成：手术医生操作控制台、床旁手术机械臂系统以及三维成像视频影像系统，如图 4-5 所示。

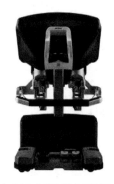 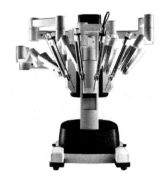 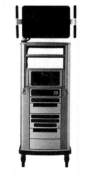

（a）手术医生操作控制台　　　（b）床旁手术机械臂系统　　　（c）三维成像视频影像系统

图 4-5　达芬奇手术机器人的组成

1. 手术医生操作控制台

手术医生操作控制台是达芬奇手术机器人的控制中心，其采用主从控制模式，手术医生坐在控制台前通过对主控装置进行操作，即通过主手的两个机械臂实现对从手的四个机械臂的运动控制，通过脚踏板实现主从手机械臂之间的切换控制，进而将主刀外科医生对主控装置的动作转换成在患者体内进行的精确的、实时的机械手臂的动作。

2. 床旁手术机械臂系统

床旁手术机械臂系统是达芬奇手术机器人的操作部件，通常包括四个机械臂，其中两个是像手术中医生的手一样进行操作的左臂和右臂，第三个臂是起牵引、稳定等作用的辅助臂，第四个臂是支持内窥镜的操作臂。达芬奇手术机器人的机械臂系统具有六个自由度和一个器械驱动自由度，其中的微器械部分又具有七个自由度，整个系统通过驱动丝进行运动和力的传动，使机器人在手术过程中具备足够的灵活度。

3. 三维成像视频影像系统

三维成像视频影像系统包括影像采集设备以及影像处理和观察设备，其中影像采集设备采用高分辨率的三维镜头，其采集的影像经处理可以向手术医生提供手术视野放大 10 倍以上、真实的 16∶9 的全景三维图像，从而为手术医生的手术操作提供依据。

使用达芬奇手术机器人执行手术操作时，手术医生在控制台的立体观察器上观察手术视野，同时可以通过手控、声控或踏板来控制手术器械和内窥镜。手术医生的手部动作会通过控制台上的动作定标系统被计算机记录下来，并精确地传递到床旁手术机械臂系统的 EndoWrist 专利可转腕手术器械上，EndoWrist 专利可转腕手术器械具有七个自由度，包括臂关节的上下、前后、左右，机械手的左右、旋转、开合，以及末端关节的弯曲共七种运动，能够模拟出手术医生的各种技术动作。

4.2.3　手术机器人相关方法权利要求客体判断的探讨

手术机器人通过安装的各种传感器和成像装置,将手术中的所见和所感真实地传递给医生,医生根据手术过程中发生的实时状况,控制手术机器人执行下一步的操作。手术机器人使用过程中需要借助计算机的处理来完成某些特定的步骤,其中有些步骤是对手术机器人各部件运行状态的检测和修正,有些步骤是对治疗过程中某些参数值的确定和调整,有些步骤是以图像处理的方式实现治疗过程中病灶的追踪,还有些步骤则是对手术机器人的操作和控制。这些由计算机实现的数据处理、图像处理、信号控制方法等往往发生在对患者实施手术期间,或者可能涉及对患者的诊断和治疗,在判断其是否属于专利保护的客体时存在许多不同的观点。下面主要列举了三方面的观点。

1. 实施方法的主体

手术机器人系统在实施手术过程中大量采用计算机技术,很多方法的实施是由计算机自动完成的,不需要医生的手动参与,关于这类方法权利要求是否属于外科手术方法因实施方法的主体而存在不同的观点。下面以【案例 4-7】为例进行说明。❶

【案例 4-7】

相关权利要求:

1. 一种实现将器件导航至目标组织位置的快速导航方法,其特征在于,包括:

S10:扫描并建立计算机模型;

S20:规划在解剖结构内通向目标组织位置的路径,确定包括分岔路口和目标组织位置在内的关键节点及对应的图像信息;

S30:当器械需要导航至目标组织位置时,将所述器械设置在所述解剖结构的通道中;

S40:通过器械的柔性主体伸入所述通道的长度信息来初步确定所述器械到达每一关键节点相关的关键位置,实时获得所述柔性主体端部的内窥镜镜头采集当前所述关键位置的图像信息,提取关键位置所在图像的特征信息,配准所述特征信息与所述计算机模型对应的虚拟图像信息,匹配出所述器械在当前所述分岔路口需被路由的通道信息以引导所述器械走所述通道。

针对方法权利要求 1,一种观点认为,该导航方法没有明确的使用医疗器械对人体实施介入性处置的步骤,且该导航方法是计算机控制器械自动完成的,不需要医生的操作和参与,因此不属于外科手术方法。另一种相反的观点则认为,虽然该导航方法是由计算机完成的,但其实施需要将器械的柔性主体伸入患者体内,实时获取在体内通道移动时获取的图像数据,最终目的是引导器械在通道中移动,因此包括对有生命的人体实施介入性处置的步骤,属于外科手术方法。

2. 实施方法的直接目的

手术机器人系统在实际手术过程中需要对大量的信息,如图像信息、参数信息进

---

❶ 本节案例统一以第 4.2.4 ~ 第 4.2.6 节中案例出现的顺序进行编号。

行处理，由此产生了许多图像处理方法和参数处理方法。以图像处理方法为例，一种观点认为，既然是图像处理方法，其只是对图像作出相应的处理，目的不外乎是得到更清晰、更实用的图像，方法本身不带有诊断或者治疗的目的，因此，这样的方法不属于外科手术方法。另一种观点则认为，外科手术机器人在执行手术过程中，与外科手术相关的图像处理方法其本身必然是为外科手术服务的，其直接目的就是执行外科手术，因此，图像处理方法的实施即意味着外科手术步骤的实施，即该图像处理方法构成整个外科手术过程的一部分，属于外科手术方法。可见，对于在手术机器人进行手术的过程中实施的图像处理方法、参数处理方法的直接目的存在不同的看法，这也左右了对此类方法是否属于外科手术方法的判断结论。下面以【案例4－10】为例进行说明。

【案例4－10】

相关权利要求：

18. 一种用于相对于患者身体追踪医疗设备的远侧部分的方法，所述医疗设备包括保留在所述患者外部的近侧部分以及插入所述患者身体的远侧部分，所述方法包括：

利用第一医学成像系统对第一身体部分进行成像来在显示器上进行描绘；

检测与所述医疗设备的所述近侧部分相关联的磁元件；

根据被检测的磁元件确定所述医疗设备的所述远侧部分的位置；

在所述显示器上描绘所述医疗设备的所述远侧部分的位置以及所述第一身体部分；

利用第二医学成像系统对第二身体部分进行成像；以及

描绘所述第二身体部分以及所述医疗设备的所述远侧部分的所述位置和所述第一身体部分；

其中所述方法被反复执行，从而追踪所述医疗设备在所述患者身体中的推进。

针对方法权利要求18，一种观点认为，这是一种图像处理方法，其实施主体是计算机软件而非外科医生，其实施对象是图像数据而非人体或者动物体，而且该方法只是为了得到更直观的医疗设备在体内的图像，方法本身不带有诊断或者治疗的目的，因此，这样的方法不属于外科手术方法。另一种观点则认为，该方法的目的是实时追踪医疗设备在患者身体中的推进，虽然看似为图像处理方法，但其本身是为医疗设备在患者身体中推进的介入性外科处置操作服务的，图像处理方法的实施即意味着外科手术步骤的实施，该方法与外科手术过程密不可分，构成手术过程的一部分，因而属于外科手术方法。

3. 方法作用的对象

手术机器人的正常运行离不开对其进行的精细操作和控制，与手术机器人相关的方法权利要求也往往涉及这一点。从字面上看，这类方法的作用对象通常都是手术机器人而非有生命的人体或动物体。对方法作用对象的不同看法，导致对手术机器人的操作、控制方法的客体判断存在不同的观点。下面以【案例4－17】为例进行说明。

【案例4－17】

相关权利要求：

1. 一种控制机器人的方法，所述机器人包括具有引导管和多个工具的多工具模块，所述多个工具在与引导管彼此互锁时操作并从引导管叉开，所述多工具模块具有冗余度，所述方法包括：

产生关于所述多个工具的末端在工作空间中的运动指令信息；

基于关于所述多个工具的末端在工作空间中的运动指令信息而产生关于所述多工具模块在接合空间中的运动的控制信号；

其中，冗余度反映所述多工具模块在接合空间中的自由度的数量大于所述多工具模块在工作空间中的自由度的数量，所述控制信号利用冗余度产生。

说明书中记载，现有技术中采用单端口手术，多个手术器械通过一个切口被放入病人的身体内，然而，在单端口手术中可能会发生手术器械之间的干涉，而且由于手术器械工作空间的限制，可适用的手术的范围受到限制。权利要求 1 旨在提供一种控制机器人的方法，利用近端（即安装臂和引导管）的自由度产生的冗余度使多个工具的工作空间被扩大，从而使一些由传统的工具控制方法无法实现的任务可被执行。

针对方法权利要求 1，一种观点认为，该方法是对手术机器人的操作和控制，作用的对象是手术机器人而非病人，不属于外科手术方法，并且方法的主题名称决定了其目的不是诊断或治疗，因此这类方法也不属于疾病的诊断和治疗方法。相反地，另一种观点则认为，这类方法虽然从表面上看是控制机器人的方法，即其控制对象表面上是手术机器人，而手术机器人是作用在人体上的，控制手术机器人进行操作的同时即是对人体进行手术的过程，该手术机器人的控制方法必然伴随着机器人手术的过程并且与机器人手术过程不可分割，因此该方法本身就构成了外科手术方法的一部分，属于外科手术方法的范畴。

在判断与手术机器人相关的方法是否属于专利保护的客体时，需要从权利要求限定的技术方案出发，将权利要求限定的技术方案放到该专利申请说明书的技术环境中和适用条件下进行考虑，从方法的本质、方法实施的直接目的、方法的撰写形式等多方面进行甄别和判断。

首先，在实施方法的主体方面，不能因行为主体是医生或自动设备而在判断标准上有所区别；其次，在实施方法的直接目的方面，可以从方法本身与外科手术过程之间的联系，方法与外科手术操作是否存在交互作用进行判断；最后，在方法作用的对象方面，应当把握方法的实质，判断其是否实质上就是在执行外科手术操作，如导致手术机器人操纵的器械在患者体内运动，或对患者身体产生作用。

4.2.4　手术过程中的导航方法和相关图像处理方法的客体判断思路及典型案例解析

手术机器人系统往往借助手术导航系统，其工作原理是以已有的医学影像数据为基础，通过建立虚拟现实空间，结合三维可视化技术模拟手术中的关键步骤，并借助各种定位仪器跟踪手术过程中手术器械相对于人体组织器官的位置，从而引导医生更为安全、高效地开展手术。

从手术导航方法的本意来说，其需要实现持续跟踪手术进程，持续向医生提供图像信息，引导医生调整手术路径，从而控制手术器械在人体内移动。因此，手术导航方法往往包括介入性的外科处置步骤。根据现行《专利审查指南》对外科手术方法的定义，只要请求保护的方法中存在对有生命的人体或动物体实施的创伤性或介入性处置步骤，那么该方法就属于外科手术方法，应被排除在专利权的客体之外。

有时涉及手术导航方法的专利申请也会撰写或改写成图像处理方法的形式，其技术方案中不明显包括甚至不包括对患者实施创伤性或介入性外科处置的步骤。对于这类图像处理方法，如果其伴随着手术操作过程持续地进行，为医生执行下一步手术操作提供指引和帮助，说明该图像处理方法与手术操作之间存在交互作用，该交互的目的是继续手术方法的下一步操作，或者为下一步操作提供必不可少的参考。与外科手术操作具有交互作用的图像处理方法与手术机器人的外科手术操作一般是密不可分的，它与手术操作可以形成一个不断反馈和循环的回路，共同构成一个有机的整体。从这一角度来说，实际上并不能对这种图像处理方法单独进行保护，即使权利要求中并未撰写任何机器人的手术操作步骤，其保护范围也应当涵盖与该图像处理方法不可分割的手术操作过程。因此，这样的图像处理方法属于外科手术方法的范畴，不能被授予专利权。

【案例 4 - 7】

相关权利要求：参见第 4.2.3 节。

【案例分析】

权利要求请求保护一种实现将器件导航至目标组织位置的快速导航方法，该方法首先是"规划在解剖结构内通向目标组织位置的路径"，而后将所述器械的柔性主体伸入所述解剖结构的通道中，并"确定所述器械到达每一关键节点相关的关键位置"，以及"实时获得所述柔性主体端部的内窥镜镜头采集当前所述关键位置的图像信息"，最终"引导所述器械走所述通道"。可以看出，该导航方法需要将器械的柔性主体伸入患者体内，且实时获取在体内通道移动时采集的图像数据，最终目的是引导器械在通道中移动。因此，该导航方法包括对有生命的人体实施的介入性外科处置步骤，属于外科手术方法的范畴。

【案例 4 - 8】

相关权利要求：

1. 一种血管介入机器人手术中的自动无标记的引导导丝方法，其特征在于，包括以下步骤：

步骤1. 预先分割出术前 CT 造影图像的血管部位，使用行进立方体法进行几何建模；

步骤2. 提取出血管中心线，建立离散点的血管拓扑树形结构，规划出介入路径；

步骤3. 术中将前端绑有传感器的导丝放置在介入起始点处，由介入机器人装置推动所述导丝移动，并实时追踪所述导丝的前端位置；

步骤4. 使所述导丝移动一段距离，选取所述导丝的位置特征点，并将其与通过的血管中心位置点粗配准，得到配准矩阵；

步骤 5. 导丝继续移动，应用所述配准矩阵变换所有导丝的位置点，并与通过血管中心位置点以拓扑相似最大精配准，更新配准矩阵；

步骤 6. 重复所述步骤 5，将每次得到的配准矩阵用于下一时刻导丝的位置引导，直到所述导丝到达介入目标点。

【案例分析】

权利要求请求保护一种血管介入机器人手术中的自动无标记的引导导丝方法。根据权利要求中所记载的步骤可知，包括"步骤 3. 术中将前端绑有传感器的导丝放置在介入起始点处，由介入机器人装置推动所述导丝移动，并实时追踪所述导丝的前端位置；步骤 4. 使所述导丝移动一段距离，选取所述导丝的位置特征点，并将其与通过的血管中心位置点粗配准，得到配准矩阵；步骤 5. 导丝继续移动，应用所述配准矩阵变换所有导丝的位置点，并与通过血管中心位置点以拓扑相似最大精配准，更新配准矩阵；步骤 6. 重复所述步骤 5，将每次得到的配准矩阵用于下一时刻导丝的位置引导，直到所述导丝到达介入目标点"。这些步骤本质上是在血管介入手术中沿着人体血管植入引导导丝的步骤，涉及对有生命的人体实施介入性外科处置。因此，该引导导丝的方法属于外科手术方法的范畴。

【案例 4 - 9】

相关权利要求：

1. 一种使用导管手术系统沿着路径向目标位置递送细长医疗装置的方法，所述方法包括：

生成所述路径的遮盖物；

基于一组实时图像跟踪所述细长医疗装置的远侧部分的位置；

至少基于所述细长医疗装置的远侧部分的位置来确定剩余路径长度，所述剩余路径长度是所述细长医疗装置的远侧部分和所述目标位置之间的距离，其中，所述剩余路径长度随着所述细长医疗装置的远侧部分接近所述目标位置而减小；

在所述细长医疗装置的移动期间更新所述剩余路径长度；

确定所述细长医疗装置的远侧部分是否偏离路径；

如果所述细长医疗装置的远侧部分偏离路径，则调节所述细长医疗装置的位置；以及

以至少基于所述剩余路径长度确定的速度向目标位置推进所述细长医疗装置。

说明书中记载，机器人导管手术系统帮助医生执行导管插入手术，导管插入手术开始于通过使用标准的经皮技术利用鞘或引导导管进入适当的血管（如动脉或静脉），然后将鞘或引导导管在诊断导丝上推进到主要位置，如用于神经脉管介入（NVI）的颈内动脉、用于经皮冠状动脉介入（PCI）的冠状动脉口或用于外周脉管介入（PVI）的股浅动脉，接着将适用于脉管系统的导丝导航通过鞘或引导导管推进到脉管系统中的目标位置。导管手术系统的透视图如图 4 - 6 所示。

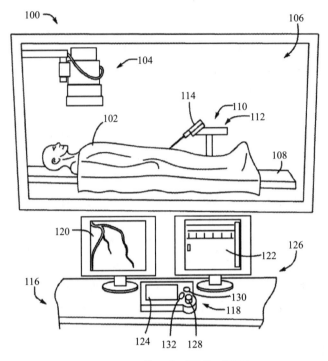

图 4-6　导管手术系统的透视图

【案例分析】

权利要求请求保护一种使用导管手术系统沿着路径向目标位置递送细长医疗装置的方法。根据说明书记载的内容可知，该方法涉及将细长医疗装置（如导管）经由人体脉管系统递送到目标位置的步骤。该方法包括"向目标位置推进所述细长医疗装置"以及在细长医疗装置的远侧部分偏离路径时"调节所述细长医疗装置的位置"的步骤，这些方法步骤都涉及对有生命的人体实施介入性外科处置，因此该方法属于外科手术方法的范畴。

【案例 4-10】

相关权利要求：参见第 4.2.3 节。

说明书中记载，本案例的实施方案涉及在患者的脉管系统中准确地放置导管，其采用至少两种形式来改善导管放置的准确性：①使用将导管导入患者体内的脉管系统的超声辅助引导；②应用末端定位系统（TLS），或在导管通过脉管系统的推进过程中对导管末端实施基于磁方式的（如永久磁体或电磁体）追踪，以便在推进过程中检测并纠正导管末端错位。具体地，该方法是利用第一医学成像系统（本例中为超声成像系统 1522）对患者身体进行实时超声成像并显示；利用磁性追踪技术实时追踪医疗设备在患者身体内不断推进的运动，从而定位其远端部分在超声图像中的位置；同时利用第二医学成像系统（本例中为 CT）获得患者身体的 CT 图像并配准叠加到实时超声图像上，为医生准确放置导管进一步提供信心。与医学成像系统配合工作的医疗设备追踪系统如图 4-7 所示。

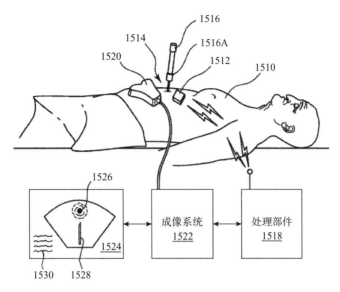

图 4 - 7　与医学成像系统配合工作的医疗设备追踪系统

【案例分析】

权利要求请求保护一种用于相对于患者身体追踪医疗设备的远侧部分的方法，其目的是将医疗设备的远侧部分精确地引导到患者身体中的特定部位。权利要求中限定了"医疗设备包括保留在所述患者外部的近侧部分以及插入所述患者身体的远侧部分"，并且包括步骤"根据被检测的磁元件确定所述医疗设备的所述远侧部分的位置"，因此能够明确，确定医疗设备远侧部分的位置时，远侧部分已被插入患者身体中，可见该方法是在医疗设备介入人体期间执行的。同时，权利要求中包括步骤"利用第一医学成像系统对第一身体部分进行成像来在显示器上进行描绘"和"利用第二医学成像系统对第二身体部分进行成像"，并进一步限定"该方法要被反复执行，从而追踪所述医疗设备在所述患者身体中的推进"，可见该方法的各步骤在医疗设备介入人体的手术操作过程中持续地进行，通过实时更新和显示医疗设备远侧部分在患者身体内的超声和 CT 配准图像中的位置，不断为医生准确放置该医疗设备提供反馈和指导。权利要求请求保护的方法本身已构成医疗设备介入人体的手术操作的一部分，与其密不可分，共同形成一个有机的整体，因此属于外科手术方法的范畴。

【案例 4 - 11】

相关权利要求：

1. 一种用于在通过机器人实施的外科手术期间提供外科手术部位的当前图像的方法，包括：

操作医疗成像设备以获取表示位于患者台上的患者的体积的 3D 数据，所述体积包括手动操作的外科手术机器人将在外科手术期间操纵的解剖结构；

向处理器提供所述 3D 数据，并且在所述处理器中根据所述 3D 数据重建所述体积的 3D 图像；

经由所述处理器从所述体积的所述 3D 图像中分割所述解剖结构的 3D 体积图像；

在所述处理器中自动确定所述解剖结构的至少一个物质性质；

在所述处理器中将所述外科手术机器人的坐标系与所述医疗成像设备的坐标系配准；

开始所述外科手术，并且在所述外科手术中手动操作所述外科手术机器人，以对所述解剖结构施加至少一个力，使所述解剖结构产生几何变化；

向所述处理器提供表示所述力的电子信号，并且在所述处理器中基于所述力和所述解剖结构的所述至少一个物质性质自动更新所述解剖结构的分割的体积图像，以产生所述解剖结构的更新后的分割的体积图像，其在视觉上显示所述解剖结构的所述几何变化；以及

在所述外科手术期间在与所述处理器通信的显示屏幕处实时地显示所述解剖结构的所述更新后的分割的体积图像。

【案例分析】

权利要求请求保护一种用于在通过机器人实施的外科手术期间提供外科手术部位的当前图像的方法。首先，该权利要求中记载了"开始所述外科手术，并且在所述外科手术中手动操作所述外科手术机器人，以对所述解剖结构施加至少一个力，使所述解剖结构产生几何变化"的外科手术步骤，由此可以直接确定权利要求 1 请求保护的方法是以有生命的人体为实施对象、以治疗疾病为目的的外科手术方法，属于疾病的治疗方法。其次，该提供外科手术部位的当前图像的方法发生在手术机器人执行手术操作的过程中，与手术过程密切相关，该方法的各步骤在手术操作过程中持续地进行，通过实时更新和显示解剖结构的分割的体积图像，不断为医生操纵手术机器人执行手术提供反馈和指导。因此，该提供外科手术部位的当前图像的方法本身也构成了外科手术方法的一部分，即使删除权利要求中的上述外科手术步骤，或者通过修改撰写方式使得该方法中不包含上述外科手术步骤，该方法仍被归入以治疗为目的的外科手术方法的范畴。

【案例 4 – 12】

相关权利要求：

20. 一种方法，其包括：

生成一组患者解剖结构的连接通道的图像；

接收器械上的点的位置信息，该位置信息指示所述点相对于所述连接通道的位置；

生成所述点的调整位置信息，包括将患者解剖结构的该组连接通道模拟为联接的有界表面单元的结构；

用所述调整位置信息创建调整的器械图像；以及

生成合成图像，该合成图像包括该组连接通道的图像和所述调整的器械图像。

说明书中记载，在采用手术机器人系统执行微创医疗手术时，需要借助导航辅助系统帮助临床医生按路线传送手术器械，并且避免对解剖结构的损伤，这些系统可以结合位置和形状传感器使用，在动态解剖系统中和/或布满许多解剖通道的解剖区域

中，将微创器械准确地配准到解剖系统中，以更准确地描述手术器械在真实空间中的形状、姿态和位置或手术器械相对于术前图像或者并行/同步图像的形状、姿态和位置。

【案例分析】

权利要求请求保护的方法应用于手术机器人系统中，通过将手术器械准确配准到患者解剖结构的一组连接通道的图像中，得到合成图像从而提供辅助导航，帮助医生在连接通道中按路线递送手术器械，避免对解剖结构造成损伤。从该方法具体包括的"接收器械上点的位置信息""生成所述点的调整位置信息""创建调整的器械图像"以及"生成合成图像"等各个步骤来看，其实施发生在手术机器人操纵手术器械执行介入性手术操作的过程中，这些步骤伴随着手术器械在患者解剖结构的连接通道内的位置调整（即运动）过程而持续进行，从而在合成图像中更新调整手术器械在连接通道图像中的位置，为医生执行下一步手术操作提供指引。因此，该方法与医生操纵手术机器人在连接通道中递送手术器械的操作之间存在交互作用，与手术机器人执行的介入性手术操作密不可分，它们构成一个有机的整体。所以，该方法本身构成了外科手术方法的一部分，属于外科手术方法。

【案例 4 – 13】

相关权利要求：

1. 一种用于微创外科手术系统的方法，所述方法包括：

将从病人体内的外科手术位点在可见电磁（EM）谱内捕获的组织的可见彩色图像去饱和成为去饱和图像；

用可见彩色为表示从所述外科手术位点在可见电磁（EM）谱外捕获的数据的增强图像着色，从而形成彩色增强图像；以及

将所述彩色增强图像和所述去饱和图像组合到一起，从而形成外科手术位点的合并图像以用于在显示设备上显示。

【案例分析】

权利要求请求保护一种用于微创外科手术系统的方法，该方法将手术位点获得的可见彩色图像和在手术位点获得的非可见电磁辐射的增强图像进行组合，在相同的外科手术位点同时显示组织反射的白光图像和增强的组织图像。从限定的具体内容来看，该方法仅仅是改进了在手术位点的图像显示方式，虽然其实施过程中需要使用手术过程中的图像数据并对图像数据进行处理和显示，但其实施并未伴随手术操作过程持续进行，图像处理的结果并没有反过来为医生执行下一步手术操作提供指引和帮助，该方法与手术过程不具有实质性的交互作用，两者相互独立。因此，该方法不属于外科手术方法的范畴。

4.2.5　手术过程中参数处理方法的客体判断思路及典型案例解析

对于手术过程中的参数处理方法，其客体判断的原则与图像处理方法的判断原则类似，即该参数处理方法是否与外科手术操作存在交互作用。手术机器人在手术过程

中采集和处理的参数有很多：有些参数，如室温、照明等参数只是为手术的进行提供外围的环境保证，无论是微创的心脏消融术还是开胸的心脏搭桥手术都需要类似的、处于这些参数保障下的手术环境；有些参数，如手术机器人末端执行器在体内推进的角度、输出功率等是影响医生进一步操纵手术机器人实施手术的重要因素；另外一些参数，如损伤程度等则直接反映了手术中组织的当前状态，是医生执行后续手术的重要依据。如果处理的参数是以当前手术为基础，为后续手术提供重要依据，并且参数处理的过程伴随着手术操作过程持续进行，影响下一步的手术操作，则参数处理过程与外科手术过程之间存在交互作用，参数处理方法的实施必然伴随手术机器人实施外科手术操作，二者不可分割，这样的参数处理方法本身就是外科手术方法，不能被授予专利权。

【案例 4－14】

相关权利要求：

1. 一种手术机器人的状态监测方法，其特征在于，所述方法包括：

通过安装在手术机器人的进给单元上的传感器获取进给单元的受力信号和进给单元的深度信息；

根据所述获取的深度信息或受力信号，在预设进给路径的深度信息与受力信号对应表中，查找所述获取的深度信息所对应的受力信号或查找所述获取的受力信号所对应的深度信息；

判断所述获取的受力信号与所述查找的受力信号是否相同，或者判断所述获取的深度信息与所述查找的深度信息是否相同；

如果不同，则发送异常处理指令。

根据说明书中的记载，该权利要求所要保护的技术方案旨在提供一种用于椎弓根螺钉内固定术、神经减压术、植骨融合术和人工间盘置换术等手术过程中对手术机器人的状态进行监测的方法。

【案例分析】

该权利要求请求保护的手术机器人的状态监测方法在手术机器人的进给单元（骨钻）不断推进的过程中，会不断地获取受力信号和深度信息，它是伴随手术过程持续进行的。该方法监测得到的受力信号和深度信息这些参数代表了当前钻骨的骨组织的信息和钻头深度的信息，它们共同反映了当前手术运行的状态，是正确钉道、钻穿还是钻偏，这些状态是影响医生进一步操纵手术机器人实施手术的重要因素，为后续手术操作提供重要依据。同时该方法还要进一步发送异常处理指令，对下一步的手术操作产生了实际影响。因此，该方法构成外科手术方法的一部分，是以治疗为目的的外科手术方法。

【案例 4－15】

相关权利要求：

45. 一种使用分布式热通量传感器向远程操作医疗系统提供反馈的方法，该方法包括：

向消融探头提供初始操作参数以执行治疗程序；

接收在所述治疗程序期间捕获的来自所述分布式热通量传感器的多个热通量测量值；和

基于所述多个热通量测量值向所述消融探头提供经调整的操作参数，其中调整所述操作参数包括调整所述消融探头的输出功率。

【案例分析】

该使用分布式热通量传感器向远程操作医疗系统提供反馈的方法包括"向消融探头提供初始操作参数以执行治疗程序"的步骤，该步骤是以有生命的人体为实施对象，采用消融探头实施消融治疗的外科手术步骤，因此该方法属于以治疗为目的的外科手术方法。此外，即使删除权利要求 45 中的上述外科手术步骤，或者通过修改撰写方式使得该方法中不包含上述外科手术步骤，其仍然属于以治疗为目的的外科手术方法，原因在于：该方法的后续步骤中包括接收在消融治疗过程中捕获的热通量测量值，该热通量测量值在客观上反映了消融手术过程中组织的当前状态，是执行后续手术的重要依据；而后该方法根据热通量测量值调整消融探头的输出功率，调整的消融输出功率与手术消融的效果密切相关。该方法在消融手术过程中持续地进行，循环往复地调整消融探头的输出功率，因此与外科手术过程具有交互作用，构成了外科手术方法的一部分，无法通过删除或修改其中的外科手术步骤的方式来克服上述缺陷。

【案例 4 - 16】

相关权利要求：

46. 一种手术机器人的运动错误检测方法，其特征在于，所述手术机器人包括：

相机臂；

手术臂，所述手术臂具有一个以上的特征部位；

输入部，用于输入控制所述相机臂及/或所述手术臂运动的控制指令；

所述检测方法包括如下步骤：

获取所述相机臂采集的手术区域的操作图像；

从所述操作图像中识别出所述手术臂的特征部位，令识别出的所述特征部位作为第一特征部位；

获取所述输入部输入的控制指令，并根据所述控制指令获得所述手术臂的运动学模型；

在所述运动学模型中获得匹配所述第一特征部位的第二特征部位；

获得所述第一特征部位的实际运动信息，并获得所述第二特征部位的目标运动信息；

比较所述实际运动信息及所述目标运动信息以判断所述手术机器人是否存在运动错误。

说明书中记载，该手术机器人的运动错误检测方法旨在发现手术机器人在主从控制方式中医生输入的控制指令不能被手术臂准确地执行、手术臂存在运动错误的问题。

【案例分析】

权利要求 46 请求保护的手术机器人的运动错误检测方法包括"获取所述相机臂采集的手术区域的操作图像"的步骤，说明该方法的实施发生在机器人执行外科手术的过程中，并且该方法伴随着机器人手术过程持续地进行。但是，该方法终止于判断所述手术机器人是否存在运动错误，并未进一步限定在存在运动错误的情况下如何影响或调整下一步的手术操作。因此，该方法与外科手术过程之间不具有实质性的交互作用，两者可以独立区分开，不属于外科手术方法。

4.2.6　手术机器人操作、控制方法的客体判断思路及典型案例解析

手术机器人的正常运行离不开对其进行精细的操作和控制，与手术机器人相关的方法权利要求较多地涉及这一方面。判断这类操作、控制方法是否属于外科手术方法，可以首先考虑该操作、控制方法执行的时机，是在手术开始之前、手术中还是手术后。如果是在机器人手术之前就已经完成或手术之后才开始的，那么通常来说该方法不属于外科手术方法的范畴。例如，有些手术机器人在进入临床或实施手术之前，可能需要进行多次实验或调试，这同样涉及对于手术机器人的控制和操作，如果方法的直接目的是实验或调试，所针对的对象仅仅是手术机器人，与有生命的人体或动物体之间没有交互作用，那么该方法就不属于外科手术方法。如果该方法是在手术中实施的，则需要进一步考虑其所包括的步骤中是否有实质上是执行外科手术操作的情况，如是否导致手术机器人操纵的器械在患者体内运动，或是否对患者的身体施加了作用等。如果是，则说明该方法隐含对患者实施创伤性或介入性的外科处置步骤，其属于外科手术方法。

有些专利申请中记载的控制或操作方法没有明确提及使用环境和对象，看起来既可以在手术之外的测试环境中使用，也可以在实际的针对有生命的人体或动物体的手术环境中使用，这时需要结合说明书的内容进行判断；而当说明书中也没有写明具体的操作环境或者手术中和手术之外的环境均有提及时，应当认为该方法涵盖在手术中实施的情形。对于既包括在手术中实施也包括在手术之外实施的方法，申请人可以通过修改权利要求、明确排除在手术中实施的情况并强调非医疗目的来处理客体问题；而如果无法明确区分两种使用环境，则无法通过修改来处理客体问题，因为这种修改超出了原说明书和权利要求书记载的范围。

【案例 4 – 17】

相关权利要求：参见第 4.2.3 节。

【案例分析】

权利要求 1 请求保护一种控制机器人的方法。仅从权利要求的文字表述来看，并不能确定这种方法是实施在有生命的人体或者动物体中，但结合说明书可知，该权利要求中限定的"工作空间"以及"接合空间"指的是人体体腔内的空间，由此可判断该控制方法的整体过程必然是在机器人执行外科手术并且机器人的多个工具在人体体腔内时实施的，即该方法是在有生命的人体上实施的，多个工具的末端处于人体体腔

中，呈现一种介入人体内的状态。同时该控制机器人的方法产生了多工具模块在接合空间中的运动的控制信号，这意味着该方法使多工具模块在人体体腔内产生运动，隐含对有生命的人体实施介入性处置的外科手术操作。因此，该控制机器人的方法属于外科手术方法。

【案例 4－18】

相关权利要求：

1. 控制机器人控制的外科器械的操作的方法，所述方法包括：

在控制器接收第一输入信号，其指示使用者准备致动所述外科器械，以实施外科手术；

响应所述接收的第一输入信号，从所述控制器输出输出信号，以向所述使用者提供反馈；

在所述控制器接收第二输入信号，确认所述使用者准备致动所述外科器械；

响应接收所述第二输入信号，从所述控制器输出致动信号；和

基于所述致动信号致动所述外科器械，以实施所述外科手术。

…………

22. 控制机器人控制的外科器械操作的方法，所述方法包括：

在输入装置接收第一输入，其指示使用者准备致动所述外科器械，以实施外科手术；

响应第一输入，传递第一输入信号；

在输出装置接收反馈，所述反馈响应第一输入信号而生成；

在接收所述反馈后，在所述输入装置接收第二输入，其指示所述使用者准备操作所述外科器械，以实施外科手术；和

响应所述第二输入，传递第二输入信号，致使所述外科器械致动，从而实施所述外科手术。

说明书中记载，这种控制机器人控制的外科器械的操作从总体上涉及机器人外科器械末端执行器的主动控制。在微创外科手术领域内，机器人控制的外科器械被外科医师用来远程执行这些微创手术。而在这种系统中，通常是由外科医师操纵处于外科医师侧操作台的输入装置，并且患者侧操作台与机器人控制的外科器械接合，能够基于在外科医师侧操作台的外科医师输入对患者进行操作。微创机器人控制的外科器械可用于多种操作，并且具有不同配置。有多种这样的器械，包括外科末端执行器，其被安装在长轴远端，该长轴被配置以插入（如通过腹腔镜检查术或胸腔镜检查术），穿过开口（如体壁切口、自然孔口），到达远程外科部位。末端执行器可被配置以执行不同功能，包括常规情况下手动执行的多种外科手术中的任意一种，实例包括但不限于烧灼、切除、缝合、切割、吻合等。

【案例分析】

权利要求 1 和权利要求 22 请求保护一种控制机器人控制的外科器械的操作的方法，包括"基于所述致动信号致动所述外科器械，以实施所述外科手术"和"响应所述第

二输入，传递第二输入信号，致使所述外科器械致动，从而实施所述外科手术”等步骤，这些步骤体现了权利要求请求保护的方法必然包含实施外科手术的步骤。结合说明书的记载可以确定，权利要求1和权利要求22请求保护的“一种控制机器人控制的外科器械的操作的方法”实际上是控制机器人控制的外科器械的末端执行器的致动。尽管权利要求中未提及操作方法的执行者，然而根据说明书中的记载可以判断出，机器人必然是由医生控制操作的，末端执行器执行的就是外科手术的实际过程。因此，该方法本质上是医生利用外科器械对患者进行外科手术的过程，属于外科手术方法的范畴。

【案例4-19】

相关权利要求：

1. 一种手术机器人的控制方法，包括如下步骤：

对手术机器人的末端执行器和患者进行定位分别得到末端执行器当前位置和患者所在位置；

根据患者所在位置以及患者图像进行运算得到所述末端执行器以当前位置为起始，以作业点为目标的运动轨迹；

根据所述作业点和末端执行器当前位置调整所述运动轨迹得到运动路径；

按照所述运动路径驱动所述末端执行器。

说明书中记载，采用手术机器人执行外科手术需要将手术机器人的末端执行器移动到患者身体上作业点的位置，末端执行器若按直线轨迹运动（图4-8a），可能发生其中手术器械和患者身体之间的碰撞，进而造成患者受伤。因此，须对运动轨迹进行调整，避免末端执行器在运动过程中与患者身体发生碰撞（图4-8b），提高手术机器人控制过程中的安全性。

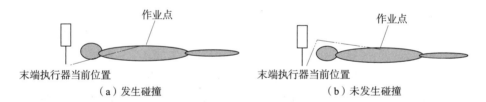

图4-8 末端执行器相对于患者身体的运动路径

【案例分析】

权利要求1请求保护手术机器人的控制方法，首先对手术机器人的末端执行器和患者进行定位得到作业点和患者所在位置，结合患者图像进行运算得到以作业点为起始的运动轨迹，并对运动轨迹进行调整，最后按照该运动路径驱动末端执行器动作。根据说明书中的内容，该控制方法是为了保证末端执行器在按照运动轨迹运动的过程中不会碰到患者身体，提高安全性。从整个控制过程可以看出，末端执行器还未进入患者体内，对患者进行诸如切割、缝合等手术步骤，即该权利要求请求保护的控制方法并没有发生在手术过程中，而是发生在手术前调整手术机器人的过程中。这种不涉及外科手术过程的控制方法，其属于单纯的控制方法，不属于外科手术方法的范畴。

【案例 4 – 20】

相关权利要求：

1. 一种微创手术机器人柔性丝传动手术器械高精度控制方法，其特征在于，其具体步骤如下：

步骤一，微创手术机器人系统开始主从控制，在每个控制周期循环判断致动电机是否反向运动；

步骤二，致动电机反向运动后，判断反向运动后的电机转向，如果正向转动则令电机目标位置 q_d

$$q_d = q_d + \Delta S_1 \tag{1}$$

利用电机目标位置 q_d 来补偿机械间隙回差；

如果反向转动则令电机目标位置 q_d

$$q_d = q_d - \Delta S_1 \tag{2}$$

利用电机目标位置 q_d 来补偿机械间隙回差，式（1）和式（2）中 ΔS_1 是该手术器械的机械间隙回差；

步骤三，使用该手术器械的柔性丝形变回差 ΔS_2 和手术器械通用滞回模型 $f(x; \mu_\omega)$（3a）得到反归一化的电机补偿曲线：

$$f_{denorm}(x_{denorm}; \mu_\omega) = f(x/\Delta S_2; \mu_\omega) \tag{3}$$

式（3）中 x 是滞回模型的自变量，μ_ω 是滞回模型的参数，x_{denorm} 是归一化后的自变量；

步骤四，在开始柔性丝形变回差补偿之前记录电机初始位置；

步骤五，电机目标位置：

通过电机目标位置来补偿柔性丝形变回差；

步骤六，在每个控制周期循环判断柔性丝变形回差是否补偿结束，如果结束则通过令电机目标位置 $q_d = q_d + f_{denorm}$（1）来固定补偿值；

步骤七，跳回步骤一，不断重复。

说明书中记载，腔镜微创手术机器人的手术器械通常使用远距离致动柔性丝传动，致动端与输出端之间的运动存在迟滞现象，影响外科医生的精细操作。该方法实现了对手术器械的精细控制，提高了操作的控制精度。通过事先测量多个器械的滞回曲线，利用多项式拟合和极大似然估计得到该器械通用的滞回模型，再在实际使用之前用FCN网络对电机匀速往返运动时的电流数据进行辨识，准确地提取出回差大小以调整滞回模型的幅值，进而实现对手术器械的精细控制。

【案例分析】

权利要求 1 请求保护一种微创手术机器人柔性丝传动手术器械的高精度控制方法，根据说明书的记载，该方法通过事先测量多个器械的滞回曲线，得到通用的滞回模型，再在实际使用之前对电流数据进行辨识以调整滞回模型的幅值，从而实现对手术器械的离线辨识和基于模型的补偿，进而实现对手术器械的精细控制。可见，该方法是在手术之前实施的，其目的在于提高手术器械的控制精度，而非对患者实施手术治疗。

同时，根据权利要求 1 具体限定的各个步骤，包括"主从控制""电机反向运动""正向转动""得到反归一化的电机补偿曲线""固定补偿值"等步骤，以及步骤七中明确记载的"跳回步骤一，不断重复"可知，在对手术器械进行精度控制的过程中，需要使电机重复进行多次正反向运动。根据本领域技术人员的普通技术知识可以确定，由于电机运动是带动手术器械的操作，这种反复多次的往返运动通常不会发生在外科手术过程中，这也从另一方面证实了上述方法的实施并没有伴随外科手术的过程。

因此，权利要求 1 所限定的方法是用于手术过程之前的精度调整操作，与手术过程无关，不属于外科手术方法的范畴。

4.3 总结

本章主要讨论专利审查实践中对外科手术方法的一般性判断原则，主要以胶囊内窥镜和手术机器人为例，介绍这两种医疗机器人的相关技术，而后结合若干典型案例具体分析与这两种医疗机器人相关的方法权利要求的客体判断思路。

根据现行《专利审查指南》中对外科手术方法的定义，"创伤性"和"介入性"是并列的，两者应有所区别。专利法意义上的"介入性处置"应当涵盖医疗器械进入有生命的人体或动物体、到达其体内目标部位直到退出的全过程，不仅应包括医疗器械进入、退出有生命的人体或动物体的动作，还应包括医疗器械在体内运动的一系列动作。介入性处置可能是有明显创伤的，也可能是微创甚至无明显创伤的。

对于胶囊内窥镜控制方法、工作方法类权利要求，如果其明确包含诸如采用胶囊内窥镜对患者进行切割、采样等创伤性处置的步骤，即胶囊内窥镜导入患者体内、从患者体内退出等介入性处置的步骤，或者实质上操纵胶囊内窥镜在患者体内运动的步骤，不论这些步骤是由医生实施的还是由胶囊内窥镜自主完成的，它们都对患者的身体施加了作用，都是对患者实施的外科手术操作，属于外科手术方法。

手术机器人相关的方法种类众多，如手术过程中的导航方法以及与其相关的图像处理方法，手术过程中的参数处理方法，以及手术机器人的操作、控制方法，等等。这些方法的客体判断需要从权利要求限定的技术方案出发，将技术方案放到其专利申请说明书的技术环境中和适用条件下进行考虑，从方法的本质、方法实施的直接目的、方法的撰写形式等多方面进行甄别，从而对手术机器人相关方法的客体问题作出正确的判断。

第 5 章　皮肤处置方法的客体审查实践

皮肤是人体最大的器官，同时也是人体中比较特殊的一个器官。一方面，皮肤是人体的最外层屏障，在对人体内部进行治疗处理时，往往涉及对皮肤的切开处置或者通过皮肤完成药物施加。另一方面，皮肤决定了人的外观呈现，目前存在很多通过改善皮肤美化人的容貌的方法。这些方法都与皮肤有直接的关系，可以将它们统称为皮肤处置方法。

随着人们对健康和生活质量追求的日益提高以及科学技术的飞速进步，越来越多的新技术被应用到皮肤处置过程中，以期实现微创化，甚至无创化，从而在更大程度上促进皮肤创口的愈合。同时，随着技术的进步，皮肤所形成的屏障不再是铁板一块，人们尝试借助诸多技术手段将治疗药物或者非治疗物质"跨越"皮肤"递送"到人体内部，从而在口服和注射之外提供另一种新兴的给药方式。还有一些专门致力于改善皮肤状态甚至改变人的容貌的新方法，这些方法通常借助已有的或者新创的物理的、化学的技术手段，或潜移默化，或立竿见影，实现人的"逆龄生长"，甚至"改头换面"。

皮肤处置方法　方面朝着微创化、无创化发展，另一方面也试图经由皮肤或者以皮肤为实施对象实现更多的医疗或非医疗目标，其都是新技术在人体上的应用；而且，考虑到使用的安全性和有效性，皮肤处置中越来越多地引入传感技术、智能控制技术，以期将新技术对于皮肤乃至整个人体的作用限制在适当的深度和范围内。可以说，这种新形式、新目标的皮肤处置方法是智能化健康医疗创新发展的一个重要分支，是基于新技术的不断发展和广泛使用而快速发展的微创和无创处置的一个重要方向。

5.1　皮肤处置技术概述

以对皮肤处置从外向内施加作用的顺序，对皮肤处置方法进行初步介绍。最直接的施用方法是对皮肤表面进行药物涂抹以实现不同的目的，该方法操作简单，直接作用于皮肤表面，但由于皮肤是多层结构，实际效果受到一定的影响。为了增加作用的深度，人们通常借助一些器械打开皮肤屏障，使药物或者器械深入皮肤内部，最典型的方式如使用手术刀实施切开操作，从而提高处理效果。然而，这样的处置方式额外增加了皮肤伤口恢复过程。新技术的渗透和应用使得皮肤处置过程朝着微创化甚至无创化发展，如美容领域的微创美容技术和无创美容技术。

"微创"是指在手术过程中只对患者造成微小创伤，手术切口小、恢复快，在经皮处置中以电致孔技术和微针技术为代表。[1] 其中，电致孔技术是一种利用瞬时（毫秒到微秒之间）的高压（50～1500V）脉冲，在皮肤细胞的磷脂双分子层上形成可逆性的短暂水性通道来增加药物通透性的方法。其作用机制是，在高压脉冲电场的作用下，角质层结构产生可逆的渗透性孔道，孔道的大小和维持时间受到电压、脉冲数和脉冲时间的影响。微针是指利用微制造技术制备的微细针镞阵列，其应用于皮肤后，能够穿透皮肤的活性表皮层但不会触及神经，因此一般不会产生疼痛感。微针阵列介导的经皮处置机理是，通过微针的穿刺作用，对皮肤角质层造成轻度的物理损伤，建立微米级的药物传输通道，实现对药物的导入。实际使用中，微针可以分为实心微针、空心微针、可溶性微针和涂层微针等多种类型，适用于的不同情况。

皮肤处置技术尤其是美容技术中所谓的"无创"，是一个相对的概念，相比于普通的有创处置，它不开刀、不留明显痕迹，在美容行业通常用于指代一些物理处置手段，包括射频、激光、脉冲光和超声波等，其中射频技术应用范围最为广泛。

射频（RF）指射频电流，是高频交流变化电磁波的简称，频率为10kHz～30GHz，其作用原理是对皮肤层进行加热。激光的作用原理是核心激光器发出不同波段的激光与生物组织发生光子生物学效应，其不伤害周边皮肤组织。脉冲光则是由氙弧灯产生的强光，经过不同滤光片，获取特定波长范围内的光能量，选择性破坏色素、毛囊、血管等结构。超声波的工作原理是利用高强度聚焦式超声波作用于皮下，聚焦热能，温度可达65～70℃，在不伤害皮肤表面的同时作用于真皮层和筋膜层，实现加热效果。

射频设备的原理与外科手术中的"高频电刀"相同，所使用的频率通常与"高频电刀"相似或比后者略高，其通过增大治疗电极与人体的接触面积来降低电流密度，从而使组织温升保持在一个可接受的范围内。用于皮肤的射频技术主要分为单极射频、双极射频和多极射频。

单极射频是指射频的发射和接收电极相距较远，形成较大范围的电磁场，以电磁辐射方式加热组织。这种射频的发射电极设计在治疗工具上，其接收电极固定在患者背部或者肢体上，加热面积更大，加热深度可以达到15～20mm，可以满足较深组织的治疗需求。[2]

双极射频是指射频的发射和接收电极设计在同一个治疗工具上，两个电极之间通过电流在较小区域内流动，使皮肤组织被加热。其特点是功率不大、加热范围有限、治疗安全、患者无痛苦，特别是对眼周等重要或者敏感部位的治疗相对安全。[3]

多极射频是指在一个治疗头上放置多个电极，形成多个局部电流回路，但每个回路并不同时工作，而是由计算机控制，随机组成电流回路并作用于组织，因此其实质上仍然是双极射频。多极射频增加了治疗面积，提高了治疗安全性，能量被局限在多个极柱之间，聚焦式的电流使治疗能量更精确、更集中、更可控，使用相对低的功率就能获得足够的能量，使治疗更加舒适、无痛，更加安全。[4]

---

[1] 冯年平，朱全刚. 中药经皮给药与功效性化妆品［M］. 北京：中国医药科技出版社，2019：93－95.
[2] 韩秀萍. 医学美容技术［M］. 上海：东华大学出版社，2016：197－198.
[3][4] 同[1].

近年来，新形式、新目标的皮肤处置方法频繁出现于专利申请文件中。这些皮肤处置方法以人体的皮肤为直接实施对象，其作用范围涉及皮肤的各种深度，而且其中大部分方法是为了治疗某种疾病或辅助运送药物、辅助进行人体手术，因而或直接或间接地具有治疗的目的和性质。同时，一些皮肤处置方法可能会在皮肤上造成创口，或者改变皮肤结构（如除皱），有可能构成创伤性的处置，从而落入外科手术方法的范围。因此，在对涉及这类方法的技术方案进行专利审查时，首先需要关注它们的可专利性。

5.2　有关皮肤处置方法的可专利性

要考察皮肤处置方法的可专利性，需要严格按照《专利法》《专利法实施细则》以及现行《专利审查指南》的相关规定进行客观判断。

5.2.1　皮肤处置方法的范围

从目的层面来看，皮肤处置方法囊括了以人体的皮肤为直接实施对象、目的是解决皮肤自身问题的方法，以及以皮肤为载体、通道来解决皮肤以外的其他器官、组织的问题的方法。形象一些来说，前者要解决的是皮肤自身美不美以及是否健康的问题，皮肤在其中作为"终点站"；而后者要解决的是其他器官、组织的健康问题，但需要皮肤的参与，皮肤在其中作为"中转站"存在。在这两类方法中，到底会涉及哪些皮肤处置技术呢？

5.2.1.1　以皮肤为"终点站"的方法

皮肤自身的问题有可能是皮肤自然的老化，或者外观外貌上皮肤的一些不完美之处，如肤色较黑、眉毛过淡、头发过少等，也有可能是皮肤病态的改变，如痤疮、湿疹等皮肤疾病。简单来说，皮肤的问题主要包括两类：一类是非疾病性质的，另一类是疾病性质的。

1. 皮肤药物处置方法

无论是哪一类问题，通常首先都会考虑使用"药物"来解决。在这里，将使用药物解决皮肤问题的方法统称为"皮肤药物处置方法"。

总体来说，皮肤药物处置方法包括药物外敷方法和药物内服方法，本章重点关注药物外敷方法。通过外敷一些具有治疗性质或者非治疗性质的物质有望在一定程度上解决一部分皮肤问题。举例来说，人们往往试图通过涂敷含有保湿、美白、淡斑、除皱等功能的化妆品来解决皮肤的非疾病性问题。而在医院的皮肤科，医生也经常开出药膏处方，让患者定期涂抹在皮肤的患处以治疗各种皮肤病，或者在一定程度上缓解皮肤病所带来的不适。这类方法可以统称为"药物外敷方法"。

当然，这里所说的"药物"并非狭义的有针对性地治疗某种疾病的药，而是指代用于处理皮肤问题的各种物质。如果没有特别说明，本章的"药物"均是指代这一相对广义的概念。不得不提的是，尽管随着科技的进步，用于外敷和内服的药物种类越来越多，药物在皮肤可吸收性以及人体可代谢性方面表现得越来越好，但鉴于皮肤自身的屏障结构，以及药物在经过消化系统到达皮肤的整个过程中的复杂机制，导致无论药物外敷还是药物内服，通常都不是解决皮肤问题的最有效的办法，某些特殊情况例外。

2. 皮肤器械处置方法

科技的进步一方面改善了药物的效果，另一方面也为皮肤处置方法开拓了新的方向，那就是使用器械。为了保持说法上的一致，将使用器械对皮肤进行处置的方法统称为"皮肤器械处置方法"。

总体来说，皮肤器械处置方法主要包括三类。第一类方法是借助器械帮助药物进入皮肤内部。这类方法实质上仍是利用药物的作用来解决皮肤问题，只不过是增加了使用器械暂时打开皮肤屏障以使药物更多、更快地进入皮肤的步骤。例如，在皮肤表面施加一个电场，从而使带电荷的药物在电场力的驱动下穿透皮肤的最外层屏障。电致孔技术和微针技术的目的也是便于药物的导入，具体是让药物通过所形成的通道快速、大量地进入皮肤内部。这类方法在业界有一个相对固定的术语——药物透皮导入方法。

第二类方法不再单纯依赖药物的作用，而是通过器械将各种形式的能量，包括电能、热能、光能、超声、机械力等施加到皮肤上，目的是改变皮肤某个层次或某几个层次的结构，以解决皮肤问题。例如，通过射频技术加热皮肤，使用微针刺激皮肤内部的组织增生、重构，通过激光实施脱毛，或者通过冷却手段破坏皮肤内或皮下的脂肪组织，等等。人们对此类方法的基本认知是一致的，即它们通常是微创的，属于损伤轻微的一类外科技术，甚至是"无创"的。为了指代方便，将此类方法称为"皮肤微创处置方法"。

第三类方法相对特殊一些，它们不仅涉及皮肤的处置，通常还会涉及皮下组织的割开、切除，甚至相关骨组织的磨削、假体的植入。例如，在女性群体中经常引起热议的"重睑术""眼鼻综合""磨骨瘦脸"等处置方法，虽然涉及皮肤以下组织结构的调整，但它们同时涉及皮肤组织的处置，而且最终所要实现的效果也主要是通过皮肤来呈现的，因此通常也被归入皮肤处置方法的范畴。这类方法对皮肤进行切开操作从而造成明显的创口，需要在严格的手术环境下操作，显然已经落入外科手术方法的范围，因此可以称为"皮肤手术处置方法"。

值得一提的是，以皮肤为直接实施对象、旨在解决皮肤自身问题的方法中有很大一部分是以美化人的容貌为目标，通常被统称为美容方法，其既包括对皮肤进行清洁、保养、修饰等操作的生活美容方法，也包括运用手术、药物、医疗器械等医学技术方法对人的容貌和人体各部位形态进行修复和再塑的医疗美容方法。这两种类型是基于美容方法所施用的场合和是否具有医疗性质等因素划分而成的，但从所采用的作用机制来看，无论是生活美容方法还是医疗美容方法，绝大部分都包括在皮肤处置方法之中。

5.2.1.2　以皮肤为"中转站"的方法

提到这一类方法，人们首先想到的可能是进行普通的外科手术或者微创手术时在人体表面形成创口的操作。这类方法的目的在于打开整个皮肤屏障，创建外界通往手术区域的手术通路，概括起来，它的基本操作就是"切开"，在皮肤表面产生创口，因此这类方法也可以被归类为"皮肤手术处置方法"。此外，在临床上也使用"药物透皮导入方法"，将一些不宜口服、注射的药物经由皮肤导入患处甚至内脏区域。例如，利用药离子导入仪在人体肺腧部位将治疗呼吸道疾病的药物导入人体内部，以期快速对呼吸系统产生效果。并且除了"导入"，还有技术可以实现"导出"，即在皮肤上开设通道，允许某些成分从体内被导出皮肤之外，如通过这种方式实现体液提取以进行后续的分析诊断。因此，将"药物透皮导入方法"与体内成分导出方法统称为"透皮导入导出方法"，或者更简化称为"药物透皮导引方法"。

综合起来，皮肤处置方法可以简单划分为四种情况：①不透皮肤的药物施用，包括皮肤表面的涂敷和口服，对应于"皮肤药物处置方法"；②透皮肤的药物施用或物质提取，即"药物透皮导引方法"；③微创改变皮肤结构，即"皮肤微创处置方法"；④手术切开皮肤，即"皮肤手术处置方法"。图 5 - 1 简单示出了皮肤处置方法的分类体系。

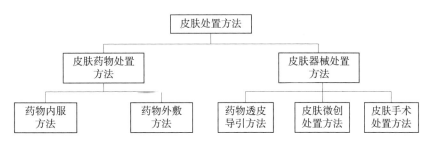

图 5 - 1　皮肤处置方法的分类体系

5.2.2　皮肤处置方法可专利性的判断难点

很多皮肤处置方法或多或少具有治疗的目的和性质，或者可能给皮肤带来创伤，从而落入外科手术方法的范围。因此，要判断这些皮肤处置方法的可专利性，首先需梳理与之相关的可专利性审查的法律规定。

5.2.2.1　简单直接的情况：手术处置

《专利法》第 25 条第 1 款第（三）项规定：疾病的治疗方法不能被授予专利权。有关"治疗方法"，现行《专利审查指南》给出了明确的定义，并指出治疗方法包括以治疗为目的或者具有治疗性质的各种方法。也就是说，如果一种皮肤处置方法具有治疗目的或者具有治疗性质，那么该方法属于疾病治疗方法，不能被授予专利权。

现行《专利审查指南》指出：以治疗为目的的外科手术方法，属于治疗方法，根据《专利法》第 25 条第 1 款第（三）项的规定不授予其专利权；非治疗目的的外科手术方法，由于是以有生命的人或者动物为实施对象，无法在产业上使用，因此不具备《专利法》第22条第4款规定的实用性。可见，无论是基于治疗目的还是非治疗目的的，外科手术方法都是无法获得专利权授权的。因此，如果能够判定一种皮肤处置方法属于外科手术方法，就能够确定其不具有可专利性。然而，判定一种皮肤处置方法是否属于外科手术方法在某些情况下并不容易。

有关"外科手术方法"，现行《专利审查指南》中也给出了明确的定义：外科手术方法，是指使用器械对有生命的人体或者动物体实施的剖开、切除、缝合、纹刺等创伤性或者介入性治疗或处置的方法。从这一定义出发，外科手术方法具备"三要素"：一是使用器械；二是以有生命的人体或者动物体为实施对象；三是所实施的是剖开、切除、缝合、纹刺等创伤性或者介入性治疗或处置。对照皮肤处置方法的类型不难得出如下结论：包括药物外敷和药物内服在内的"皮肤药物处置方法"因为通常并不涉及器械的使用，显然都不属于外科手术方法；而在所谓的"皮肤器械处置方法"中，涉及皮肤以下组织结构的割开、切除、磨削等操作的"皮肤手术处置方法"因为明显属于剖开、切除等创伤性处置，显然属于外科手术方法。因此，判断这两类皮肤处置方法是否属于外科手术方法相对来说难度并不大。

5.2.2.2 容易产生疑惑的情况：透皮导引和微创处置

对于皮肤器械处置方法的客体判断，难度存在于"药物透皮导引方法"和"皮肤微创处置方法"。这两类方法一般不会在皮肤表面造成创口，不明显属于外科手术方法的定义中所列举的剖开、切除、缝合、纹刺等操作方法，而且申请文件中也往往会强调这类方法是微创的甚至是无创的，具体应用中也确实不限于在普通医院实施，而是有可能在美容机构甚至家庭中施用。从作用结果来看，这类方法可能对皮肤结构造成暂时的甚至永久的影响，例如，在作为皮肤最外层的角质层中形成通道，或者造成皮肤内层（如真皮层）的结构改变，等等。这类在实质上改变了人体组织结构的方法是否属于创伤性处置？是否属于专利法意义上的外科手术方法？

有关这一问题，在现有的法律法规中都没有明确的规定；在实际的审查实践中，对于该问题也存在不同的认知，审查员与申请人之间经常会因对该问题的不同见解而产生争议。下面通过真实的案例来说明这一问题和相关争议存在的原因。❶

【案例5-5】

相关权利要求：

1. 一种用于将分子递送或移动到皮肤内的方法，所述方法包括：

通过向皮肤施加等离子体场而在皮肤内打开一个或多个孔；

随后在所述皮肤的表面上施加载体，所述载体选自乳膏、贴剂、凝胶、软膏、气溶胶或液体中的一种并且具有分子量大于500Da的一种或多种分子；

使一种或多种分子通过所述孔到达期望的深度；并且

使所述一个或多个孔闭合。

---

❶ 本章案例统一以第5.4节中案例出现的顺序进行编号。

权利要求 1 所要保护的方法涉及电致穿孔技术，具体过程是使皮肤角质层类脂双分子层产生一个短暂的亲水性孔道，药物通过孔道进入皮肤而被吸收。说明书中这样记载："等离子体允许电场到达皮肤并沉积电荷以建立跨皮肤的电压电势，其导致细胞内和细胞间的穿孔""用于生成等离子体射流的电脉冲导致角质层内的多层双层的穿孔""从处理区域去除等离子体源之后，孔倾向于再次闭合，因此该过程是可逆的"。

关于权利要求 1 所要保护的方法是否属于外科手术方法，主要存在三种不同的观点。第一种观点认为，该方法不属于现行《专利审查指南》中列举的剖开、切除等处置，也不会在人体上产生明显创口，因而不属于外科手术方法；第二种观点认为，该方法中明确包含在皮肤内打开一个或多个孔的步骤，因而对人体造成了损伤，属于外科手术方法；第三种观点认为，虽然该方法在实施过程中涉及在皮肤内打开一个或多个孔的步骤，但是孔只开设在角质层，而且当去除等离子体源之后，孔倾向于再次闭合，也就是说该过程是可逆的，从整体来看，该方法并没有对皮肤造成损伤，因而不属于外科手术方法。

【案例 5 – 8】

相关权利要求：

15. 一种用于将个体皮肤表面区域下的组织体从初始温度加热到预定处理温度的方法，该处理温度位于 42 ~ 60℃ 的范围内，对所述皮肤表面的所述区域内的一个或多个部位中的每个部位而言，该方法包括：

（a）将第一电极和第二电极施加到所述皮肤表面，所述第一电极和第二电极与手持施热器相关联，且所述皮肤表面的所述区域位于所述第一和第二电极之间；以及

（b）从所述电极向所述部位处的所述组织体提供连续波 RF 能量或准连续波 RF 能量，所述 RF 能量具有选择为在超过 0.5 秒的时间量内将所述部位处的所述组织体加热到所述最终温度的功率。

权利要求 15 所要保护的方法属于皮肤微创处置方法。关于该方法是否属于外科手术方法，同样存在三种观点，第一种观点与【案例 5 – 5】的第一种观点相同，即因为该方法不在人体上产生创口，因而不属于外科手术方法。第二种观点认为，根据说明书的记载，现有技术中采用 RF 电流脉冲对皮肤组织进行加热时用时较短、温度上升过快，使得使用者无法在过热时及时停止，从而容易对皮肤表面造成灼伤、水泡或者血凝结，该专利申请针对上述技术问题提出了延长加热时间的上述技术方案，以期避免对组织过度加热，从而降低损伤组织的风险。可见，该方法的目的就是避免对皮肤造成损伤，因而从整体来看，其不属于对人体组织造成损伤的处置方法，不属于外科手术方法。还有一种相反观点认为，尽管该方法要解决的是因过热而造成皮肤表面损伤的技术问题，但基于说明书的记载，对皮肤进行加热处理的目的是引起胶原质重构和收缩、毛孔尺寸减小等，因而即使不发生过热，仍旧会造成皮肤结构的不可逆改变，所以从整体来看必然会对人体皮肤组织结构造成损伤，属于外科手术方法。

之所以存在不同的看法，主要原因在于人们对现行《专利审查指南》中给出的外科手术方法定义的理解存在差别。例如，两个案例中的第一种观点都认为专利法意义

上的外科手术方法应当限于现行《专利审查指南》所提到的剖开、切除等处置的范围，或者至少是会在人体上产生创口的方法，否则就不属于外科手术方法；相反，第二种和第三种观点似乎都更倾向于将外科手术方法的范围延伸到"损伤"的层次，也就是说，如果方法实施对人体组织造成损伤，则属于外科手术方法。

另外，由两个案例中的后两种观点可见，对于皮肤处置方法的作用机制、作用效果的理解也是影响判断此类方法是否属于外科手术方法的一个重要因素。【案例5-5】中的方法作用于皮肤的哪个层次、具体的作用结果是怎样的？【案例5-8】中的方法究竟要实现什么效果？如果不弄清楚这些技术方面的问题，也不容易作出正确的判断。

可见，皮肤处置方法可专利性的判断难点，主要在于透皮导引方法和皮肤微创处置方法是否属于外科手术方法的判断。一方面，对于外科手术方法存在不同的理解；另一方面，两类方法的作用机制、作用效果复杂多样。因此，如何基于其工作原理进行合理的判断，并不存在统一的审查规范。

5.3　涉及皮肤处置方法的客体判断思路初探

5.3.1　哪些皮肤处置方法属于治疗方法

前述各种类型的皮肤处置方法，无论是否使用药物，是否对皮肤结构有损坏，只要基于说明书的内容能判断该方法可能包含治疗目的，或者基于说明书的记载以及现有技术中的医学知识能够判断该方法具有治疗性质，那么该方法就落入疾病的治疗方法的范畴，不具有可专利性。

现行《专利审查指南》还规定：对于既可能包含治疗目的，又可能包含非治疗目的的方法，应当明确说明该方法用于非治疗目的，否则不能授予专利权。因此，如果一项专利申请同时记载了皮肤处置方法的治疗目的和其他的一些非治疗目的，那么在客观上能够拆分治疗目的和非治疗目的的情况下，申请人需要将所要保护的方法明确限定到非治疗目的的范围。需要说明的是，某些与皮肤处置相关的方法虽然记载了非治疗目的，但由于这种方法的实施会不可避免地对人体产生治疗效果，那么这类方法属于具有治疗性质的方法，通常无法通过将权利要求限定为非治疗目的来满足可专利性的要求。

因为皮肤处置方法中有很大一部分属于美容方法，所以需要梳理现行《专利审查指南》中有关美容方法的可专利性的一些规定。现行《专利审查指南》中列出了一些属于治疗方法和不属于治疗方法的例子，其中，以治疗为目的的整容、减肥方法属于治疗方法；单纯的美容方法，即不介入人体或不产生创伤的美容方法，包括在皮肤、毛发、指甲、牙齿外部为人们可视的部位局部实施的、非治疗目的的身体除臭、保护、装饰或者修饰方法，不属于治疗方法。由此可见，要判断一种美容方法是否属于疾病治疗方法，只需要明确该方法是否可能包含治疗目的，或者是否具有治疗性质。

判断皮肤处置方法是否属于疾病治疗方法相对容易。例如，一项专利申请声称通过敷用药膏来治疗痤疮，这种在皮肤上敷用药膏的方法显然具有治疗目的，属于疾病治疗方法。再如，一项专利申请要求保护一种电离子药物导入方法，其中有关所要导入的药物，说明书中提到既可以是治病的药物，也可以是用于美容的化妆品，由此能够判断所要保护的方法可能包含治疗目的，因而不能被授予专利权；进一步地，如果修改权利要求，明确限定所导入的药物是不具有任何治疗效果的化妆品，那就有可能会克服与治疗方法相关的缺陷。当然，因为此类方法属于皮肤导引方法，所以还需要进一步判断其是否属于外科手术方法。

也就是说，对于皮肤处置方法的可专利性进行审查时，可以先基于该方法的目的和性质来判断它是不是治疗方法，是否满足《专利法》第 25 条的规定；而后再判断它是否属于外科手术方法，是否具备《专利法》第 22 条第 4 款规定的实用性。图 5-2 简单总结了皮肤处置方法的客体判断流程。

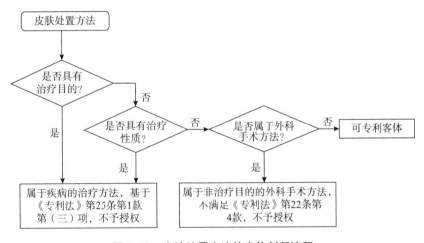

图 5-2　皮肤处置方法的客体判断流程

图 5-2 所示客体判断流程对于智慧医疗领域所涉及的一般方法权利要求通常都是适用的。需要说明的是，在审查实践中，对于可专利性的判断完全可以按照其他的顺序和流程进行。例如，对于明显属于外科手术方法的专利申请，完全可以在此基础上分析该外科手术方法是否具有治疗目的，然后确定是适用《专利法》第 25 条第 1 款第（三）项还是《专利法》第 22 条第 4 款。当该外科手术方法既有治疗目的又有非治疗目的时，同时适用上述两种法条。

实际上，在对一种皮肤处置方法进行方案解读时，通常都会基于对说明书的理解并且结合一定的本领域知识而对整个技术方案有一个全面的认知，判断的顺序是次要因素，主要是对治疗方法和外科手术方法的判断是否客观、准确。

5.3.2　哪些皮肤处置方法属于外科手术方法

如前所述，对于皮肤处置方法中的"透皮导引方法"和"皮肤微创处置方法"是否属于外科手术方法目前还存在分歧，原因主要在于人们对外科手术方法的理解存在差异，更具体地说，是对于第 5.2.2 节中提到的外科手术方法定义中的第三个要素的理解存在差异。因此，在探讨皮肤处置方法是否属于外科手术方法的判断原则时，首先需要解决的问题是如何统一对第三个要素的理解，从而合理界定专利法意义上的外科手术方法的范围。

为此，从三个方面入手进行分析：其一，查阅借鉴欧洲专利局和日本特许厅的相关做法；其二，解读中国专利法意义上的"外科手术方法"；其三，分析人体皮肤的基本结构。

5.3.2.1 欧日相关审查标准是否值得借鉴

1. 欧洲专利局有关"外科手术"的认知演化史

第 2.3.3 节已经提到，2018 年版欧洲专利审查指南的 4.2.1.1 节对"手术"的审查标准作了说明，并反复引用了扩大上诉委员会 G1/07 号决定中的观点。这些观点并非欧洲专利局对于手术处置的一贯观点，而是经历了一个相对"曲折"的演化历程。

上诉委员会于 1993 年形成的 T182/90 号决定中，所争议的申请涉及用于测定实验用动物血流的方法。该方法包括明显属于手术治疗的步骤和令动物致死的步骤。上诉委员会认为，虽然在用于人体或动物体治疗的多步方法中存在手术步骤，一般会令该方法具有手术特征，但该方法有意地以实验用动物体致死为终结，不能认为是通过手术对动物体进行治疗的方法。❶

在 1999 年上诉委员会针对一件"外科手术方法治疗人体"的申请作出的 T35/99 号决定中，其针对 EPC 52（4）意义上的外科手术作了进一步的解释。其中，将对人体或动物体的身体干预分为两类。第一类是无论其特定的目的是什么，维持人体或动物体的生命或健康是第一位的。这类身体干预包括治疗和美容手术，以及通常所说的旨在改变生命体的功能（如带来与性相联系的身体机能改变的阉割）的所有身体干预，以及去除身体局部（如移植）的身体干预。第二类包括其最终结果是被处置的生命体死亡的方法，蓄意地或者附带地（如动物的屠宰或者与 T182/90 号决定相关的过程）。同时上诉委员会指出，应用第一类方法通常更为危险和复杂。对维持生命和健康，尤其是人类的生命和健康的绝对职责来说，必须考虑背景的复杂性以及人与动物在生物构造和精神上的个体差异性。因此，对被治疗体的生命和健康的手术方法和治疗方法的结果，有意或无意，不能确定地预见；在危急情况下，如危及生命的疾病或创伤，必须作出决定和采取一定的治疗，即使这些治疗在时间极度紧迫的情况下存在极大危险。在不是专为维持人体或动物体的生命或健康的技术步骤中不会存在这些问题，但是它们在诊断、外科手术和治疗领域的所有活动中是固有的。❷ 在决定的正文中，上诉委员会没有明确地指出第一类身体干预方法完全落在 EPC 52（4）的范围内，只是强调了对于 EPC 来说该条款的立法本意，但是在决定的判词提要中，则明确地认为第一类手术方法即为 EPC 52（4）意义上的本质上的外科手术治疗方法。

---

❶ 欧洲专利局上诉委员会 T182/90 号决定。

❷ 欧洲专利局上诉委员会 T35/99 号决定。

2004 年，上诉委员会在针对一件关于"脱毛方法"的申请作出的 T383/03 号决定中，再一次解释了 EPC 52（4）意义上的外科手术方法。上诉委员会对医学治疗（medical treatment）给出的定义是：一个人（无须一定是医学从业者）利用医学手段或方法对另一个人（或者依此类推，对动物体）直接或间接施加的任何并非无意义的、有意的身体或精神的干预。在该判例中，上诉委员会得出"很明显排除主题旨在保护治愈性活动"的结论，治愈性活动是指那些旨在维持和恢复人的健康、身体完整和良好状态（也包括预防疾病）的活动。这同样也适用于对动物体实施的治愈性活动的定义。因此可以得出，立法者的本意是，只有那些适用于或者潜在地适用于维持或恢复人或动物的健康、身体完整和良好状态以及预防疾病的治疗处置或者外科手术治疗被排除在专利权客体之外。诸如纹身和穿孔等方法，唯一可能的目的是美化人体或动物体，这些方法被诸如美容沙龙和美容院的企业所使用，而这些企业构成 EPC 第 57 条意义上的产业的一部分。❶

上述三个决定逐渐深入地对外科手术进行了解释，最终明确，只有治愈性的治疗活动被排除在《欧洲专利公约》的保护之外。

扩大上诉委员会在其 2010 年作出的 G1/07 号决定中推翻了上述决定中出现的区分对待外科手术处置方法的论调，明确指出对外科手术的认定是仅针对其处置的实质而非目的。该决定认为，需要对外科手术治疗方法采用更窄范围的理解，其定义必须涵盖代表医疗内核的专业性介入操作，也就是说，从事这一操作的人应当接受过专业训练或承担特殊责任。该定义将仅涉及较小创伤及并未危及健康的一般介入性方法排除在外科手术方法的范畴之外。在非关键的身体部位进行的，通常在非医疗的商业环境中进行的、具有常规特征的侵入性技术，如纹身、穿刺、通过光辐射脱毛和皮肤微磨损等，不能排除其可专利性。

2. 欧洲专利局现行"外科手术"定义带来的启发

从上述演化过程可见，欧洲专利局对于"外科手术"的认知经历了从目的到实质、范围从宽到窄的变化过程，并且现行判断标准至少有一部分取决于实施方法的主体的身份或特点：从事这一操作的人应当接受过专业训练或承担特殊责任。对于外科手术的判断，从方法的本质属性出发，这一点与中国专利法的精神是一致的：无论是出于治疗目的，还是出于非治疗目的，只要是外科手术方法，都无法获得专利保护。然而，在我国的审查实践中，实施方法的主体向来只是作为一个辅助的判断因素，而并不作为判断外科手术方法的主要因素。

欧洲专利局将为何政策性地将外科手术排除在专利保护之外主要归因于"健康风险"：即使在进行必要的专业护理和具有专业知识的情况下，该干预也存在重大的健康风险。当然，欧洲专利局的现行标准还考虑了施用的部位、施用的场所等因素，认为纹身、穿刺、通过光辐射脱毛和皮肤微磨损并不属于外科手术，但前两者明确出现于现行《专利审查指南》中有关外科手术方法的定义中。因此，我们在有关外科手术方

---

❶ 欧洲专利局上诉委员会 T383/03 号决定。

法的范围界定上并不能完全照搬欧洲专利局的"窄范围"标准。但除了"从事这一操作的人"的因素，方法所施用的部位、场所也可以作为其所具有的潜在风险的辅助判断要素，也就是说，我们可以从欧洲专利局的上述相关规定中予以借鉴的，除了将"健康风险"作为主要考量因素，还包括从哪些方面，如从施用的部位、场合等方面，来评估方法可能带来的健康风险。

3. 日本特许厅的一贯做法

在日本特许厅 2015 年的专利审查指南中，针对人的手术方法包括：①手术治疗方法（包括切开、切除、穿刺、注射和植入方法等）；②人体内（口内、外鼻孔内和外耳道内除外）医疗器械（如导管或内窥镜等）的使用方法（包括器械的插入、移动、维持、操纵以及取出等）；③手术的预备处置方法（如手术的麻醉方法、注射部位的消毒方法等）。具有手术操作且其目的不是治疗或诊断的美容方法也被认为是针对人的手术方法。

除了不包含以动物体为实施对象，日本特许厅有关医疗方法的规定与中国专利法基本上是一致的，并且在具体的审查实践中，其对于诸如美容方法的皮肤处置方法的审查标准相对严格。

例如，公开号为 JP2011098207A 的发明专利申请，其原始权利要求 1 请求保护一种患者的美容治疗方法，包括用窄带宽非激光光照射患处，该非激光光的主波长在 610～680nm 范围内。审查过程中该权利要求 1 被修改为：一种对患者（医疗行为除外）进行美容治疗的方法，包括以下步骤：用主波长在 610～680nm 范围内的窄带宽非激光光照射患处。对此给出的审查意见是："鉴于本发明的详细描述，用窄带宽的非激光光照射患处的方法促进皮肤的胶原蛋白形成并改善皮肤的皮肤状态。因此，即使记载了'（医疗行为除外）'，权利要求 1 中的'患者的治疗方法（医疗行为除外）'也只不过是一种'治疗人类的方法'。因此，权利要求 1 的发明显然不属于《专利法》第 29 条第 1 款主要段落中描述的工业上可应用的发明。"

再如，公开号为 JP2015142698A 的发明专利申请的权利要求 1 请求保护一种美容方法，包含将含有水、磁性体粉、增粘剂和带电荷的离子导入成分的水系面膜剂涂布在皮肤上的步骤；使磁力作用于在皮肤上涂布的所述水系面膜剂中的所述磁性体粉，在皮肤表面残留所述离子导入成分的水溶液的同时，将所述磁性体粉从皮肤表面吸附去除的步骤；向配置有所述水溶液的皮肤流通离子导入电流，以使所述离子导入成分向皮肤内部渗透的步骤。对于该权利要求的审查意见为："当离子电渗疗法成分渗透到皮肤中时，可以认识到取决于离子导入成分同时表现出治疗效果。因此，它属于治疗人类的方法。此外，根据权利要求 1 的发明涉及美容方法。如上所述，仅作为治疗效果的期望效果的美容效果和当离子电渗疗法成分渗透到皮肤中时可以同时发生的美容效果仅仅是参考，上述方法的实质也是进行治疗的一种。因此，权利要求 1 所述的发明不符合《专利法》第 29 条第 1 款主要段落的要求。"

4. 日本特许厅审查标准带来的启发

仅仅从上面的两个例子中寻找蛛丝马迹，我们可以尝试理解日本特许厅在审查美容方法类权利要求时的思路：美容效果是对人体进行处置所产生的治疗效果中的一种情况，或者可以将美容效果看成治疗效果的一种表现、一种伴生效果。那么，只要是对人体组织产生了明确的影响，方法将被视为具有"治疗"效果。我们不妨这样理解，对于此类方法，日本特许厅扩大了"治疗"的外延，将其范围由"治愈性"扩展到"向好性"。

可以看出，日本特许厅对于作用于人体组织的处置方法的审查是非常谨慎的。实际上，日本的美容行业非常繁荣，各种美容技术基本上都位于国际前列，有关美容方法的专利申请相较于其他国家和地区而言数量更多、范围更广。那么一方面，日本特许厅在此类方法的审查中的经验相对丰富，其审查方式本身是有一定说服力的。另一方面，在其美容技术相较于其他国家和地区往往更加完善、更加成熟的情况下仍旧采取如此谨慎的态度，这或许也从侧面提示我们，目前包括各种美容技术在内的皮肤处置技术还没有成熟到可以放开审查政策的程度。

在欧洲专利局和日本特许厅相关规定的启发下，再来解读一下在中国专利法框架下，应该如何界定"外科手术方法"的内涵。

5.3.2.2　怎样解读中国专利法意义上的"外科手术方法"

在传统医学认知中，"外科手术"因为通常需要用手术刀在人体表面割开一个口子，因此俗称"开刀"，这也是第 5.2.2 节两个案例的第一种观点的根据。但是随着科技的进步，外科手术操作早已不再局限于这种"开刀"操作，各种微创手术、介入手术逐渐成为外科手术的主要形式。举一个简单的例子，将胃镜经口腔、喉咙和食管探入人的胃部，这通常被认为是一种外科处置方法，但它是不需要"开刀"的，不需要在人体表面产生创口。

实际上，现行《专利审查指南》中所给出的外科手术方法的定义既包括介入性处置方法，也包括通常不被认为是"开刀"的"纹刺"操作。值得注意的是，该定义中存在一个"等"字，其一方面表示了所列出的"剖开、切除、缝合、纹刺"并非对于创伤性或者介入性处置的穷举，另一方面也为随着科学技术的不断进步，合理理解创伤性、介入性处置提供了空间。可见，现行《专利审查指南》所定义的外科手术方法与早期的、传统的外科手术的含义不同，它的范围更广，也更与时俱进。

这里再对外科手术方法定义中的第三个要素做一个字面解读。"剖开、切除、缝合、纹刺等创伤性或者介入性治疗或处置的方法"，其中包含两种类型的操作：一种是创伤性治疗或处置方法，另一种是介入性治疗或处置方法。有关"介入性"方法，在医疗领域有一个相对统一的解释，通常是指在影像学指引下经过人体管腔或者微小的创口进入人体内部的一类手术操作，本书第 4 章已经对此类方法进行了较为全面和详细的阐述。显然，皮肤处置方法一般来说都不属于这种介入性方法。因此，要想判断透皮导引方法和皮肤微创处置方法是否属于外科手术方法，关键是要看它们是否属于创伤性治疗或处置方法。

第 5.2.2.2 节的第一种观点认为，只有在人体表面造成了明显创口的方法才属于创伤性处置。但医学上通常认为创伤不仅包括具有明显创口的开放性创伤，也包括那些体表没有创口但皮下组织结构受到伤害的闭合性创伤，如挫伤、扭伤、挤压伤等。

在中国协和医科大学出版社于 2017 年出版的《中华医学百科全书普通外科学》等多本书籍中，有关"创伤"的定义是基本类似的：创伤是指机械、物理、化学性致伤因素作用于人体所造成的组织结构完整性的破坏或功能障碍。该书还阐明了创伤的发病机制：人体在遭受创伤后会出现局部和/或全身反应，局部的创伤反应除了创伤直接造成的组织破坏和功能障碍外，主要包括创伤性炎症、细胞增生和组织修复过程。

由以上有关创伤的定义和说明可知，对人体造成组织结构完整性的破坏或功能障碍，从而引发人体创伤性炎症、细胞增生和组织修复过程，这是判断施加到人体上的作用是否带来创伤的条件，可以作为判断作用于人体的方法是否属于创伤性处置方法的条件。显然，其中"对人体造成组织结构完整性的破坏或功能障碍"是更直接的也更关键的判断要素。

也就是说，判断一项皮肤处置方法是否属于创伤性处置方法，关键要看该方法是否会对人体皮肤组织结构造成了实质性的破坏，或者是否会造成皮肤功能障碍。为此，需要首先了解人体皮肤的一般结构和功能。

5.3.2.3 "神奇"的人体皮肤结构会给我们哪些启示

皮肤是人体与外界环境相互作用的介质和屏障。皮肤的结构包括皮肤的基本结构和附属结构，其中，基本结构包括表皮、真皮和皮下组织，附属结构包括毛发、皮脂腺、汗腺和指（趾）甲。图 5-3 所示为皮肤结构示意图。❶

真皮位于表皮深层，由致密结缔组织和脂肪组织组成，其内有神经、血管、淋巴管及皮肤附属结构。皮下组织位于真皮的深面，医学上通常所说的皮下注射就是将药物注入此层，而皮内注射则是将药物注入真皮层。皮肤的附属结构中，毛发根部的毛囊、皮脂腺和汗腺分泌部均位于真皮层。

表皮是皮肤的浅层结构，由复层扁平上皮构成，从基底层到表面可分为五层，即基底层、棘层、颗粒层、透明层和角质层。图 5-4 所示为表皮的一般结构。❷

表皮的主要成分是角质细胞，其细胞生命周期约 28 天，由基底层细胞变成颗粒层细胞约 14 日，由颗粒层细胞变成角质层脱落约 14 日；角质层细胞由基底层逐渐往上变化，最后死细胞变成角质层，这个过程称为角化过程。图 5-5 所示为表皮层角化过程示意图。

由此可见，皮肤结构的真皮和皮下组织部分存在神经、血管、淋巴管，与人体的其他深部组织相似，并且不具有很强的快速再生能力。因此能够理解，如果实施一种方法对真皮和皮下组织部分的结构产生不可逆的改变，往往会引起血管破裂、带来疼痛，通常认为这样的方法是对人体组织产生创伤的方法。

---

❶ 辛映继. 医学文饰基础教程［M］. 西安：陕西科学技术出版社，2017.
❷ 王正坤. 医学美容与皮肤保养［M］. 北京：台海出版社，2014.

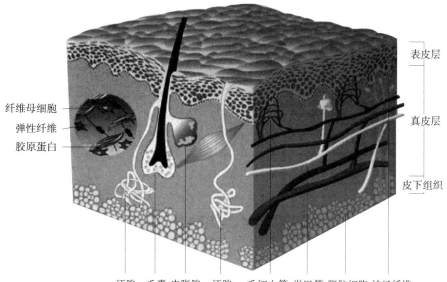

纤维母细胞
弹性纤维
胶原蛋白

表皮层

真皮层

皮下组织

汗腺　毛囊　皮脂腺　汗腺　毛细血管　淋巴管　脂肪细胞　神经纤维

图 5-3　皮肤结构示意图

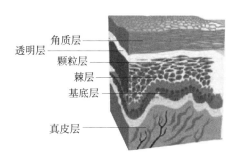

透明层
角质层
颗粒层
棘层
基底层
真皮层

图 5-4　表皮的一般结构

从另一个角度来考虑，如果对于皮肤的处置方法侵入真皮层甚至皮下组织，那么考虑到真皮层的复杂结构，这样的方法会给实施对象带来健康风险；同时，由于需要将作用侵入真皮层或者皮下组织，这种深度的控制相较于仅仅作用于皮肤表层的方法难度更大，更需要施用者经过相应的专门训练并具备一定的医学知识。即使有些方法可能会在医疗机构之外的场所如美容院实施，但这类方法实际上仍不能被看作普通行业中可无差别实施的普通方法。综合考量之下，宜将此类方法划归到专利法意义上的外科手术方法。

与真皮和皮下组织相比，表皮显然是一个比较特殊的"角色"。一方面，角质层作为整个皮肤结构的最外层，是由已经死亡的细胞构成的，其角质细胞的最外层是磷脂，最表面又有皮脂膜覆盖，这种结构决定了角质层能够锁住皮肤内部的水分和其他体液，也可以阻挡绝大部分物质进入皮肤内部，从而构成物质进出人体的有效屏障，造成很多物质尤其是很多化妆品成分透皮渗透速度和剂量通常难以满足实际美容和医疗需求，

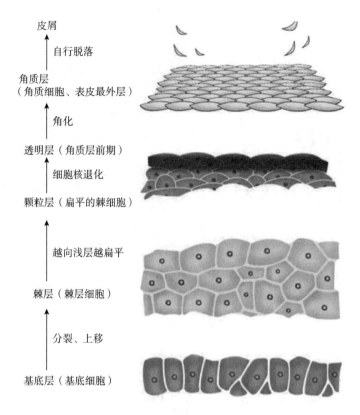

皮屑

自行脱落

角质层
（角质细胞、表皮最外层）

角化

透明层（角质层前期）

细胞核退化

颗粒层（扁平的棘细胞）

越向浅层越扁平

棘层（棘层细胞）

分裂、上移

基底层（基底细胞）

图 5-5 表皮层角化过程示意图

并由此出现了透皮导入技术。另一方面，整个表皮结构不存在血管和神经，对包括角质层在内的表皮结构的改变不会产生疼痛感，并且在自然条件下，角质层不断脱落，基底层细胞又不断死亡变为角质层，从而仅仅局限于角质层的结构破坏会由于表皮层的上述特质而得以快速恢复。因此，一般认为局限于角质层的结构改变并不会对皮肤整体结构造成明显影响。而且构成角质层的细胞是死细胞，角质层的结构变化一般不会引起创伤性炎症、细胞增生和除正常皮肤代谢之外的组织修复过程。综合来看，仅作用于角质层的方法通常不会不可逆地改变皮肤的结构、造成皮肤功能障碍，不属于对人体的创伤性处置方法。

　　然而，由于整个表皮层除了角质层之外，其他层基本上都是活的细胞，理论上来说，活细胞在遭受外力刺激时往往出现应激反应从而引发细胞增生等后续效应，如果不能确定一种皮肤处置方法的作用仅仅局限于角质层，那么这一方法属于有可能对人体造成创伤的方法，将其归于对人体组织产生创伤的方法可能是更合理的做法。

5.3.2.4　判断皮肤处置方法是否属于外科手术方法时的推荐做法

　　对于一种皮肤处置方法，首先需要区分其器械的侵入范围是否局限于角质层。如果能够明确器械对于皮肤的侵入作用仅仅局限于角质层，那么相关的方法不被认为是专利法意义上的外科手术方法；相反，需要质疑相关方法是否落入专利法意义上的外科手术方法范围。

此外，也需要适当考虑所述方法可能造成的结果，如果其对于皮肤的影响是微小的、短时间内可逆的，而且不会引起明显的创伤反应，如炎症、增生等，则该方法通常不被认为是创伤性处置方法，不属于外科手术方法；如情况相反，一般会认为这样的方法属于创伤性处置方法，属于外科手术方法。

上述推荐做法与欧日等国家或地区的审查原则并不完全矛盾，这一点在一些专利申请的同族审查意见中都得到了印证。虽然以上关于外科手术方法的理解以及相关的判断原则是基于医疗领域内的一些现有知识所进行的一种探索，但该探索的方向与技术发展趋势是相符的。

5.4　典型案例解析

5.4.1　涉及皮肤药物处置方法的案例

【案例 5 – 1】

相关权利要求：

一种用于预防和/或治疗敏感和/或干性皮肤的美容处理方法，该方法包括口服施用至少有效量的至少一种微生物，特别是益生微生物，和/或其部分和/或其代谢物，和有效量的至少一种二价无机阳离子。

【案例分析】

对权利要求所限定的技术方案进行解读可见，所要保护的方法简单来讲是通过口服药物来实现美容，属于皮肤药物处置方法中的药物口服方法。尽管权利要求的主题名称是一种美容处理方法，但根据说明书的记载，该方法是通过改善皮肤的状态，将皮肤状态从敏感、干燥的病态调整到正常状态，从而间接实现美容的目的，所以整个方法的核心首先是治疗病态皮肤，由此才能达到美容的效果。从整体来看，该方法是具有治疗性质的，属于疾病治疗方法，按照《专利法》第 25 条第 1 款第（三）项的规定不能被授予专利权。并且，这种治疗性质是口服的药物对于敏感、干燥的病态肌肤所具有的必然的治疗作用决定的，并不依使用者的使用目的而改变。因此，对该方法无法通过修改为非治疗目的来规避客体问题。

实际上，对于皮肤处置方法中的美容方法来说，美容可以被理解为其最终目的，而达到该目的的过程可能是治疗性的，也可能是非治疗性的。也就是说，可以通过治疗来获得美容效果，这种情况下的美容方法在客观上具有治疗性质，从而落入疾病治疗方法的范围。

当然，皮肤药物处置方法并非完全没有可能获得授权的一类方法，当方法只是为了美容或者包括美容目的时，如果专利申请客观且全面地披露了实施该方法的目的，尤其是详尽地记载了非治疗目的及其实施方式、实施效果，则通过将方法限定为非治疗目的来避开客体缺陷的做法将是可接受的。如果所涉及的方法必然具有治疗性质，那么对该方法在不超出其本身范围的情况下进行修改通常很难克服客体缺陷，但采用其他方式对相关的发明创造进行保护的做法将是可接受的，如有关所使用的药物或者药物组合的方案，或者有关药物、药物组合的制备用途的方案。

5.4.2 涉及皮肤手术处置方法的案例

【案例5-2】

相关权利要求：

6. 一种应用缝合材料的方法，所述缝合材料用于缝合需要力来紧缩伤口边缘的伤口，其中利用任一尖端来将具有线的双尖端针引入到伤口边缘中的一个的预定深度处，该线具有成形结构的倾斜凸起，此后与皮肤平行并垂直于伤口边缘将具有线的针从伤口边缘处移动必要的距离，随后将尖端引导向皮肤的表面但是不完全拔出来，第二尖端大致保持在线的通道的深度处，并且将针旋转90°的角度，继续进行矩形缝合，此后在该伤口的另一边缘上进行相同的操作；线的端部被彼此连接在一起；通过执行伤口边缘的可靠固定及充分拉紧它的需要来确定应用缝合的数量。

【案例分析】

很明显，该方法是一种伤口缝合方法，属于皮肤手术处置方法，因此属于外科手术方法。基于说明书记载的内容，该方法用于各种美容和外科手术中，尽管说明书中着重突出了其在美容整形外科手术中的应用，但显然并未完全排除其他医用外科手术目的。因此，该权利要求所要保护的方法既可能具有治疗目的，又可能具有非治疗目的，因而同时适用于《专利法》第25条第1款第（三）项和《专利法》第22条第4款。

【案例5-3】

相关权利要求：

1. 一种实施手术的方法，所述方法包括下述步骤：

a）在皮肤中形成多个开口，

b）向每个开口中插入皮肤插口元件，以及

c）将缝线穿过皮肤插口元件，以在皮肤下面形成缝线阵列。

【案例分析】

根据说明书的记载，权利要求所限定的方法用于颈部提紧，可见该方法不具有治疗目的和治疗性质；但方法中明确包含在皮肤中形成开口以及向开口中插入器械的步骤，显然这一方法属于皮肤手术处置方法。因此，该方法属于非治疗目的的外科手术方法，不具备《专利法》第22条第4款规定的实用性。

结合【案例5-2】和【案例5-3】可知，这类方法明显属于外科手术操作的皮肤处置方法，无论是治疗目的的还是非治疗目的的，都无法获得授权，而且通常也不存在通过修改来克服客体问题的可能性。尽管一些方法并不是用于对患者进行诊治，也并不必然在正规的医疗机构实施，但因为其在人体上造成了明显的创口，属于外科手术方法，因而同样是无法获得授权的。皮肤手术处置方法的客体判断相对来说比较简单直接，但需关注其是否具有治疗目的。

5.4.3　涉及药物透皮导引方法的案例

【案例 5 - 4】

相关权利要求：

8. 一种化妆用蛋白质的离子导入方法，其特征在于，使片状的保湿性部件吸收化妆品，并放置于希望吸收的部位，使带正电的电极与所期望的部位接触，所期望的部位与放置有所述片状的保湿性部件的部位不同，使带负电的棒状的电极一边在所述片上旋转一边移动。

【案例分析】

从权利要求 8 的主题名称来看，所导入的是化妆品，并不涉及具有治疗效果的药物的使用，因此不具有治疗目的和治疗性质。该方法所使用的器械是带有正电荷和负电荷的两个电极。尽管说明书中没有详细阐述离子导入的具体机制，但是直流电离子导入技术是一项比较成熟的技术，经过查阅现有技术，明确该方法的工作原理是：在药物溶液中，一部分药物离解成离子，在直流电的作用下，阴离子和阳离子定向移动，药物离子主要经过皮肤汗腺管口和毛孔进入皮内，或经过粘膜上皮细胞间隙进入粘膜组织。❶ 这个过程利用了角质层的两个方面的特点：其一，角质层的阻抗相比于皮肤的其他部分高很多，可以说它提供了皮肤结构的主要阻抗，当正、负电极贴附到皮肤表面时，电压降主要集中在角质层的内外两侧，从而在角质层内对带电荷的物质有一个比较集中的推赶引导作用；其二，角质层本身具有毛孔、腺管口等附属器通道，化妆品物质通过这些通道被推赶进入角质层以下的区域。电场的作用还会导致角质层结构有一个暂态的、可逆的紊乱，形成一些不规则的孔道，这些孔道也加速了物质进入皮肤。❷ 这些物质再在皮下通过渗透、扩散作用到达真皮层，实现最终的祛斑、除皱效果。

基于有关离子导入的认知不难确定，离子导入过程或者借助于角质层的既有结构，或者借助角质层结构的短暂可逆改变进行离子渗透运送，能够确定该权利要求请求保护的方法对于皮肤的作用仅仅局限于角质层，该方法不对人体皮肤造成创伤，从而不属于专利法意义上的外科手术方法。

需要注意的一点在于，尽管基于目前的认知，电离子透皮导入方法被认为不属于专利法意义上的外科手术方法，因而在不具有治疗目的和治疗性质时，此类方法单纯地属于一种美容方法，不存在客体方面的缺陷。但是，这类电离子透皮导入技术并非美容行业的专用技术，实际上，利用电离子透皮导入技术将一些治疗性药物如中药液以皮肤为媒介导入人体内部已经是医院某些科室（如呼吸科）的常见做法，并且即使是在美容行业，通过电离子透皮导入的物质也有可能是具有治疗性质的药物。因此，在对涉及这类方法的专利申请进行客体判断时，首先需要关注的是该方法是否具有治

---

❶ 魏新玲. 直流电药物离子导入疗法发展概述 [J]. 西南国防医药, 2004, 14 (5)：571 - 572.

❷ 苏欢欢, 黄晓舞. 经皮给药剂型及促渗方法研究概况 [J]. 解放军药学学报, 2017, 33 (5)：459 - 462.

疗的目的，以及所导入的药物是否具有治疗的性质，然后再考虑有关外科手术方法方面的问题。

【案例5-5】

相关权利要求：参见第5.2.2节。

【案例分析】

正如其说明书所记载的，"等离子体允许电场到达皮肤并沉积电荷以建立跨皮肤的电压电势，其导致细胞内和细胞间的穿孔""用于生成等离子体射流的电脉冲导致角质层内的多层双层的穿孔""从处理区域去除等离子体源之后，孔倾向于再次闭合，因此该过程是可逆的"。由此可见，电致等离子体穿孔所针对的目标很明确，就是角质层内的脂质双分子层，而且穿孔是短暂的，很快就会自行闭合，从整个穿孔导入过程来看，皮肤的整体结构没有被破坏，也没有产生根本的改变。因此，该方法不属于外科手术方法。

【案例5-6】

相关权利要求：

37. 一种用于填充受试者的皮肤和/或皮下组织中的非期望的褶纹、皱纹、线或凹陷的区域的方法，包括将涂药器放置在所述褶纹、皱纹、线或凹陷的区域的部位处，其中所述涂药器被配置用于将皮肤改善组合物施用到受试者的皮肤和/或皮下组织，包括：基材，其中所述基材具有带有两个相对的表面的通常平坦的结构，其中一个表面被意图被放置在受试者的所述皮肤的近侧并且另一个表面面向远离所述受试者的所述皮肤；以及微针阵列，其中所述微针阵列位于在所述受试者的所述皮肤的近侧的所述表面上，所述阵列包括多个微针，其中所述微针中的每个包括：骨架，其由刚性材料制造，所述骨架包括：锋利的尖端部分，其位于所述骨架的一个端部上，所述锋利的尖端部分被配置为穿透受试者的皮肤；基部，其在所述骨架的相对的端部上；以及中间部分，其连接在所述锋利的尖端部分和所述基部之间；以及皮肤改善组合物，其包含至少一种生物相容性陶瓷材料，其中所述改善组合物至少部分地围绕所述中间部分，使得所述锋利的尖端部分的直径大于所述改善组合物的直径。

【案例分析】

权利要求37所限定的方法使用的是微针技术。在权利要求中明确限定了通过微针穿刺受试者皮肤，以将皮肤改善组合物运送到人体的皮肤或者皮下组织，说明书中也提到了所使用的涂药器上的微针的基部比待被微针穿透的表皮层的厚度更长。可见，权利要求37所限定的方法并不能保证只影响角质层。因此，该方法属于外科手术方法。

【案例5-7】

相关权利要求：

1. 一种用于在个体的目标皮肤或粘膜表面下面对存在的分析物取样的方法，所述的方法包括：

（a）加速颗粒进入和/或穿过所述目标的表面，其中所述颗粒进入或穿过目标表面

的加速作用能使流体试样从目标表面下面流到目标表面上；和

（b）测定在所述流体试样中存在的所述分析物。

【案例分析】

权利要求 1 所要保护的方法涉及无针技术。基于说明书的记载，"加速颗粒进入和/或穿过所述目标的表面"是通过无针注射技术进行的。结合说明书的内容能够确定，权利要求 1 请求保护的方法整体上是通过高速颗粒在皮肤上开设通道，以使皮肤或粘膜表面下的分析物能够穿越皮肤与体外的传感装置接触。由于颗粒以高速进入/穿过皮肤或粘膜表面使得皮肤出现了本来不存在的允许分析物从体内流出/渗出的通道，而且分析物显然存在于角质层之下的皮肤组织或者更深层次的组织中，如说明书实施例部分所提到的葡萄糖来自静脉血管或者毛细血管，因此显然颗粒需要至少穿透角质层并击穿位于真皮层甚至更深层的血管。因此，该方法对皮肤的作用不只局限于角质层，属于对皮肤组织造成创伤的方法，因而是一种外科手术方法。

结合【案例 5－4】~【案例 5－7】可见，要判断一种透皮导引方法是否属于外科手术方法，需要充分了解其工作机制。对于包括【案例 5－4】和【案例 5－5】在内的利用电场导入药物的方法，因为所依赖的是电场力，而角质层提供了皮肤的绝大部分阻抗，从而将绝大部分电场力局限于角质层两侧，据此可以明确在这类方法实施过程中对于皮肤除角质层之外的结构的影响是微乎其微的，所以通常认为这类方法不属于外科手术方法。但是，透皮导引方法可能涉及的技术手段多种多样，除了【案例 5－6】和【案例 5－7】所涉及的微针技术与无针技术，现有技术中还可能采用诸如超声波等物理手段或者促渗剂等化学手段，来实现药物的透皮导入和导出，这些方法往往不能够将对皮肤的作用仅仅局限于角质层，甚至必须侵入角质层以下更深的皮肤区域，因而在进行可专利性的判断时需要具体情况具体分析，作出合理的判断。

5.4.4　涉及皮肤微创处置方法的案例

【案例 5－8】

相关权利要求：参见第 5.2.2 节。

【案例分析】

权利要求 15 请求保护的是一种射频加热皮肤的方法，根据说明书的记载，之所以要对皮肤进行加热，目的是要在真皮中诱导胶原质形成，从而实现除皱和嫩肤。很显然，该方法属于皮肤微创处置方法。根据说明书的阐述，该方法是针对现有技术中采用 RF 电流脉冲对皮肤组织进行加热时用时较短、温度上升过快，使得使用者无法在过热时及时停止，从而容易对皮肤表面造成灼伤和水泡的技术问题而作出的改进，改进点在于延长加热时间，实现温度的缓慢上升，由此降低损伤组织的风险。尽管说明书中声称改进后的方法能够避免过热灼伤等损伤组织的风险，然而，射频美容技术的基本原理是通过数百千赫到数兆赫的交流电脉冲加热皮肤，热能作用于真皮深层和深部的纤维隔，即从真皮到筋膜和纤维组织，从而使皮肤真皮层变厚，使皮下胶原的形态重塑，产生新的胶原质，从而使皮肤拉紧和重塑面部形态。也就是说，这项技术本身的目的就在于改变皮肤真皮层和皮下组织的结构，因此无论是否发生过热灼伤，该方法都会造成真皮层结构的不可逆改变。并且由于真皮层内包含血管，在权利要求所限定的温度已经达到60℃的情况下，血管中的血流会因为加热而有所改变，这么高的温度即使在短时间内也可能造成灼痛。综合来看，该方法在本质上是一种对皮肤产生创伤的方法，属于外科手术方法。

【案例5-9】

相关权利要求：

9. 一种毛发生长控制的方法，包括：

在脉冲时间期间生成激光束（9），

将所述激光束（9）聚焦到皮肤组织中的焦点（25），该焦点与涉及皮肤（5）的毛发（13）的毛发生长相关皮肤组织（41，43，45，47，49，51）中的目标在预定距离内，

其中该焦点内的功率密度在该脉冲时间内高于用于在该焦点（25）处皮肤组织中诱发激光诱导光学击穿现象的局部阈值。

【案例分析】

简单来说，该案例所涉及的是一种激光脱毛方法，属于皮肤微创处置方法。根据说明书的记载，该方法旨在解决现有技术中过量能量施加到皮肤上从而造成非目标细胞的疼痛和坏死的技术问题，所采用的技术手段是将激光束聚焦到小焦点，从而确保焦点外的功率密度非常低。基于说明书的记载，"'皮肤组织'是一般的表达，其不仅包括严格地属于皮肤的组织，诸如表皮、真皮等，而且包括在严格意义上直接在皮肤以下的组织层，诸如供给所述皮肤组织的毛囊和毛细血管"，以及"当焦点中的激光束功率密度超过阈值时，光诱导光学击穿在介质中发生""这损坏光诱导光学击穿发生现象的位置周围位置中的介质（皮肤组织）"。由此可见，该案例中，要达到其毛发生长控制的目的，必然需要对目标组织实施损坏性作用，而且这种作用波及真皮层、皮下组织、毛囊和毛细血管。因此，该方法属于一种外科手术方法。

结合【案例5-8】和【案例5-9】能够发现，这些包括射频美容、激光脱毛等生活中常见的皮肤处置方法，乍一看既不开刀，通常也不流血或者流血量很少，但仔细分析发现这类方法会改变皮肤内部甚至皮肤之下的组织结构，并借此来实现改变人的外观呈现，这实际上也是皮肤微创处置方法具有的共同特点。在涉及皮肤微创处置方法的专利申请中，往往强调方法基本不会造成创伤，甚至声称是完全无创的。这里所谓的"创伤"的含义通常停留在传统的、狭义的定义层面，在具体的审查实践中，还是需要结合技术方案的实质进行客观的判断。例如【案例5-8】和【案例5-9】，两者都要解决现有方法因热量、能量过量造成的皮肤灼伤、组织坏死等技术问题，但无论是否能够真正解决这些问题，仅从技术方案的工作机制出发也能够判断出所述方法的外科手术属性。而且，【案例5-8】和【案例5-9】所涉及的仅仅是皮肤微创手术方法的两个典型技术分支，实际上用于微创皮肤处置的技术手段还有很多，包括但不限于冷冻、超声、机械力等，在对此类方法进行可专利性判断时需要从方法的基本工

作原理出发，结合其基本目的作出客观判断。

有关药物透皮导引方法和皮肤微创处置方法还需要特别说明几点。

一方面，尽管这两类方法目前可能广泛应用于美容机构，而且随着美容仪器的家庭普及，某些方法甚至可以在家庭中实施，但实际上，其中绝大多数方法所依托的仪器、设备仍要求美容机构具有一定的资质，对应的美容方法也要求其具有这些资质，也就是说，这些方法并非在普通的商业环境中经由普通服务人员来实施。同时，虽然这两类方法被认为是微创甚至无创的，但毕竟是作用于人体的方法，实际实施过程中仍有可能带来疼痛和轻微的损伤，所使用的技术手段涉及声、光、电等多种能量形式，所产生的效果在很大程度上依赖于能量参数的恰当选择，在操作不当的情况下可能会引发比较严重的皮肤伤害，如灼伤，这也是必须有资质的机构和操作人员才能使用这些技术的原因。并且鉴于皮肤这一器官具有较复杂的组织结构，且处于人体的最外层，并非简单的"非关键的身体部位"所能概括的。基于目前的技术水平，这两类皮肤处置技术实质上仍处于不甚成熟的阶段，在美容院或其他美容机构中相关的医疗事故也屡有发生。因此，基于保护使用者的考虑，现阶段这两类皮肤处置方法不宜被认为是"具有常规特征的"侵入性技术。当然，随着技术的不断进步，如随着传感技术的不断发展和人工智能技术的不断完善，并不排除这些方法最终将发展成熟，真正成为基本上无风险、无伤害的技术，彼时可如欧洲专利局的审查规范那样采用更宽松的判断原则。

另一方面，这两类方法是近年来受到关注度较高的皮肤处置方法，其特点就在于对较先进的物理甚至化学手段的运用，并且随着相关技术的日益成熟，这两类方法越来越多地关注智能化、个性化，试图结合先进的传感器技术和软件控制技术实现更好的用户体验。因此，很多与药物透皮导引方法和微创处置方法相关的发明创造，其创新点并不在于如何具体地进行透皮导入、导出，或者如何具体地进行微创处置，而在于如何进行智能化、个性化的控制，由于这种智能化和个性化的控制方法往往是通过相应装置中的传感器和与之配合的控制系统来自动实现的，撰写为模块系统、软系统、程序介质等形式的技术方案是此类方法可接受的表现形式。

5.5　总结和思考

本章首先对常见的皮肤处置方法进行了梳理和分类，在现有专利法律法规的基础上，结合皮肤的组织结构探讨得出了皮肤处置方法可专利性的一般判断原则，而后结合若干典型案例具体分析了判断标准。

皮肤药物处置方法因为涉及各类治疗性和非治疗性药物的使用，因而有可能落入疾病治疗方法的范围，所以在可专利性的判断中需要关注这类方法是否会落入疾病治疗方法的范围。皮肤手术处置方法因为会在皮肤上产生创口，从而带来创伤，所以属于外科手术方法，对于这一类方法，在可专利性的判断中需要基于其具体目的来选择适用的法条。药物透皮导引方法中，透皮导入方法因为可能会用于治疗性药物，所以也需要关注其可能的治疗目的或治疗性质，从而确定是否属于疾病治疗方法；而透皮导出方法通常用于进行体内分析物的取样，不会涉及治疗目的和治疗性质，但需要基于其工作原理和作用机制客观判断该方法对于皮肤的作用是否仅局限于角质层，以此判断是否会对皮肤造成创伤，从而确定是否属于外科手术方法。被美容行业认为是"微创"甚至"无创"的利用声、光、电等物理手段进行皮肤美容的方法，包括射频美容方法、激光脱毛方法等，其目的通常是去除皱纹、去除色斑、去除毛发，也就是说，其目的本身就是要改变皮肤内部，至少是真皮层甚至皮下组织的结构，其中要么涉及对皮肤组织的破坏，要么涉及对皮肤组织的刺激而导致增生，而且由于真皮层及其下组织包含血管和神经，这些方法执行的过程中通常会产生疼痛感，还可能改变血流状况，甚至引起毛细血管破裂。所以总体来看，此类方法通常会对皮肤组织产生创伤，属于专利法意义上的外科手术方法。对于药物透皮导引方法和皮肤微创处置方法进行客体判断时，需要仔细研究所述方法的工作原理、工作机制及其对于皮肤的实际作用，从技术方案的整体构思出发对其客体问题进行评判。

第6章 智慧医疗领域的创造性判断

以计算机技术、通信技术为代表的信息技术与传统医疗器械行业越来越深度融合，智慧医疗领域专利申请量大幅增长的同时，专利技术涉及的范围越来越广，专利申请文件的撰写形式也更加多样，从而给审查实践中的创造性判断也增加了难点。

一项发明的创造性是智慧和贡献的集中体现，创造性判断一直是专利审查实践中的核心所在。现行《专利审查指南》规定，判断要求保护的发明相对于现有技术是否显而易见，通常可按照三个步骤（三步法）进行：（1）确定最接近的现有技术；（2）确定发明的区别特征和发明实际解决的技术问题；（3）判断要求保护的发明对本领域的技术人员来说是否显而易见。智慧医疗领域的创造性判断同样采用三步法，以现有技术为依据，还原发明构思，在客观、全面地理解发明的基础上，判断发明相对于现有技术的改进是否达到创造性的高度。发明是否具备创造性，应当基于所属技术领域的技术人员的知识和能力进行评价。所属技术领域的技术人员，也可称为本领域的技术人员，是指一种假设的"人"，假定他知晓申请日或者优先权日之前发明所属技术领域所有的普通技术知识，能够获知该领域中所有的现有技术，并且具有应用该日期之前常规实验手段的能力，但他不具有创造能力。如果所要解决的技术问题能够促使本领域的技术人员在其他技术领域寻找技术手段，他也应具有从该其他技术领域中获知该申请日或优先权日之前的相关现有技术、普通技术知识和常规实验手段的能力。

设定这一概念的目的，在于统一审查标准，尽量避免审查员主观因素的影响。然而，在智慧医疗领域中，不同类型专利申请的出现对所属领域普通技术人员所掌握的知识水准提出了新的要求和考验。例如，医疗领域中涉及的医疗器械种类繁多，有些应用于特定部位，如用于脑部引流的导管、用于直肠的清洗器，那么对权利要求中限定的这些具体应用部位在创造性判断过程中应当如何考虑？还有对于一些医疗领域的产品，除了通过结构特征限定之外，还使用方法、功能性限定或参数技术特征来限定，如通过控制方法、操作或使用方法、效果参数等对产品进行限定，在创造性判断过程中如何考虑这类特征的限定作用，如何判断这些功能效果特征对产品结构带来的影响，需要认真思量。另外，在医疗产品中，也会应用到图像显示这类带有主观选择性操作的技术或者通用领域的技术，如计算机技术、通信技术等，这些特征在医疗产品中起什么样的作用，如何判断它们是否为专利申请带来创造性，这些也是在审查实践中需要考量的问题。

本章从医疗领域专利申请创造性判断中存在疑难点的典型情形着手，如以检测或治疗实施部位进行限定的产品权利要求，包含方法、功能性限定或参数技术特征的产品权利要求，包含图像显示类特征的产品权利要求，以及通用技术应用于医疗领域这四种情形，结合典型案例，分析医疗领域创造性判断的特点，为审查实践提供更准确和更广阔的思路。

6.1 以检测或治疗实施部位进行限定的产品权利要求

对于在医院中广泛使用的医疗器械而言，有专用医疗器械，如心脏科的心电图机、消化科的胃镜和肠镜等；也有很多通用的医疗器械，如手术刀、引流管、注射器等。后者虽然通用于各个科室，但是很可能由于针对的实施部位不同而存在结构差异。例如，静脉注射器和肌肉注射器的结构就存在很大差异。医疗行业的发展和进步在很大程度上依赖于医疗器械的改进和创新，其中有些改进就是针对特定的检测或治疗部位。

"以检测或治疗实施部位进行限定的产品权利要求"主要指的是该权利要求请求保护的技术方案和现有技术公开的技术方案之间的区别，包括对人体或动物体检测或治疗时的实施部位。

6.1.1 区别主要涉及不同实施部位带来的创造性判断问题

医疗器械的涉及面十分广泛，大到放射成像设备，小到手术刀，不同种类的器械有着不同的体系。部分申请人（如医院的医护人员）在进行发明创造时，没有进行系统的专利技术调研，也没有仔细分析其技术方案在实际中可能应用的各种场景，只是从自身工作时遇到的问题出发来获得解决方案，因此在撰写申请文件和提炼权利要求时，往往仅考虑与申请人专业紧密相关的某个或某几个特定应用，而忽视了该技术方案在其相关领域应用的可能性。

1. 实施部位存在明显不同

这是最典型且常见的一类问题，即所检索到的现有技术和本申请技术方案在实施的部位上存在明显不同。

【案例 6 - 1】

相关权利要求：

1. 一种微创胸腔引流管，其特征在于，包括管体，其管体依次有外段、第一弯折部、过渡段、第二弯折部及内段，外段与过渡段之间通过第一弯折部弯折，过渡段与内段之间通过第二弯折部弯折，内段走行方向与外段相同，所述引流管上设有立体定位标志线。

说明书中记载，本发明提供一种顺应人体解剖特点的微创胸腔引流管及引流手术器械，可以实现微创胸腔手术，并使引流管更顺应人体解剖特点，可以有效避免管腔狭窄，引流效果好。如图 6 - 1 所示，胸腔引流管包括管体 1，管体 1 依次具有外段 101、第一弯折部 102、过渡段 103、第二弯折部 104 及内段 105，外段 101 与过渡段 103 之间通过第一弯折部 102 弯折，过渡段 103 与内段 105 之间通过第二弯折部 104 弯折。在管体 1 上设有标志线，用于医生置管时的辅助定位。

　　现有技术公开了一种血肿积液腔"Z"形引流管，如图 6 – 2 所示，引流管 1 包括平行设置的上下两个横管，所述上横管的右端与下横管的左端之间连通有斜管，所述两个横管与斜管之间形成的固定夹角 α 均为 135°。使用时，将引流管沿硬膜插入脑组织中，使"Z"形引流管贴近硬膜，防止由于操作不当发生引流管刺入脑组织的现象，而且"Z"形引流管贴近硬膜会使得引流彻底。

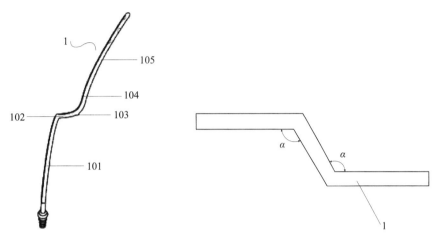

　　图 6 – 1　胸腔引流管　　　　　图 6 – 2　血肿积液腔"Z"形引流管

【案例分析】

　　权利要求 1 与现有技术的区别为：①前者用于胸腔引流，而现有技术中的引流管用于颅脑引流；②案例中的引流管上设有立体定位标志线。

　　现有技术中用于脑部引流的导管是否可以显而易见地通过结构调节应用于胸腔引流？关于这一问题存在不同的观点。一种观点认为，脑部引流和胸腔引流属于相近的技术领域，都需要使用引流管，因此容易想到将现有技术中用于脑部引流的导管用于胸腔引流；另一种观点认为，脑部和胸腔的解剖结构完全不同，引流操作也不相同，因此难以想到将现有技术中用于脑部引流的导管用于胸腔引流。也就是说，对于这类权利要求，创造性判断的难点在于现有技术和本申请的技术方案是否可以转用。

　　2. 结构细节上存在差异

　　所检索到的现有技术和本申请技术方案检测或实施的部位大体相同，但是存在结构细节上的差异。

【案例 6 – 2】

相关权利要求：

　　1. 一种用于监视一个或多个反刍动物瘤胃内消化效率的系统，包括：一个或多个瘤胃丸，每个丸都具有主体，所述主体包括相对的横向延伸部或调整片，所述横向延伸部或调整片朝着所述主体是有弹性的但是朝着从所述主体向外延伸的位置有记忆，从而将丸保留在相关动物的瘤胃背囊内，所述丸在背囊内的浮力使所述丸不会掉落到瘤胃的底部，并且每个丸都在所述主体内包括：温度传感器，提供指示瘤胃内温度的数据，pH 传感器，提供指示瘤胃内 pH 的数据，以及氧化还原传感器，提供指示瘤胃内氧化还原电位的数据，以及无线发送器，用于把数据或导出的参数发送到远端站，以及在所述丸或每个丸中或者在远端站，处理器被布置成从传感器数据导出指示发酵过程的一个或多个参数。

说明书中记载，瘤胃丸是被咽到动物（如奶牛或羊）的瘤胃（胃）中的一种设备，用于监视动物的生理状态。如图 6-3 所示，优选实施例丸 150 包括中空的主体或外罩 151，用于保留丸 150 的各种组件并且其形状/尺寸设计成保留在动物的瘤胃背囊内。位于或者朝着其一端，包括相对的横向延伸部或调整片 153，该横向延伸部或调整片 153 朝丸主体是有弹性的但是朝丸主体向外且稍微向后延伸的位置有记忆，因此调整片 153 可以手动地或者通过目的管理工具被迫逆着它们的记忆压到丸的主体，同时利用调整片拖尾的外端把丸向下插入动物的喉咙，但是当丸到达瘤胃背囊时将恢复到它们向外延伸的位置，以便在背囊内保持丸。丸重量很轻，这连同浮力一起帮助它保留在背囊内而不会落到瘤胃的底部。

现有技术公开了一种包含可吞咽的丸用于监视反刍动物生理参数的系统，如图 6-4 所示，其包括放置于反刍动物如牛 1 的瘤胃内的丸 2，丸 2 的尺寸和密度可被配置成能够停留在牛的胃内而不会因反刍回流。丸内包括用于指示瘤胃内的温度的温度传感器，用于指示瘤胃内 pH 数据的 pH 传感器，还包括发送器，用于把数据或导出的参数发送到远程的接收单元 4，接收单元 4 接收来自丸 2 的发送信号，处理器 5 可以从数据导出生理参数。

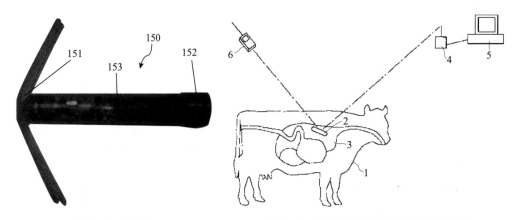

图 6-3　瘤胃丸　　　　　图 6-4　监视反刍动物生理参数的系统

【案例分析】

权利要求 1 请求保护的技术方案和现有技术都用于胃部检测，实施部位大致相同，但是本案例中的技术方案在结构细节上与现有技术存在差异，包括"相对的横向延伸部或调整片，所述横向延伸部或调整片朝着所述主体是有弹性的但是朝着从所述主体向外延伸的位置有记忆，从而将丸保留在相关动物的瘤胃背囊内，所述丸在背囊内的浮力使所述丸不会掉落到瘤胃的底部"。在进行创造性的判断时，一种观点认为，该结构细节的差异是本领域的常规技术手段，是容易想到的；另一种观点则认为，该结构细节的差异并不是简单的常规技术手段，而是针对所要解决的技术问题设计的，其带来的技术效果也不相同。对于这类权利要求，创造性判断的难点主要在于细节上的调整是否会带来原理、实施方式以及效果上的不同。

3. 其他情形

除此之外，个案中还存在各种各样的问题，往往都集中表现为以下情况：所限定的检测或实施部位的差异导致缺少从现有技术出发进行改进的动机，或者现有技术无法给出相应的技术启示。

【案例 6 - 3】

相关权利要求：

1. 一种用于测量生物组织（12）的超声衰减的方法，包括步骤：

—第一步骤，与待测量的所述生物组织（16）肋间空间中相对地定位（1）超声换能器（12）；

—第二步骤包括如下子步骤：

在所述生物组织（16）内生成（21）至少一个超声信号；

获取（22）被所述生物组织（16）反射的至少一个超声信号；

同时地，在生成和获取至少一个超声信号之后，在所述生物组织内生成低频弹性波；

—第三步骤，记住与被所述生物组织（16）反射的所述至少一个超声信号的所述获取（22）来确定（3）所述生物组织的弹性，所述弹性代表所述生物组织（16）；

—第四步骤，将所述生物组织（16）的所述弹性与目标生物组织的参考弹性进行比较（4），以便确认与所述超声换能器相对的所述目标生物组织存在的假设；所述比较步骤（4）包括：将所述至少一个所确定的弹性的值与所述至少一个参考弹性的值进行比较；

—由此重复所述第一步骤至所述第四步骤，直到与所述超声换能器相对地定位的所述生物组织的弹性与所述目标生物组织的参考弹性基本上相匹配；

—基于从被所述生物组织（16）反射的所述至少一个超声信号的所述获取（22）中提取的数据，来确定所述生物组织（16）的超声衰减，仅在所述至少一个所确定的弹性的所述值与所述至少一个参考弹性的所述值之间的差值的绝对值小于给定阈值时，才执行确定（5）所述超声衰减的步骤。

说明书中记载，本发明的目的是提出一种用于测量与操作者希望测量的组织相对应的生物组织的性质的方法。如图 6 - 5 所示，为了确定肝脏 16 的粘弹性参数，在第一步骤期间，探测器 10 的超声换能器 12 与表皮 13 相接触地定位，即定位在四根肋骨 14 中的两根之间。低频弹性波生成器 11 通过间接与肝脏 16 接触，生成一个或多个低频弹性波，并且这些波穿过皮下组织 15 进入肝脏 16 中。可以从第二步骤中执行的测量导出三个粘弹性参数。根据第三步骤，通过被生物组织反射的至少一个超声信号的获取来确定生物组织的至少一个参数。根据第四步骤，将生物组织的至少一个参数与目标生物组织的至少一个参考参数进行比较。根据本发明的用于测量生物组织的至少一个性质的方法，不具备人类或者动物领域中的专门知识的操作者能够测量目标生物组织的性质，以便确定目标生物组织的弹性和/或超声衰减。

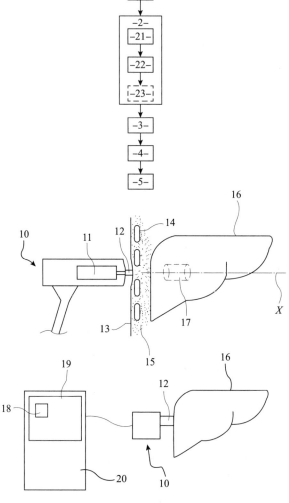

图6-5 测量生物组织性质的方法

现有技术公开了一种测量超声在跟骨中的超声衰减和声速的方法，如图6-6所示。该方法包括在跟骨部位600定位超声换能器620，测量组织的宽带超声衰减，用来确定骨质密度，以判断是否发生骨质疏松。为了排除水肿等软组织厚度对测量结果的影响，将测量到的超声参数与解剖学界标的超声参数进行比较，识别该解剖学界标，以便超声换能器相对于解剖学界标进行定位。

【案例分析】

权利要求1与现有技术的区别主要包括：在肋间空间中定位超声换能器，在生物组织内生成低频弹性波，用来确定目标生物组织的弹性，为了确认超声换能器相对于目标组织正确定位，将获取的生物组织的弹性与目标参考弹性进行比较，直到基本上相匹配，具体是确定的弹性值与参考弹性值之差的绝对值小于给定阈值时，才执行超声衰减。

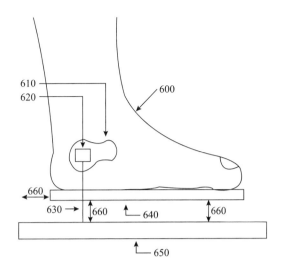

图 6-6　测量超声在跟骨中的超声衰减和声速

权利要求 1 中，在肋间空间中定位超声换能器，测量目标生物组织的弹性；现有技术中，在跟骨部位定位超声换能器，测量骨质密度。那么，测量部位的性质差异是否会导致从现有技术向权利要求 1 的改进缺少动机呢？

总之，实际审查中的难点主要在于两个关键词，即"动机"和"启示"。

6.1.2　以检测或治疗实施部位进行限定的产品权利要求创造性判断思路及典型案例

现行《专利审查指南》第二部分第四章第 2.4 节规定，发明是否具备创造性，应当基于所属技术领域的技术人员的知识和能力进行评价。如果所要解决的技术问题能够促使本领域的技术人员在其他技术领域寻找技术手段，他也应具有从该其他技术领域中获知该申请日或优先权日之前的相关现有技术、普通技术知识和常规实验手段的能力。

可见，当权利要求与现有技术的区别主要在于不同实施部位时，也要从本领域技术人员的角度来分析这种在不同实施部位之间的转用是否超出了本领域技术人员的知识。如果属于不同的技术领域，那么本领域技术人员有没有动机将其转用？如果有动机，那么这种转用对于本领域技术人员来说是否具有启示或存在技术障碍？

具体而言，包括以下判断步骤：

第一，判断现有技术能否用于本申请的环境，本领域技术人员是否容易想到提出这样的转用需求。

在考虑是否具有转用需求时，关于"技术领域"，不应局限地站在医院医护人员的角度，更多地应该从医疗器械制造人员的角度进行考虑，如果应用于不同部位的产品的结构、材料和功能相似，则制造人员有可能想到在这些产品之间转用。例如，对于医院的医护人员来说，心血管科和消化科是两个独立的系统，消化科医生很可能不了解心血管科所使用的器械，如血管支架。但是对于制造人员来说，消化道支架与血管支架的基本原理相同，结构、材料也都很相似。当制造人员在研发血管支架的过程中获得一种新的可降解材料时，其自然地会考虑到将该材料转用于消化道支架制造。

虽然对于制造人员来说，医疗领域中的很多子领域都具有相通性，但是在考虑"是否具有需求"时，一定要回归到具体的应用场景和实施过程中，确定这些区别所起的作用，即创造性判断中考虑需求或提出改进想解决的技术问题本身。

例如，在【案例6-3】中，现有技术在整体上公开了一种测量骨密度的方法，其测量的目标是骨组织，本领域技术人员公知的是，肋间的生物组织是人体内脏器官，属于软组织，将超声换能器置于肋间并发射低频弹性波，测量到的是人体软组织的弹性特征，不能获得任何骨组织的性质，也无法测量骨密度，因此在现有技术的基础上，本领域技术人员不会有动机将超声换能器置于肋间，因为无法实现其发明目的。并且由于骨组织几乎没有弹性，不能根据弹性参数来区分不同的骨组织，因此本领域技术人员也没有动机向骨组织发射低频弹性波，测量骨组织的弹性特征。因此，从现有技术出发，本领域技术人员无法在此基础上提出转用需求。可见，在现有技术的基础上，本领域技术人员不能显而易见地获得权利要求1的技术方案，权利要求1具有创造性。

第二，如果经过判断，认为本领域技术人员能够提出转用需求，则要进行下一步的判断，即判断这种转用是否对产品本身带来结构上的改变。如果没有改变，通常可以否定其创造性；如果有改变，则需要进一步分析这种改进是否属于公知常识或其他现有技术已经公开的启示，是否需要付出创造性的劳动。

例如，在【案例6-1】中，无论是胸腔引流还是颅脑引流，都属于人体引流的技术领域，并且都需要使用引流管。现有技术中通过使用具有弯折部和过渡段的引流管解决了使用直管引流效果差的问题，而这样的问题在胸腔引流中也存在，并且由于胸腔引流和颅脑引流属于相近的技术领域，因此本领域技术人员显然容易想到将现有技术中引流管的结构应用于胸腔引流。这时就需要考虑转用是否对产品本身带来结构上的变化，这种变化的改进是否具有难度。考虑到颅脑和胸腔的解剖结构不同，所使用的引流管的尺寸也不同，本领域的技术人员在将现有技术的引流管结构应用于胸腔引流时，必然需要进行尺寸改变以适应胸腔的解剖结构。因此，现有技术中的引流管尺寸大小并没有限制本领域的技术人员将现有技术的引流管结构加以改造从而应用于胸腔引流。尽管颅脑引流和胸腔引流在操作细节和注意事项方面有很大差别，但这是医生在操作时需要关注的问题，并不影响将现有技术的引流管结构应用于胸腔引流。因此，权利要求1不具有创造性。

【案例6-4】

相关权利要求：

1. 一种控制在由患者器官的组织壁形成的内腔中的流体和/或其他身体物质的流动的设备，所述设备包括：可植入压缩装置，用于轻柔地压缩所述组织壁的至少一部分以影响所述内腔中的流动；刺激装置，用于通过电脉冲刺激所述组织壁的壁部分，其中，所述刺激装置包括：位于所述压缩装置上的至少一个刺激元件，用于刺激由所述压缩装置压缩的所述壁部分以封闭所述内腔；和控制装置，用于控制所述刺激装置，以在所述压缩装置压缩所述壁部分时刺激所述壁部分而使得所述壁部分的收缩进一步影响所述内腔中的流动。

说明书中记载，现有的人造括约肌的共同缺点在于，人造括约肌可随时间形成硬纤维化，并可导致人造括约肌机能障碍。本发明提供压缩和刺激装置的有利组合，这导致对身体器官内腔中的流体和/或其他身体物质的流动产生两阶段的影响。这样，压缩装置可通过抵靠壁部分施加相对较弱的力而轻柔地压缩壁部分，而刺激装置可刺激被压缩壁部分以实现所希望的对内腔中的流动的最终影响。如图 6 - 7 所示，设备包括具有开放

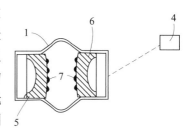

图 6 - 7　控制设备

端的管状壳体 1，布置在壳体 1 中的压缩装置 2，集成在压缩装置 2（图上未示出）中的刺激装置 3（图上未示出），以及用于控制压缩装置 2 和刺激装置 3 的控制装置 4。压缩装置 2 具有两个长形夹紧元件 5、6。刺激装置 3 包括位于夹紧元件 5、6 上的多个电元件 7，使得在夹紧元件 5、6 中的一个上的电元件 7 面向在另一夹紧元件上的电元件 7。

现有技术整体上公开了一种将胃带压缩组织壁以约束流体内腔和刺激迷走神经使患者产生饱腹感两种功能相结合的减肥装置，如图 6 - 8 所示，其中胃带 30 可被调整，以通过压缩装置压缩组织壁影响内腔中流体的流动，而电刺激的刺激电极 36a 和 36b 用于刺激迷走神经，通过在大脑中产生饱腹感来降低食欲，两者结合以达到减肥的目的。

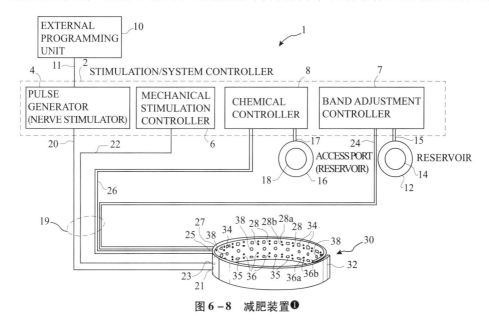

图 6 - 8　减肥装置❶

---

❶ EXTERNAL PROGRAMMING UNIT：外部编程单元；STIMULATION/SYSTEM CONTROLLER：刺激/系统控制器；PULSE GENERATOR（NERVE STIMULATOR）：脉冲生成器（神经刺激器）；MECHANICAL STIMULATION CONTROLLER：机械刺激控制器；CHEMICAL CONTROLLER：化学控制器；BAND ADJUSTMENT CONTROLLER：带调节控制器；RESERVOIR：储器；ACCESS PORT（RESERVOIR）：进入口（储器）。

【案例分析】

权利要求 1 与现有技术的区别主要包括：权利要求 1 的电脉冲刺激组织壁部分以封闭内腔，控制装置控制刺激装置使得壁部分的收缩进一步影响内腔中的流动；而现有技术中的电刺激装置刺激组织壁部分的迷走神经，使人产生饱腹感。

首先，现有技术中的电脉冲刺激仅仅用于刺激迷走神经，不用于压缩组织壁，其刺激电极及其控制装置都是为刺激迷走神经而设计的，且现有技术没有公开或暗示用于刺激迷走神经的电脉冲能够引起组织壁的压缩，事实上，现有技术中已经使用胃带调整装置实现对组织壁的压缩，本领域技术人员在现有技术的基础上并不会有动机使用电刺激对组织壁进一步进行压缩乃至封闭腔道。因此，本领域技术人员在现有技术的基础上没有动机将刺激迷走神经的电脉冲改变成刺激组织壁收缩的电脉冲来压缩内腔，从而限制身体物质在内腔中的流动。其次，现有技术公开的是一种减肥装置，其只需要减少胃内腔的直径以减少流体流动即可，并不需要通过封闭食道内腔不让食物流动，事实上，如果现有技术通过电刺激来封闭胃内腔，将使食物无法流动，使用者将无法正常生活，因此现有技术并没有给出本领域技术人员通过电脉冲刺激来封闭食道内腔的技术启示。进一步地，虽然电刺激可以引起肌肉或组织的收缩是本领域的公知常识，然而引起肌肉或组织收缩的电刺激的强度、频率随着所刺激的部位不同而不同，因此尽管现有技术中公开了刺激装置和控制装置，但由于其刺激的方式和目的，以及所解决的技术问题与权利要求请求保护的技术方案不同，现有技术中的电刺激并不必然引起组织壁的收缩，本领域技术人员也不会有动机改变现有技术中的电刺激形式以引起组织壁的压缩或内腔的封闭。因此，权利要求 1 具有创造性。

第三，判断发明点所解决的技术问题是否会因施用部位的不同而发生变化，该技术问题所产生的技术效果是否可以预期。如果在不同实施部位所要解决的技术问题都是相同的，并且技术效果可以预期，则不具有创造性。如果所要解决的技术问题由于实施部位的不同而发生改变，技术效果也无法预期，则具有创造性。

例如，在【案例 6-2】中，现有技术公开了可吞咽丸定位于瘤胃或网胃中，但未描述当定位在瘤胃中时可吞咽丸的具体位置。此外，现有技术还记载了在丸中设置重物作为压载物从而增大丸的密度，通过将丸设置成具有合适的尺寸及密度确保丸不会从瘤胃中反刍。由于现有技术的丸可经食道进入瘤胃或网胃，即丸的尺寸不应大于食道内径，丸的大小并不足以使其阻挡反刍，则增大丸的密度是其避免被反刍的关键因素。也就是说，现有技术实际上教导了通过增大丸的密度使丸尽量下沉以保留在瘤胃中。权利要求 1 要解决的技术问题是监视反刍动物瘤胃内的消化效率，而在现有技术中，通常获取瘤胃内生理数据的位置为瘤胃腹囊或者网胃，因此权利要求 1 要解决的技术问题与其实施位置息息相关。进一步地，为了能够实现"丸在瘤胃背囊内的保留"，权利要求 1 所采用的技术特征是"所述丸在背囊内的浮力使所述丸不会掉落到瘤胃的底部"，"每个丸都具有主体，所述主体包括相对的横向延伸部或调整片，所述横向延伸部或调整片朝着所述主体是有弹性的但是朝着从所述主体向外延伸的位置有记忆"。在此基础上，本领域技术人员无法从现有技术中获得将丸停留在瘤胃背囊内而获取比腹囊或者网胃中更加动态的参数值有利于监测发酵过程的技术启示，也无法通过合乎逻辑的推理将现有技术中设计为下沉的丸设置为停留在瘤胃背囊内而不掉落到瘤胃的底部。虽然实现将丸保留在动物瘤胃背囊内并通过浮力使丸不会掉落到瘤胃的底部的技术手段是公知的，但是由于本领域技术人员不能从现有技术中获得技术教导而将丸停留在瘤胃背囊内，则本领域技术人员也没有动机采用上述公知的技术手段实现丸位置的调整。因此，权利要求 1 具有创造性。

【案例 6 - 5】与【案例 6 - 2】在创造性的结论上相反。

【案例 6 - 5】

相关权利要求：

1. 一种肛门及直肠清洗器，包括一连接于水源的水管，一水流量控制装置，该水管的端部连接一柱型通管，其特征在于：所述的柱型通管的外表面有光滑的螺旋型槽。

说明书中记载，本发明所要解决的技术问题在于提供一种肛门及直肠清洗器，如图 6 - 9 所示，既能冲洗肛门的表面及附近，也可以更好地冲洗直肠。在使用本发明时，利用活接更换自己需要的柱型通管 5，调节水量冲洗肛门及直肠，当冲洗干净后，减少水量并使柱型通管 5 靠近肛门，将柱型通管 5 逐渐深入直肠中，由于水从柱型通管 5 喷出，冲洗直肠后沿柱型通管 5 管壁旋转流出，使得柱型通管 5 不接触直肠壁，使用安全。

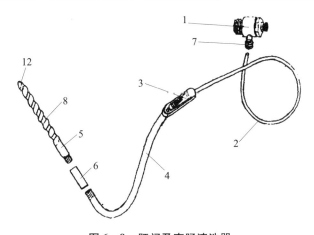

图 6 - 9　肛门及直肠清洗器

现有技术公开了一种阴道清洗器，如图 6 - 10 所示，包括药液瓶 1、输送管道 2、压力胶球 3 和清洗头 6，一个三通阀 5 密封连接输送管道 2、压力胶球 3 和清洗头 6，输送管道 2 的另一端与药液瓶 1 密封连接。清洗头 6 为圆柱体，外壁设有螺旋凹槽，螺旋凹槽中设有喷孔 7，喷孔 7 与内腔相通。喷孔 7 顺螺旋凹槽方向斜向上开口，药液喷出后沿螺旋凹槽与阴道壁之间更容易形成涡流，使冲洗更充分。

【案例分析】

权利要求 1 与现有技术的区别主要包括：①权利要求 1 请求保护的是一种肛门及直肠清洗器，现有技术中公开的是一种阴道清洗器；②权利要求 1 中的柱型通管的外表面有光滑的螺旋型槽，而现有技术中没有明确表述相应的螺旋型槽外表面是光滑的。

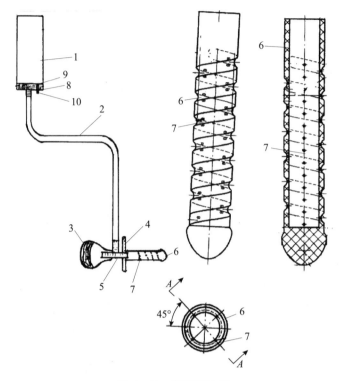

图 6 – 10　阴道清洗器

　　现有技术与权利要求 1 仅是用途上存在差别，而上述用途上的差异是将产品用于不同的身体部位造成的，并非由产品本身的结构属性导致的，对于本领域技术人员而言，二者冲洗或清洁部位的结构是相似的，即均是对管状腔道的管壁粘膜进行冲洗，二者要解决的技术问题都是更好地冲洗身体腔道。也就是说，对于本领域技术人员而言容易想到为了解决类似的技术问题，而将现有技术中的阴道清洗器用于肛门及直肠的清洗。对于本领域技术人员而言，如果冲洗或清洁部位的结构相似，在具有相同或相似的清洗和消毒要求的情况下，采用的消毒和清洗方式就是相似的。也就是说，在实际操作中，对于结构上可类比的器官结构，如阴道和肛门及直肠，基于相同或相似的清洁要求，本领域技术人员容易想到将现有技术中的阴道清洗器转用于具有与阴道形态类似的肛门及直肠，所解决的技术问题并未因施用部位的不同而改变，且所获得的技术效果也是可以预期的。因此，权利要求 1 不具有创造性。

　　总体而言，在判断以检测或治疗实施部位限定的权利要求的创造性时，如果作为最接近现有技术的方案与本申请的实施部位不同，首先要从技术领域的转用需求进行考虑，这需要结合技术效果以及技术实施场景等进行综合分析，也需要对该技术领域的技术发展和演变有足够的认识；其次要考虑在转用时是否带来结构上的变化以及这种变化的改进难度如何，是否是要素的简单替换，或比例、位置的常规调整，或是其他现有技术给出的明确启示；最后还要进一步考虑转用时技术问题是否发生改变、技术效果可否预期，可以从与技术问题明确关联的结构是否增加或者减少这一角度进行快速判断。

6.2　包含方法、功能性限定或参数技术特征的产品权利要求

权利要求有两种基本类型，即产品权利要求和方法权利要求。当产品权利要求中的一个或多个技术特征既无法用结构特征也不能用参数特征予以清楚地表征时，允许借助方法特征进行表征。在医疗领域，包含方法特征的产品权利要求中，所涉及的方法步骤包括制备方法、控制方法、操作或使用方法等，从这些方法步骤所实现的功能来看，又可能涉及诊断或治疗方法、外科手术方法。当产品权利要求中采用部件所起的作用、功能或者所产生的效果等特征来限定其技术方案时，这样的特征称为功能性特征，这样的限定方式就是所谓的功能性限定。在医疗领域，有时会用产品的治疗效果、产品的测量部位等特征对产品进行功能性限定。参数特征表征的产品权利要求是指权利要求表述中包含由数值或数学表达式来反映产品结构、组成、性能和/或效果等特征。在医疗领域，参数特征的表现形式较为广泛，包括医疗器械的结构参数、医用材料的组成和性能参数，以及医疗产品的效果参数等。

产品权利要求以上述的方法特征、功能性特征或参数特征来表征时，这些特征由于不像结构特征那样明确，在创造性审查实践中，容易引起争议。

6.2.1　限定特征在医疗产品中是否有实质性限定作用

对于包含方法、功能性限定或参数限定的产品权利要求，其共同点是方法特征、功能性特征和参数特征不像结构特征那样"实实在在""看得见、摸得着"，而是"虚化"的、"看不见或摸不着"的。在对这类产品权利要求进行新颖性、创造性判断时，如何解释此类特征，如何评价此类特征的限定作用，往往存在困难。

在判断创造性时，常遇到的问题可以概括为以下三个方面。

其一，不能准确认定此类特征对于产品权利要求是否有实质性限定作用。

【案例 6 - 6】

相关权利要求：

1. 用于治疗人类患者疾病的单采系统，其中使用所述的单采系统会活化所述患者的免疫系统，由此治疗所述疾病，所述单采系统包括血液灌注过滤器，其中所述的血液灌注过滤器包含生物不相容的材料，所述生物不相容的材料是动物纤维中的丝质纤维，所述治疗包括：

（a）将所述的单采系统与所述人类患者的血液循环连接，使得所述患者的血液在再次进入到所述患者的肌体中之前通过所述的血液灌注过滤器；

（b）使所述的患者处于全身麻醉下，并向所述的患者提供生理学支持；

（c）使所述的患者的血液通过所述的单采系统约 1 小时；和

（d）在使所述的患者的血液循环通过所述的单采系统之后，使所述的患者在全身麻醉下保持 5 小时。

说明书中记载，本发明提供了通过使用在单采柱中存在的体外血液灌注过滤器来

强烈地活化人的免疫系统的方式。所得到的免疫活化使得通过细胞凋亡来破坏恶性肿瘤细胞。但是，本发明的方法会对人产生大量的生理学影响，包括短暂的低血压以及组织缺氧。为了控制这些影响，在全身麻醉的条件下对人进行体外单采。全身麻醉以及仔细地监测血压和氧饱和度消除了与上述过程有关的任何不适。全身麻醉不仅在单采的过程中实施，而且在6小时的体内免疫活化调控中实施。

【案例分析】

产品权利要求1限定了多个治疗步骤。一种观点认为，所有治疗步骤都对产品有限定作用，因而在与现有技术对比后出现较多区别特征，这给后续的创造性判断增加了难度；另一种观点认为，首先要分别认定各个治疗步骤是否对产品有限定作用以及实质的限定作用体现在哪些方面，由此更容易把握产品与现有技术的区别，从而进一步进行创造性判断。

其二，对于包含诸如治疗效果等功能性特征的产品权利要求，如果现有技术公开了对应的产品结构，但没有明确说明该产品的相关功能，创造性判断中会出现不一致的观点。

【案例6-7】

相关权利要求：

1. 一种用于皮肤移植的装置，包括：

用于从供区同时获取多个皮肤微移植物的多个中空管，

其中每一所述中空管包含远端和近端，

其中所述中空管包括设置在其所述远端的至少两个尖端，

其中所述中空管的内径小于1mm以将存活状态的至少一个皮肤微移植物容纳在所述中空管内并促进所述供区的痊愈，和

其中所述中空管的所述远端构造为插入到供区中到达皮肤的真皮/脂肪层交界处，并构造为从所述供区不旋转地撤回以从所述供区移除多个皮肤微移植物同时将所述皮肤微移植物保持在存活状态，从而保持用于转移至受区的所述微移植物的生存能力以促使组织在所述受区的生长。

说明书中记载，本发明提供用于获得小部分的移植组织同时伴随着供区快速愈合的方法和设备。如图6-11所示，装置700可包括附着或机械连接到基底710的多个管510。管510可以各种构型，如线性阵列或各种二维图案中的任意一种沿着基底710来提供。可提供外壳720，与管510的近端开口620相连通。外壳720也可与压力源730相连通。振动设备740可机械连接到基底710和/或管510，以促进管510插入基质材料的组织中以采集或放置微移植物。

现有技术公开了一种移植细径毛枝的装置，该装置具有空心针头13，其内径约为0.5mm或0.6mm，针头13前端的孔24的外径比移植体的外径小，可防止随后移植体吸入针头内，吸力孔24设有小的弯曲软质顶点，使得在插入移植体至头皮时不会勾住皮层，从图6-12中可以看出，针头13前端具有两个尖端，两个尖端形成孔24。

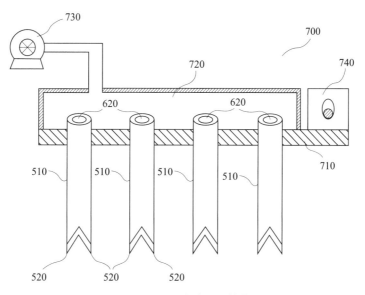

图 6 – 11　用于皮肤移植的装置

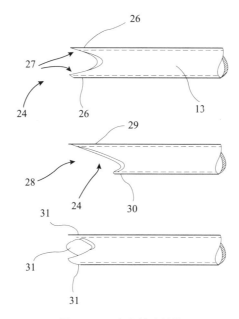

图 6 – 12　空心针头结构

【案例分析】

权利要求 1 与现有技术的区别：该装置用于皮肤移植，尖端至少有两个，中空管的内径小于 1mm，以便将存活状态的至少一个皮肤微移植物容纳在中空管内并促进所述供区的痊愈，中空管的远端构造为插入供区中到达皮肤的真皮/脂肪层交界处，并构造为从所述供区不旋转地撤回，以便从所述供区移除多个皮肤微移植物，同时将所述皮肤微移植物保持在存活状态。

【案例6-7】的产品权利要求中，以产品的治疗效果进行了功能性限定。一种观点认为，现有技术中的产品结构与本案例中权利要求1限定的产品结构相同，则现有技术必然能够实现权利要求所限定的功能；另一种观点则认为，功能性特征通常与发明要解决的技术问题、所要达到的技术效果密切相关，如果只关注结构本身而忽视其要实现的功能，在进行创造性判断时缺少必要的技术启示的引领，往往会犯"事后诸葛亮"的错误。

其三，对于包含参数特征的产品权利要求，难点在于弄清参数特征与产品结构、组成、性能和/或效果的关系和相关性，并由此判断带来的改变或效果是否是可预料的。

【案例6-8】

相关权利要求：

1. 一种穿在穿戴者腰部周围的一次性吸湿性服装，所述一次性吸湿性服装包括：

设计用于环绕穿戴者腰部的服装面，该服装面具有前腰区、在所述前腰区的前腰端、后腰区和在所述后腰区的后腰端，所述服装面包括具有侧向相对的侧边的前幅组件和具有侧向相对的侧边的后幅组件，所述服装面还具有位于其前腰端和后腰端的面腰带；

位于服装面之内的吸湿组件，其用于接收和保留穿戴者排出的身体分泌物，该吸湿组件具有与服装面前腰区并置的前腰区、与服装面后腰区相对的后腰区、在前腰区和后腰区之间纵向延伸并使两区互连的分叉区、带有前连接区的前腰端和带有后连接区的后腰端，吸湿组件的前连接区与服装面的前腰区永久相连，且吸湿组件的后连接区与服装面的后腰区永久相连；

第一带部件和第二带部件，所述第一带部件和第二带部件各自在吸湿组件每个侧向相对的外边之间延伸，形成内腰带；

其中吸湿组件具有限定其宽度的侧向相对的外边，前连接区和后连接区的宽度占吸湿组件宽度5%至60%。

说明书中记载，需要具有常规衣服外观和理想合身度的改良的一次性吸湿性服装。如图6-13所示，设计的吸湿性服装10将穿在穿戴者的腰上，通常具有前腰区12、后腰区14和分叉区15。前腰区12和后腰区14各自具有侧边16和18，它们沿着服装的侧缝19相互连接，在穿戴时形成服装的立体构型，并具有腰口20。吸湿性服装10包括服装面22和吸湿组件24。服装面22包括前幅组件26和后幅组件28。前幅组件26的侧边48大致限定吸湿性服装10的前侧边16，后幅组件28的侧边50大致限定吸湿性服装的后侧边18。服装面22具有前腰区32、后腰区34以及前腰端56和后腰端58。设计的服装面22类似于一条短裤，因此还具有分叉区38。服装面22的分叉区38至少部分限定吸湿性服装10的分叉区15，还部分限定服装面的裤脚40。

现有技术公开了一种一次性一体排泄物接收制品，其可以为裤子。如图6-14所示，裤子10包括外覆盖层14，外覆盖层14包括前片94和后片96，前片94和后片96连接在一起限定出腰部开口34，在腰部区域104和106提供有连接至外覆盖层14的弹性件。裤子 10 还包括排泄物接收结构 12，接收结构 12 包括在纵向上分离的腰部区域 20 和 22，裆部区域 24 位于前后腰部区域 20 和 22 之间。接收结构 12 在自己的腰部区域设置弹性件，可永久附连的排泄物接收结构 12 优选地附连至外覆盖层 14 的前片 94 和后片 96 上。接收结构 12 的腰部区域 20 与外覆盖层 14 的腰部区域 104 并置，接收结构 12 的腰部区域 22 与外覆盖层 14 的腰部区域 106 也并置。外覆盖层 14 的腰部区域可沿着腰部开口的部分区域附连至排泄物接收结构 12。

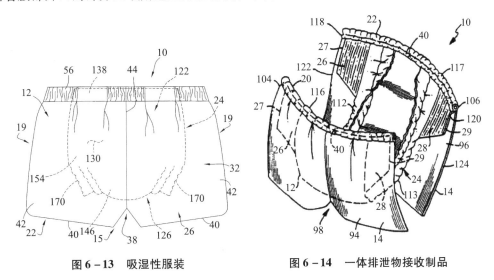

图 6 – 13　吸湿性服装　　　　　图 6 – 14　一体排泄物接收制品

【案例分析】

权利要求 1 与现有技术的区别在于：前连接区和后连接区的宽度占吸湿组件宽度的 5% ~ 60%。

【案例 6 – 8】中，产品权利要求以尺寸参数进行了限定。一种观点认为，尺寸参数仅仅是简单的设计选择，是容易想到的；另一种观点则认为，尺寸参数的改变对产品的性能和技术效果产生了影响，本领域技术人员没有技术启示来进行这样的参数设计。

6.2.2　包含方法、功能性限定或参数特征的医疗产品创造性的判断思路及典型案例

在医疗领域，当产品权利要求中包含方法特征、功能性特征或参数特征的限定时，首先要判断权利要求中的此类特征是否对产品有实质的限定作用，对权利要求保护范围的准确理解是创造性判断的基础。例如，对于医疗领域中常见的操作方法限定的装置，如果实现该方法步骤时必然要求产品具备一定的结构特征，则方法特征具有限定作用；对于外科手术器械的操作方法中所限定的单纯人为的操作，则可能不具有限定作用。

准确认定方法特征的实质限定作用的前提是对发明技术方案的理解和对本领域知识的掌握。

例如，在【案例 6 – 6】中，权利要求 1 请求保护一种用于治疗人类患者疾病的单

采系统。在该权利要求中，"所述治疗包括……"这部分内容是通过对治疗方法的撰写实现对单采系统的限定，其限定了多个治疗步骤。其中，对于步骤（a）和（c），由于权利要求1所要保护的主题是一种单采系统，因此，步骤（a）和（c）的特征对于权利要求1的实质限定作用被理解为：所述单采系统允许执行这样的步骤。在现有技术中，所述粒细胞净化系统也允许与人类患者建立静脉到静脉通路，即允许将所述粒细胞净化系统与所述人类患者的血液循环连接，使所述患者的血液在再次进入其肌体中之前通过所述丙烯酸树脂柱；所述粒细胞净化系统本身与人体建立的循环通路没有容量和时间限制，因此也允许患者的血液通过该系统1小时。而对于步骤（b）和（d），其未对单采系统的结构和材质进行限定，仅仅是对患者所进行的另外的处置过程，与单采系统本身无关，且单采系统本身的性能不会由于这些治疗步骤而有所改变，这些治疗步骤也不依赖于单采系统而被实施。因此，可以认为权利要求1中所限定的治疗中的步骤（b）和（d）对该权利要求所要保护的单采系统不具有限定作用。

在【案例6-6】中，产品权利要求限定了包括多个步骤的治疗方法，特别需要注意对方法的实质限定作用的判断。可以看出，产品权利要求中所限定的与该产品无关的方法步骤通常不具备限定作用，在进行创造性判断时可以不予考虑。但是在审查实践中，更多的情形还是方法步骤与产品结构密切相关，其通常也是有限定作用的。

经过判断后，对于没有限定作用的此类特征，在创造性判断时不予考虑；对于有限定作用的此类特征，要在准确理解申请文件以及全面掌握背景技术的基础上，确定此类特征的具体限定作用，进一步与现有技术比对，进行创造性判断。

下面结合典型案例说明包含功能性限定、参数特征或方法的医疗产品的创造性的判断思路。

第一，对于包含诸如治疗效果的功能性特征的产品权利要求，在创造性判断时，首先要准确理解权利要求中的功能性特征，应当根据本领域技术人员掌握的知识，判断该功能是否是产品的固有特性、该功能是否会导致产品在结构和/或组成上不同。对于现有技术中公开了与申请中功能性特征相对应的结构，但没有明确说明该结构的功能，或者该结构在现有技术中的功能与申请中的功能不同的情况，可以考虑现有技术中的对应结构是否适于实现申请的权利要求中限定的功能（需要考虑本申请和现有技术中产品的使用环境、设置该对应结构的目的）。如果没有相反的技术教导，本领域技术人员根据掌握的本领域知识有一定的理由认为现有技术中的对应结构适于实现申请的权利要求中限定的功能，或者现有的结构客观上能够实现申请中所述的功能，则可以初步推定该权利要求中的功能性特征不构成权利要求与现有技术的区别特征。如果申请人有充分理由和证据证明其权利要求的技术方案与现有技术明显不同，则可以认为其具有创造性。

例如，对于【案例6-7】，根据现有技术公开的内容可知：现有技术公开的中空管的内径尺寸约为0.5mm或0.6mm，落在区别特征所限定的中空管的内径小于1mm的范围内，那么，现有技术能否实现区别特征中所限定的功能从而给出解决其技术问题的启示？

【案例6-7】中权利要求1请求保护的装置是用于皮肤移植的，其中的中空管是用于插入供区皮肤的真皮/脂肪层交界处移除皮肤微移植物的，中空管的尖端设置为两个是为了更好地刺穿和分离皮肤，从而从供区获得皮肤微移植物，中空管的内径设置为小于 1mm 是为了使移除的皮肤微移植物较小，从而促进采集后供区痊愈和保证微移植物的生存能力。比较而言，虽然现有技术公开了远端具有两个尖端的空心针头，且针头的内径小于 1mm，但现有技术的装置用于毛发植入，而不是皮肤移植，并且现有技术公开的是用于将事先准备好的移植物植入的装置，而不是用于从供区采集和移除组织的装置。现有技术中的空心针头是用于将移植物植入头皮中，而不是用于从供区获取移植物。现有技术的空心针头通过直径的设置和前端的结构实现的是更牢固地夹持移植物的功能。现有技术中的空心针头并不具有促进在采集后的供区痊愈和微移植物的生存能力的功能。因此，现有技术公开的上述特征的作用与本案例中权利要求 1 限定的特征的作用不同。现有技术并没有公开该区别技术特征，也没有给出技术启示。目前也没有证据表明该区别技术特征属于本领域公知常识，且该区别技术特征为权利要求 1 请求保护的技术方案带来了促进采集后供区痊愈和保证微移植物生存能力的有益的技术效果。

第二，对于包含参数特征的产品权利要求，当区别技术特征在于产品权利要求的参数不同或限定了不同的数值范围时，首先需要判断参数特征是属于产品结构、组成参数（如尺寸、形状、材料组成等），还是属于性能、效果参数。对于结构、组成参数，需要考虑其是否隐含了要求保护的产品具有某种特定结构和/或组成，如果该结构、组成参数隐含了产品具有区别于现有技术的产品的结构和/或组成，且取得了预料不到的技术效果，则该权利要求具备创造性；对于性能、效果参数，则需要判断其变化是否是由区别技术特征造成的，然后判断本领域技术人员根据现有技术公开的内容，通过合乎逻辑的分析、推理是否能够实现，且该性能、效果是否可以预期，由此进行创造性判断。此外，如果现有技术虽然公开或暗示了权利要求中的某参数特征，但却给出了关于该参数的取值范围的相反的技术启示，本领域技术人员在现有技术的基础上，不容易想到将该参数的取值范围设定在权利要求所限定的范围之内，该数值范围也需要付出创造性的劳动才能获得，则该参数特征使得该权利要求具备创造性。最后还要注意，有时改变材料或产品的参数是容易的，但为何要进行改变是不容易想到的，尤其是在有相反教导的前提下，本领域技术人员会不会有动机并且现有技术会不会给出启示进行这种改变，这也会影响到创造性的判断。

例如，【案例 6-8】中，现有技术已给出仅允许结构 12 和外罩 14 在结构 12 的宽度上部分连接的启示，使得本领域技术人员有动机去选择结构 12 和外罩 14 的连接宽度，以达到使吸湿组件能够充分贴合于穿戴者腰部的目的，该目的是吸收制品领域普遍的技术追求。首先，该连接宽度要提供结构 12 和外罩 14 之间基本的有效连接而不会轻易断开，因此，本领域技术人员不会考虑将前、后连接区宽度占吸湿组件宽度的比例选择得过小，如 1%。其次，在本领域中，普通技术人员熟知连接宽度过大容易造成吸湿组件在侧向上收聚严重，且易勒紧皮肤不透气，这样起皱吸湿效果差、不舒适，因此，本领域技术人员也不会考虑将前、后连接区宽度占吸湿组件宽度的比例选择得过大，如90%。最后，本领域技术人员在进行上述合乎逻辑的分析并进行有限试验后，就能够确定出当前、后连接区的宽度占吸湿组件宽度的5%~60%时，能够保证吸湿性服装对穿戴者整个腰部的贴合度。以上并不需要本领域技术人员付出创造性的劳动，且该宽度选择所带来的效果对本领域技术人员来说也是可以预期的。

第三，对于包含诸如控制方法、治疗方法等方法特征的产品权利要求，创造性判断的难点是发明与现有技术的区别在于对产品有限定作用的方法特征。主要有两类情形：一是产品权利要求中限定的方法步骤是与产品结构密不可分的操作或控制方法；二是权利要求中包括由计算机实现的处理或控制方法限定的处理器或控制模块。对于第一种情形，由于方法步骤与产品结构密不可分，因此该步骤对产品有限定作用，在判断时不需要将方法步骤与产品结构拆分开，而是将相应的方法特征和结构特征作为一个整体。对于第二种情形，实际上限定的是方法特征，若现有技术公开了相应的方法步骤，通常必然具备相应的处理器或控制模块。在进行进一步的创造性判断时，需要结合医疗领域的特点，从本领域技术人员的知识和技能出发，从整体上考虑现有技术的产品结构是否有实现发明中限定的方法的基础，是否有改进动机或技术障碍，是否有技术启示，如相应的使用方法或控制方法是否为医疗器械的使用操作中常规的或惯用的操作方式，或是实现现有技术中相应诊断或治疗功能的医疗装置的常规控制方法，进而确定发明是否有创造性。

【案例6-9】

相关权利要求：

1. 一种机器人系统，其包括：

外科手术工具，其具有用于夹紧物质的爪和连接至所述爪的切割元件，所述切割元件相对于所述爪在切割前位置和切割完成位置之间可移动，所述爪妨碍在所述物质的切割期间观察所述切割元件；

用户界面显示器；

用于捕获包括所述爪的图像的视场的图像捕获装置，所述图像捕获装置连接至所述显示器以便显示所述视场；和

将所述外科手术工具连接至所述显示器的处理器，所述处理器：

利用运动信息跟踪所述外科手术工具的位置；并且

基于运动学调节的所述外科手术工具的位置和驱动所述切割元件的电机的位移的变化，在所述切割元件移动期间和/或之后，将所述切割元件的位置的可视指示符叠加在所述显示器上；

其中所述可视指示符包括所述切割元件的合成表示，当所述切割元件被所述爪遮挡时所述切割元件的所述合成表示被叠加在所述爪的图像上，所述切割元件的所述合成表示与所述切割元件相对于所述外科手术工具的实际取向一致。

说明书中记载，外科医生对切割元件的观察可能被末端执行器遮挡，外科医生可能不能准确地定位和移动切割元件，并且可能没有意识到由露出的切割元件产生的危险。本发明允许外科医生适应切割期间刀的移动，改善外科医生对手术程序的直观感

觉。如图 6 – 15 所示的机器人系统，通过产生切割元件相对于工具的位置的灵敏的指示，本发明使外科医生可以适应切割元件在工具上的位置，使得如果切割程序失败，外科医生将会意识到由于切割元件而存在潜在的危险，并且能够采取适当的动作以避免这种危险。

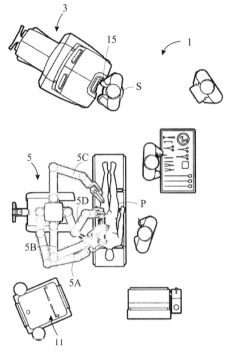

图 6 – 15　机器人系统

现有技术 1 公开了一种外科手术器械，如图 6 – 16 所示，外科手术器械 10 具有用于夹紧组织的缝合钉槽 22、砧 24 和连接至所述缝合钉槽 22 的切割器械。切割器械能够沿着槽 22 纵向行进，从而切割夹持在槽 22 与砧 24 之间的组织。外科手术器械 10 还包括刀位置传感器，其用于感测切割器械沿着端部执行器 12 的槽 22 的纵向位置，传感器可与控制单元通信。

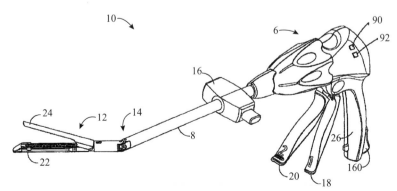

图 6 – 16　外科手术器械

【案例分析】

权利要求 1 与现有技术 1 的区别在于：①将该外科手术工具应用于机器人系统，且该机器人系统还包括用户界面显示器、图像捕获装置、处理器，所述处理器利用运动信息跟踪所述外科手术工具的位置；②所述处理器基于运动学调节所述外科手术工具的位置和驱动所述切割元件的电机的位移的变化，在所述切割元件移动期间和/或之后，将所述切割元件位置的可视指示符叠加在所述显示器上，其中所述可视指示符包括所述切割元件的合成表示，当所述切割元件被所述爪遮挡时，所述切割元件的所述合成表示被叠加在所述爪的图像上，所述切割元件的所述合成表示与所述切割元件相对于所述外科手术工具的实际取向一致。权利要求 1 相对于现有技术 1 实际解决的技术问题是如何在切割元件被爪遮挡时，叠加显示切割元件的合成表示和爪的图像。

针对上述区别，现有技术 2 公开了一种可指示外科手术工具位置的机器人系统。如图 6 - 17 所示，该系统包括外科手术工具 138、139，监视器 104，用于捕获外科手术工具 138、139 图像的视场的内窥镜 140，以及处理器 102。当外科手术工具 138、139 的端部执行器被物体 700 遮挡时，在物体 700 的图像上叠加显示手术工具端部执行器的位置和方向。

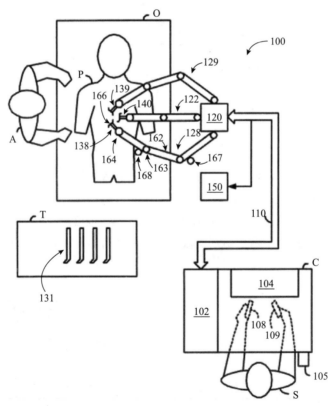

图 6 - 17　可指示外科手术工具位置的机器人系统

在本案例中，权利要求 1 限定了处理器对于切割元件位置的可视指示的显示方式，这是通过外科手术工具使用过程中可视指示符的显示方法对机器人系统的处理器进行了限定，处理器所包含的处理方法与本案例所解决的技术问题紧密关联，是产品实现其预期功能不可或缺的，且该处理方法直接导致了可视指示符的生成方式，在创造性判断时需要考虑该处理方法的限定。

对于区别特征①，现有技术 2 公开的机器人系统包括用户界面显示器、图像捕获装置以及处理器，给出了将外科手术工具应用于机器人系统并对手术工具的位置进行捕获和指示的技术启示。

对于区别特征②，一方面，现有技术 2 仅公开了当手术工具端部执行器被物体 700 遮挡时，在物体 700 的图像上叠加显示手术工具端部执行器的位置和方向，由于端部执行器的运动状态不受物体 700 影响，则其仅通过利用机器人臂中的传感器来获得机器人臂的运动学信息，从而能够精确跟踪外科手术工具的位置；而对于包括切割元件和爪的外科手术工具而言，由于切割元件相对于外科手术工具的主体发生相对运动，则其在体内的运动规律不同于外科手术工具主体的运动，而是在外科手术工具主体运动的基础上叠加了自身的相对运动，因此本领域技术人员无法从现有技术 2 公开的技术内容中获得技术启示来解决如何在切割元件被爪遮挡时，叠加显示切割元件的合成表示和爪的图像的技术问题；进一步地，虽然在获得被遮挡物位置信息的前提下，将被遮挡物与遮挡物叠加在显示器上进行显示是本领域的常规设计，但是，当被遮挡物（切割元件）的运动与遮挡物（具有夹的外科手术工具）的运动叠加时，本领域技术人员无法从现有技术 2 中获得技术启示，以确定被遮挡物（切割元件）的移动位置变化，继而无法实现在显示器上的叠加显示。另一方面，现有技术 1 利用刀位置传感器来感测切割器械沿着槽的纵向位置，现有技术 2 利用传感器获得机器人臂的运动学信息进而跟踪外科手术工具的位置，两者都已经直接得到手术工具或切割器械的位置，并且都没有给出在外科手术工具的运动上叠加切割元件的相对运动从而获得的切割元件的定位位置的教导，由此可见，虽然当切割元件由电机驱动时，切割元件的前进距离与驱动电机的驱动进程是成一定比例的，通过驱动切割元件的电机的位移变化确定手术工具的位置是本领域的常用技术手段，但是本领域技术人员在现有技术 1 和现有技术 2 的基础上，没有动机利用该常规技术手段与外科手术工具的运动叠加来解决如何在切割元件被爪遮挡时，叠加显示切割元件的合成表示和爪的图像的技术问题。因此，权利要求 1 具备创造性。

6.3　包含图像显示类特征的产品权利要求

医务工作者在对患者诊疗的过程中查看医学图像时，难免会基于其当前的具体需求做出一些主观选择性操作。例如，医生在试图对患者的颈椎状态进行更准确的诊断时，可能需要综合考量该患者颈椎的各个观察角度的形态，因而，他可能会将多个核磁图片并排铺陈在墙上或者桌上，以便更直观地进行比对和分析。越来越多的智能医疗设备将医务工作者的主观选择性操作通过编程物化到处理器中，以使医疗设备的图像显示更智能化，更能满足医务工作者的需要。

6.3.1 图像显示类特征给创造性判断带来的难点

智能医疗设备将医务工作者的主观选择性操作通过编程物化到处理器中，所形成的技术方案中自然包括这类主观选择的特征，统称为"主观选择"。这是因为，相关的特征大多是现有技术中已经存在的用于实现相关需求的现有手段，并且对于本领域技术人员来说这些手段的实现并不困难。

当医疗设备的显示模块包括主观选择性操作的特定显示方式类特征时，如何准确判断权利要求相对于现有技术的创造性存在一定的难度。

首先，对于医疗设备的显示模块所具有的主观选择性操作的这类特征，关于其对权利要求是否具有确定的限定作用存在一些分歧。一种观点认为，这些特征并非对现有技术中的具体医疗设备结构或者相应功能程序模块进行的改进，因此不具备限定作用；另一种观点则认为，这些特征实质上是将医务工作者的主观选择性操作通过编程物化到智慧医疗设备，使设备具备相应的功能，因此具备限定作用。

进一步地，当相关专利申请的权利要求与现有技术的区别技术特征属于或者包含此类特征时，如何客观地把握权利要求的创造性呢？

【案例 6-10】

相关权利要求：

1. 一种患者监视系统（10），包括：

计算机（12），适于为多个患者（18a~18n）的每一个生成健康状态指示符（132~138），所述健康状态指示符（132~138）包括颜色梯度，所述颜色梯度配置成用不同颜色的饱和度和/或强度的可变范围来以视觉方式传达基于不同类型的患者数据的患者健康评估；以及

多患者显示器（14），在操作上连接到所述计算机（12），所述多患者显示器（14）配置成一般地同时显示用于所述多个患者（18a~18n）的每一个的健康状态指示符（132~138），

其中，所述多患者显示器（14）被划分成具有相同显示面积的多个不同区域，所述多个不同区域中的每个区域配置成仅显示所述健康状态指示符（132~138）中之一，并且

其中，所述健康状态指示符中的每一个实现适于基于形状和/或相对大小传达患者健康的视觉梯度。

图 6-18 所示为用于说明本案例技术方案的示意图，其中，健康状态指示符 132、134、136 和 138 通过不同的颜色指代不同的生理参数，并通过各颜色的饱和度以及各指示符的形状/相对大小来表示对应于各生理参数的健康状态，如说明书中所解释的："颜色梯度 132~138 可以实现红色饱和度或强度的变化程度以传达基于心率的患者健康评估，以及实现蓝色饱和度或强度的变化程度来传达基于血压的患者健康评估""仅覆盖用户界面 102 的相对较小百分比的健康状态指示符 134 可以表示中等患者健康。相似地，覆盖用户界面 112 的中等百分比的健康状态指示符 136 可以表示差的患者健康，

以及覆盖用户界面 128 的相对较大百分比的健康状态指示符 138 可以表示需要立即关注的危险患者健康。"

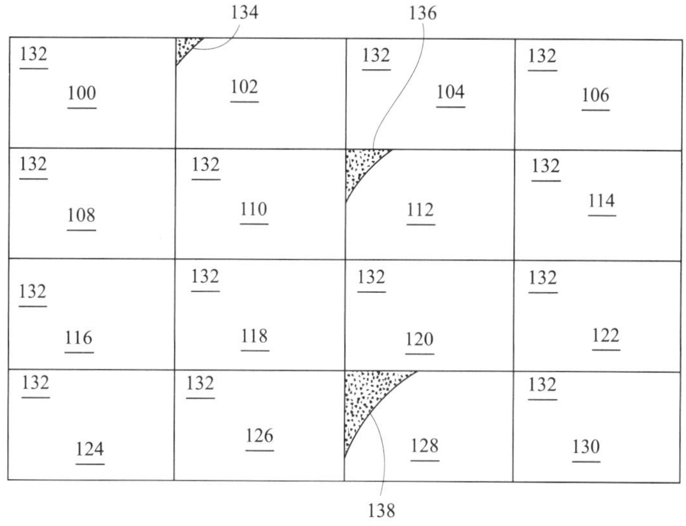

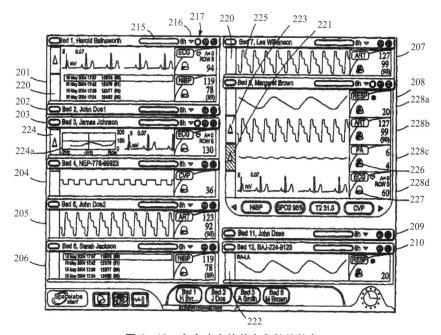

图 6 – 18　患者监视系统的显示图

　　现有技术的实施例 1 公开了如下技术内容（可参照图 6 – 19 来理解）：为多个病人中的每个生成单个参数趋势条 220，并且同时显示病人的生理数据，趋势条 220 采用多个颜色和/或阴影变化来区分趋势条 220 上呈现的总体信息；每个单个病人区可以进一步分区，如 228a、228b、228c 和 228d，对应于单个参数，不同颜色和形状的符号用来反映至少一个单个参数的总体状态。

图 6 – 19　多个病人的单个参数趋势条

【案例分析】

权利要求 1 的技术方案与现有技术的实施例 1 的主要区别在于：所述健康状态指示符包括颜色梯度，该颜色梯度配置成用不同颜色的饱和度和/或强度的可变范围来以视觉方式传达基于不同类型的患者数据的患者健康评估；所述健康状态指示符中的每一个实现适于基于形状和/或相对大小传达患者健康的视觉梯度。因此，权利要求 1 相对于现有技术实际所要解决的技术问题是如何使观察者容易且方便地识别患者健康状态。

【案例 6 - 11】

相关权利要求：

1. 一种用于医疗设备的测量数据监护仪，包括：

显示部，该显示部配置成显示由所述医疗设备测得的测量数据；

显示控制部，该显示控制部配置成使所述显示部显示所述测量数据，其中

显示在所述显示部上的所述测量数据包括计算测量值，所述计算测量值包含所述测量数据和所述各个测量值的持续时间的要素，并且所述持续时间指示其中所述测量数据连续超过阈值的时间长度，

所述显示控制部使所述显示部显示一画面，该画面将所述计算测量值显示在二维坐标上，

所述显示控制部使所述显示部显示一阈值设定画面，该阈值设定画面用于在二维坐标系上设定所述测量数据的设定阈值点，所述设定阈值点作为用于判定警报激活的标准，

在设定所述设定阈值点时，在所述阈值设定画面上将所述计算测量值显示为二维坐标数据，并且

将阈值点显示在所述阈值设定画面上，以形成阈值线，每个所述阈值点都包括两个要素，所述两个要素包括用于所述测量数据的阈值和所述测量数据的持续时间。

【案例分析】

基于说明书可知，有关生理参数警报，现有技术中已经"考虑了超过阈值的程度。当超过预定的阈值的程度为小时，设定长的警报延迟期间。相反，当超过预定的阈值的程度为大时，设定短的警报延迟期间"，其技术方案旨在"结合关于患者的病状判断和由医疗设备测得的测量数据的阈值点的设定，能够对具有不同状况的患者执行更适当的判断和进行设定"，以解决"难以为所有患者设定最佳的条件"的技术问题。

本案例说明书中基于图 6 - 20 给出了关于阈值设定画面和阈值线相关的详细描述，具体地，阈值设定画面 22 显示出生理参数 SpO_2 的设定阈值点 61 和 62 以及阈值线 63。该图的纵轴标出 SpO_2，横轴标出持续时间；每个设定阈值点和过去计算测量值都包括两个要素，即生理参数的值和该值的持续时间。因此，设定阈值点 61 显示当 30 秒而无间断测量出 90% 以下的 SpO_2 时，满足警报激活标准；设定阈值点 62 显示当 10 秒而无间断测量出 80% 以下的 SpO_2 时，满足警报激活标准。参考患者的过去计算测量值 64 的情况对阈值点 61 和 62 进行合适的设定。

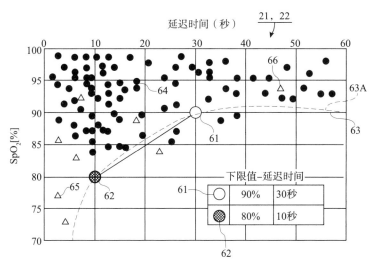

图 6-20　阈值设定画面

现有技术公开了一种动态患者监控系统，包括中心监测站，图 6-21 所示为其显示屏的图形用户界面，示出了报警条 505 和持续的报警消息 510。报警条 505 的颜色指示报警严重程度，并且报警条内每种彩色段的长度指示报警的持续时间。报警条中的红色表示严重报警状况，黄色指示普通报警状况，而蓝色指示设备未连接或发生故障。

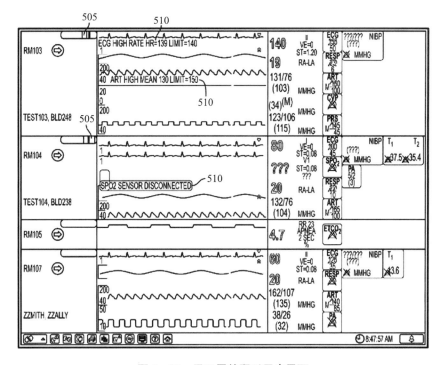

图 6-21　显示屏的图形用户界面

图 6-22 所示为现有技术中的中心监测站的快速导航参数设置窗口的图形用户界面，示出了为 ECG 测量心率而设置的报警阈值的选项卡 810。看护者可通过按动上限 820 和下限 825 心率报警阈值设置的上下箭头来调节 ECG 心率报警的最大和最小阈值。此外，在设置菜单上还显示了代表预定时间段中的报警值的图形 828。图形 828 中包括示出关于测量值的预先设置的最大和最小阈值的两条视线。通过观察该图形，看护者可确定在特定时间段中测量值在预先设置阈值以外的频率，并据此定制治疗方案或改变阈值。所测量的心率被显示成绿线 830，并且最大和最小阈值被显示成白线 835。

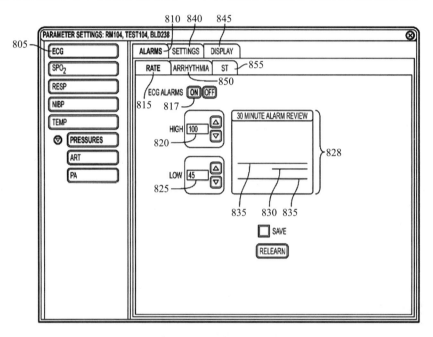

图 6-22　中心监测站快速导航参数设置窗口的图形用户界面

【案例 6-10】和【案例 6-11】的技术方案与现有技术的区别都主要在于显示方式或者说显示界面的改变，这种改变看上去都是主观选择性地将指示符的表现形式或者界面所显示的要素根据需求进行改变。一种观点认为，在判断创造性时，可以认为这样的改变都是本领域技术人员基于图像显示的直观性或全面性或其他不同考量而采用的现有技术中已经存在的现有手段，因此都不具备创造性；另一种观点则认为，并非所有的显示方式或显示界面的改变都不会为发明带来创造性，还需要判断显示方式或显示界面的改变到底是不是仅仅涉及显示排布的呈现方式的倾向性选择，以及发明解决其技术问题所采用的手段到底是不是本领域的常规选择。

【案例 6-12】

相关权利要求：

9. 一种医用图像处理装置，其特征在于，具备：

设定单元，设定多个绘制条件，所述多个绘制条件分别至少包括假想光源的位置；

图像生成单元，使用通过摄像得到的同一摄像数据，生成与所述多个绘制条件分别对应的多个缩略图图像，并且依照规定的绘制条件生成绘制图像；

显示单元，显示针对所述同一摄像数据的多个所述缩略图图像；以及

控制单元，控制所述图像生成单元，以使用与从所显示的多个所述缩略图图像选择出的规定的缩略图图像对应的绘制条件来生成针对所述同一摄像数据的绘制图像，控制所述显示单元，以使所述假想光源的位置与针对所述同一摄像数据的各缩略图图像在画面上的显示位置相对地对应。

【案例分析】

基于本案例的说明书可以理解，该发明旨在解决"医用图像摄像装置的大部分的操作者不具有用于根据特定的摄像状况探求并选择最佳的绘制参数的时间或者绘制技术的专门的知识。另外，在探求并选择最佳的绘制参数的情况下，若干医用图像摄像装置的界面存在不如用户所期望的那样直观的情况"，也就是说，要解决操作者在使用医用图像处理装置时能够直观并简单地对绘制参数进行变更、选择的技术问题。

本案例说明书中基于图 6 – 23 描述：针对同一摄像数据，示出了分别与不同的绘制条件（在该图的例子中为光源位置）对应的多个缩略图图像的图 50。各缩略图图像 50 示出了根据相同的摄像数据进行绘制，但根据事先设定值而使用不同假想光位置的图像。用户通过简单地确定所提供的缩略图图像 50 中的哪一个是其最能容许的图像，并进行相应选择，则与所选择的缩略图图像 50 对应的绘制条件以后将成为图像处理部件使用的至少一个绘制参数中的默认值。

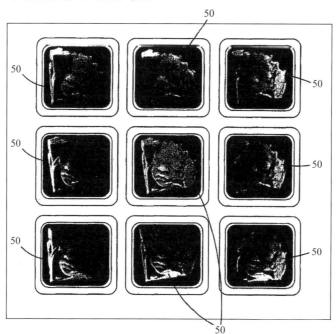

图 6 – 23　多个缩略图图像的显示

现有技术公开了一种图像引导的超声诊断仪预设值选择方法，如图 6 – 24 所示，图像实时采集主界面的图像显示，超声图像显示部分 61 占据了界面的大部分，用于实

时显示获取的病人超声图像，医生通过观察显示的图像来发现可能的病变。当医生调好预设值的参数，且对当前显示的图像比较满意时，可以按下键盘上的"保存图像"按键，保存当前帧作为静止图像。每保存一次图像，系统会自动生成一个图像的缩略图，并按照保存的先后顺序显示在缩略图区 63，在医生按下"保存图像"按键时，除了保存图像数据外，系统还自动读取当前预设值的所有参数值，并且与图像数据关联保存。医生在缩略图区 63 中选择一幅图像后，可以单击"回调预设值"按钮 65，系统自动将选中图像所对应的预设值设置为当前应用的预设值，这样医生就可以很方便地回退到本次检查已采集的任意一幅图像所使用的预设值。

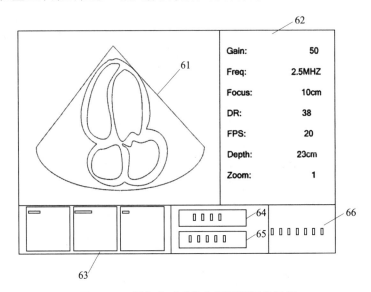

图 6-24　图像实时采集主界面的图像显示

可以看到，本案例的技术方案与现有技术的图像显示中都使用了多个缩略图，也都涉及缩略图与相关参数设置的对应关系的利用。一种观点认为，这种缩略图的具体设置自然是本领域技术人员能够根据实际需求而进行的本领域常规选择；另一种观点则认为，本案例申请所显示的缩略图与现有技术的来源不同，因此不能简单地认为仅仅是显示方式的一种倾向性选择，由于缩略图的来源不同，从而导致技术效果不同，因此所采用的手段并不是本领域的常规选择。

6.3.2　包含图像显示类特征时的创造性判断思路及典型案例

对于医疗设备的显示模块所具有的主观选择性操作的特定显示方式这类特征，首先，需要判断它们对权利要求是否具有确定的限定作用。当权利要求所要保护的医疗系统包括图像显示类技术特征时，意味着该医疗系统具备相应的图像显示功能，这使得该医疗系统有别于现有技术中未进行这种限定的医疗系统。因此，从整体上看，这类特征对于权利要求具有限定作用。【案例 6-13】是欧洲专利局上诉委员会 T0885/08 号判例，下面结合这个判例来讨论在创造性判断时如何把握这类特征对于权利要求的限定作用。

【案例 6 - 13】

权利要求 1 翻译如下：

一种人工骨模板选择系统，包括：

1. 一种人造骨模板选择系统，包括：模板数据存储单元（10），存储代表表示多个不同形状的人造骨的多个模板的模板数据；以及骨形状测量单元（20），其根据表示包括要由人造骨补充的骨的骨骼图像数据测量将要通过人造骨补充的骨（9）的形状，其特征在于预期模板选择装置（30），其从所述模板数据所表示的所述多个模板中选择多个其形状与由所述骨形状测量装置（20）测量的将由人造骨补充的骨的形状基本一致的模板作为预期模板；显示单元（40），其显示代表要由人造骨补充的骨的形状的骨骼图像和由预期模板选择装置（30）选择的预期模板的图像；以及显示控制装置（60），其使得显示装置（40）显示相互重叠的骨骼图像和预期模板的图像，

其中为每个所述预期模板设置显示区域，并且在每个显示区域中显示叠加图像（该特征在下文中称为特征 A）。

【案例分析】

上诉委员会作出该权利要求 1 相对于对比文件 4 所代表的现有技术不具备创造性的决定。

上诉委员会的决定理由（部分）主要如下：

对比文件 4 公开了一种用于选择人工骨的系统，其包含了权利要求 1 中除了特征 A 之外的全部技术特征。对比文件 4 的系统提供了与权利要求 1 （图 6 - 25 示出了多个显示区域）不同的替代模板，其可以适配骨骼并在屏幕上单独地显示骨骼与每个优选模板的叠加图像。此外，系统为不同模板计算的所有相关数值数据被汇总在一个表格中，该表格提供了所有替代方案的同时比较。

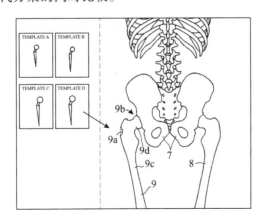

图 6 - 25　显示多个图像的显示区域

相比于对比文件 4 中用于选择人造骨模板的系统，权利要求 1 的技术方案所要实现的目的是提供一种更加友好地允许用户选择优选模板的系统。

原则上，只有两种可能性来显示一系列图像：按顺序依次显示或者并排显示。此

外，医疗领域的技术人员熟知的是，通过将图形信息表示在不同的显示区域上，例如在不同的屏幕上或者在单个屏幕的不同部分上，能够促进图形信息的比较。因此，将这种显示功能应用于对比文件4的系统以获得权利要求1要求保护的技术方案是显而易见的。因此，权利要求1不具有创造性。

由上诉委员会的这部分决定理由能够确定，其认可了特征A对于权利要求1的限定作用。理由是，由于特征A的存在，权利要求1所要保护的人造骨模板选择系统具备能够同时显示多个模板图像与骨图像的叠加图像的功能，这使得该系统有别于现有技术所公开的其他未进行这种限定的骨模板选择系统。

权利要求1与现有技术之间的区别特征，即特征A实质上涉及一种特定的显示方式，如果剥去电子智能的外衣，可以将这一方式想象成：骨科医生在选择人工骨模型时，手动将人工骨模型的图片叠加到骨图片上，对每个模型与骨的匹配度进行观察，医生基于其工作习惯，或者基于对效率与精确度的综合考量，既可以选择将同一骨图片与每一个模板图片一个接着一个地进行比对和匹配，也可以选择准备多个骨图片，将其与每一个模板图片重叠放置，铺陈于台桌上同时比对。因此，具体采用这两种图片观察方式中的哪一种，在一定程度上取决于医生的主观选择，可以说，医生作出其中哪一种选择都是合理的且可预期的。同理，当将这种图片观察方式通过电子智能的方式来实现时，所获得的图片显示方式以及执行这种图片显示方式的图片显示模块同样都是本领域技术人员容易预期的。因此，虽然特征A对权利要求1具备明确的限定作用，但不足以为权利要求1的技术方案带来创造性。

对于医疗领域包含图像显示类技术特征的权利要求的创造性判断，有些相关的特征是现有技术中已经存在的用于实现相同需求的现有手段，并且本领域技术人员能够容易地预期该手段与并列的其他手段在不同的方面各有所长，那么，基于自身需求或者习惯而选择其中的某一手段，实际上是用户在不同的需求或者效果之间作出的倾向性选择。

对于【案例6-10】，从整体来看，权利要求1与现有技术之间的区别主要在于，其统合了指示符的多种表现形式，包括不同颜色的区分、颜色梯度以及形状/面积，使其能够以简洁明了的方式显示在代表每位患者的相同面积的显示区域中。相比于现有技术实施例1的显示方式，权利要求1所限定的这种显示方式显然能够使整个显示界面一目了然，然而本领域技术人员同样也能够理解，这也势必损失现有技术的实施例1所具备的个性化显示带来的信息准确、全面的优势。因此，现有技术和权利要求1，在针对多患者显示的设置方面是基于不同的考虑，一个是基于简洁直观的考虑，另一个是基于准确、全面的考虑，但这两方面都是本领域所普遍追求的目标，针对具体的场合，医生需要并且容易权衡这两方面的因素后作出其主观选择。该案例是典型的具有主观选择类图像显示特征的案例，由于这种选择是在现有技术框架内进行的，并未带来实质性的改进，因此这类特征往往不会为权利要求带来创造性。

可以说，类似于【案例6-10】的这种情况，权利要求所限定的方式不一定必然优于现有技术所公开的方式，它可能仅仅是在某一方面具有优势，但也同时造成另一方面的劣势，在这种优势和劣势对于本领域技术人员都是容易预期的情况下，具体选择现有技术的方式还是权利要求的方式，在一定程度上仅仅取决于技术人员或者使用者的主观考量。因此，这类区别特征并不能为权利要求带来创造性。在所采用的显示手段都已经是现有技术的情况下，基于直观性的考量而选择权利要求所限定的特定显示方式并非需要付出创造性劳动的过程。

相反，如果专利申请所提出的技术问题并不是图像显示领域通常需要解决的技术问题，或者专利申请所采用的解决方式并非图像显示领域技术人员常规选择的方式，那么这样的技术方案就具备创造性。下面结合【案例6-11】和【案例6-12】来详细说明。

在【案例6-11】中，关于生理参数报警，现有技术中虽然也考虑了持续时间，但其报警阈值的设定环节并未考虑持续时间这一要素，并且也没有给出在二维坐标系中显示并设定、调整报警阈值的技术启示。相比于现有技术，本案例的技术方案显然能够针对特定患者提供更准确的警报，本领域技术人员能够理解，该技术问题本身是本领域通常需要解决的。但是，通过二维坐标的形式显示、设置阈值，从而合理地将持续时间的要素也考虑到阈值调整的环节中，这一解决方式并非本领域技术人员的常规选择。

相比于【案例6-10】，虽然同样是显示方式或显示界面的改变，但由于【案例6-11】相对于现有技术的区别并非从常规的可选择方案中基于客观需求或主观选择挑选解决方案，而是采用常规选择之外的其他方式来解决问题，并且获得了明显的技术效果，因而其技术方案是具备创造性的。

另外需要说明的是，【案例6-10】基本上只涉及在信息采集完毕之后的具体显示界面的排布呈现方式，可以说，其对显示方式的改动并不会必然导致前序的包含信号采集、信号处理等环节的改变，基本上是仅对显示模块进行调整即可。而【案例6-11】虽然也表现为显示方式的改进，但该改进不仅仅需要对显示模块的程序进行改写，还需要提供特定患者在过去某段时间里某项参数的数值和对应的持续时间的数据记录，可见其显示方式的改动已经需要前序的信号采集和信号处理环节随之适应性改动。因此，从整体来看，该技术方案并非单纯的界面调整。

在【案例6-12】中，现有技术中保存的多个图像并不是在同一时间获得的，其多个缩略图并不是通过同一摄像数据得到的，其中，通过回调过往的图像，从中选择不同的预设参数配置的缩略图以获得以往医生检查的最佳参数设置，降低预设值参数调节的难度。而权利要求9意在对完成超声扫描之后的同一图像数据设置不同的显示风格，是对超声波扫描后采集的同一图像数据，生成在不同的绘制条件下的缩略图，以使用户能够直观地根据不同的显示效果选择自己需要的图像。两者的发明构思存在显著差别。另外，现有技术中也没有给出使用假想光源这类绘制条件的启示，而这类绘制条件的使用也没有证据证明是本领域的公知常识。相比于现有技术，权利要求9请求保护的技术方案能够基于已经获得的图像数据方便地设定显示风格，实现了现有技术所不能实现的技术效果。因此，从现有技术出发不付出创造性的劳动难以获得权利要求 9 请求保护的技术方案。

由【案例 6 - 12】可见，虽然权利要求 9 请求保护技术方案与现有技术的图像显示中都使用了多个缩略图，也都涉及缩略图与相关参数设置的对应关系的利用，但是，由于所显示的是来源不同的缩略图，因而不只是用于生成和显示缩略图的图像生成单元与显示单元存在差别，前序的图像采集、后续的参数控制都随之不同，从而分别限定出构思不同的技术方案。此类申请一般不属于以"倾向性选择"为特征的方案，在判断创造性时应从技术层面进行严谨的分析和判断。

6.4 通用技术应用于医疗领域

智慧医疗技术不仅涉及医疗领域的专业技术知识，还采用了大量的计算机技术、通信技术、人工智能技术等信息领域的通用技术知识。在这一多学科高度融合的领域，专利申请的创新点往往在于将这些通用技术渗透性地、局部地，甚至是全流程地应用于智慧医疗领域。

6.4.1 通用技术应用于医疗领域时创造性判断的难点

医疗设备的结构和组成不同于现有技术中的通用计算机系统，在对其进行创造性判断的过程中，当计算机技术、通信技术、人工智能技术等通用信息技术应用于医疗设备时，这些通用技术的应用是否给相关专利申请带来了突出的实质性特点和显著的进步，创造性判断过程中又需要考虑哪些因素，本领域技术人员是否有动机将这些通用技术应用到医疗设备，这些都是创造性判断的难点。

其中，最典型的一类问题是区别技术特征中所涉及的技术手段在通用技术领域中是广泛使用的，但是并没有证据证明该技术手段在医疗领域的使用，本领域技术人员是否有动机将这些通用技术应用到医疗领域。下面以【案例 6 - 14】和【案例 6 - 15】为例说明创造性判断中存在的不同观点。

【案例 6 - 14】

相关权利要求：

1. 一种机器人系统，包括：

机器人手臂，其具有工具固定器和信号接口；

多个机器人工具，每个工具可容纳在所述工具固定器中，以便所述机器人手臂操纵；

处理器，其具有存储器并耦合于所述机器人手臂，所述存储器包括关联于所述多个工具的机器人工具数据，并且所述处理器利用来自所述处理器存储器的关联工具数据，指引容纳在所述工具固定器中的机器人工具运动；

第一附加工具，所述第一附加工具具有存有附加工具数据或代码的存储器，所述第一附加工具通过所述工具信号接口将所述附加工具数据传送给所述处理器，所述处理器将所述附加工具数据或代码存储在所述处理器存储器中，并且在所述第一附加工具从所述工具固定器上移除之后，利用所述附加工具数据或代码指引所述机器人手臂运动。

【案例分析】

本案例涉及一种用于机器人手术的机器人系统，其机器人工具中具有存储器，机器可读代码可以存储在工具的存储器中，其数据和/或程序设计指令将被系统处理器执行，使系统处理器的程序能够通过装载新的机器人工具或其他可拆卸部件被有效更新。也就是说，一旦机器人系统的处理器从机器人工具中下载了更新的数据或程序，则后续工具可以利用这个更新的处理器程序，而不需要重复下载新软件。

现有技术公开了一种机器人手术系统，具有多个不同类型的工具，工具以可拆除方式容纳于工具固定器中；处理器具有存储器并且耦合于机械手，工具类型数据可以被装载至处理器的存储器，处理器利用来自处理器存储器的工具类型数据指导工具运动；当某个特定的工具安装到工具固定器中时，该工具的存储器中存储有代表工具类型的数据。也就是说，现有技术的机器人手术系统的处理器，能够根据安装到工具固定器中的工具的存储器中存储的工具类型数据来指导工具运动，但是处理器并没有将相关数据存储到其存储器中。

由此可见，权利要求 1 与现有技术的区别在于：权利要求 1 限定处理器将附加工具数据或代码存储在所述处理器存储器中，并且在所述第一附加工具移除之后，利用所述附加工具数据指引机器人手臂运动。上述区别技术特征在本案例中实际解决的技术问题是通过"即插即用"设备来更新处理器的程序并控制后续工具运动，在安装新工具的同时自动完成处理器的程序更新，从而达到简单、快速地更新处理器程序的目的。

本案例中的"即插即用"技术是计算机领域的常用技术手段，但是对于本领域技术人员是否有动机将上述技术手段应用到手术机器人是存在不同意见的。一种观点认为，"即插即用"是指外围设备与个人计算机的连接，案例中的机器人工具不同于现有技术中的外围设备，机器人外科系统也不同于现有技术中的个人计算机，现有技术中缺乏将用于计算机外围设备的"即插即用"技术应用到用于外科系统的机器人工具的证据，因此权利要求 1 具备创造性。另一种观点则认为，该案例和现有技术的机器人手术系统都涉及计算机领域的相关技术，"即插即用"是计算机领域公知的技术，其给出了通过任何具有存储器的外围设备来实现计算机或者处理器软件更新的技术启示，本领域技术人员容易想到在现有技术公开的机器人手术系统中结合计算机领域的"即插即用"技术，从而获得权利要求 1 的技术方案，因此权利要求 1 不具备创造性。

【案例 6-15】

相关权利要求：

1. 一种基于 Web 服务的医疗信息集成接口，其特征在于，包括用于从医疗设备获取医疗信息的数据流重定向单元、用于数据解析的解析处理器和用于生成报告的报告处理单元；所述的数据流重定向单元、解析处理器和报告处理单元依次连接；所述的数据流重定向单元与外部医疗设备的数据接口连接，所述的报告处理单元与外部的

Web 应用服务器连接；所述的数据流重定向单元在医疗影像应用系统对 GDI 函数的调用时，通过 HOOK GDI 图形引擎函数，把医疗影像应用系统的影像数据流进行拦截并重定向到解析处理器；还包括一用于存储多个解析方案的存储单元，所述的解析处理器与该存储器单元连接。

【案例分析】

基于 Web 服务的医疗影像系统信息集成接口是医院信息系统中重要的一部分，通过该集成接口与医疗影像应用系统、心电图系统、CT 系统、X 射线系统等绑定实现影像数据到医院信息系统的集成和共享。本案例旨在提供一种基于 Web 服务的医疗信息集成接口，便于将各种医疗设备输出的数据信息集成到 Web 服务器，从而便于对这些数据信息进行统一的管理、共享和访问。

本案例的权利要求所限定的集成接口包括用于从医疗设备获取医疗信息的数据流重定向单元，与外部医疗设备的数据接口连接，数据流重定向单元在医疗影像应用系统对 GDI 函数进行调用时，利用 HOOK GDI 图形引擎函数对医疗影像应用系统的影像数据流进行拦截并重定向到与其依次连接的解析处理器，通过解析处理器调用存储单元中存储的对应解析方案对数据进行解析，并将解析结果传输给与其依次连接的报告处理单元以生成医学检查报告，再以调用 Web 服务的方式把报告数据传送给 Web 应用服务器实现与医院信息系统的信息集成，从而对现有医疗设备的数据信息进行集成统一管理。本案例的说明书中提到数据流重定向技术是利用当前的 API 拦截技术来实现的，为现有技术。

现有技术公开了一种用于医疗装置系统数据交换的 Web 服务，其中医疗数据交换系统包括获取医疗数据的装置，用于对医疗数据存储、分析或显示的医疗数据处理装置，还包括在获取医疗数据的装置和医疗数据处理装置之间用于执行数据交换功能的一个或多个 Web 服务，获取医疗数据的装置是外部医疗装置，其与植入性医疗装置进行遥测通信，以从所述植入性医疗装置接收数据并存储所述数据。现有技术的 Web 服务没有对数据流进行重新定向。

由此可见，权利要求 1 与现有技术的区别在于：①所述医疗信息集成接口包括用于从医疗设备获取医疗信息的数据流重定向单元，所述数据流重定向单元在医疗影像应用系统对 GDI 函数进行调用时，通过 HOOK GDI 图像引擎函数对医疗影像应用系统的影像数据流进行拦截并重定向到解析处理器；②所述医疗信息集成接口还包括用于生成报告的报告处理单元，所述报告处理单元与外部的 Web 应用服务器连接；③所述数据流重定向单元与外部医疗设备的数据接口连接，所述数据流重定向单元、解析处理器和报告处理单元依次连接；④所述医疗信息集成接口还包括一用于存储多个解析方案的存储单元，所述解析处理器与该存储单元连接。权利要求 1 相对于现有技术实际解决的技术问题是对现有医疗设备的数据信息进行集成统一管理。

本案例中的 HOOK GDI 图形引擎函数是图像处理领域常用的数据流重定向技术，对于本领域技术人员是否有动机将上述技术手段应用到医疗数据交换系统存在不同意见。一种观点认为，利用 HOOK GDI 图形引擎函数拦截数据流是图像领域的惯用技术手段，本领域技术人员通过数据处理中信息传递的流向容易得到装置中各组件的连接关系，因此权利要求 1 不具备创造性。另一种观点则认为，数据重定向单元在不改变原有医疗设备内部数据传输的情况下获取原始数据，使医院遗留的新、旧或不同厂家的同类设备都能适用，可以节约医疗系统更新升级的成本，获得预料不到的技术效果，这些区别特征不是本领域技术人员的惯用技术手段，因此权利要求 1 具备创造性。

可以看出，类似于【案例 6 – 14】和【案例 6 – 15】的争议焦点主要在于通用技术领域的公知技术是否能够容易地被应用到医疗领域来解决相同的技术问题。

除了应用计算机技术、通信技术、人工智能技术等信息技术之外，医疗领域还存在大量涉及通用机械结构的医疗产品，在进行创造性判断时，这类通用机械结构也值得人们关注。

【案例 6 – 16】

相关权利要求：

1. 一种防水无创呼吸机，包括机体（1）及通气管（2），其特征在于：在所述的机体（1）的底部设有接水盒（3），在通气管（2）的底部设有联通到接水盒（3）的漏水槽（6）；在所述的机体（1）的底部与接水盒（3）的连接处设有密封垫（11），在接水盒（3）的外侧设有挂耳（9），与之对应的在机体（1）的侧面设有挂钩（10）；在所述的接水盒（3）的内侧设有报警器（7），该报警器为液面感应报警器；所述的液面感应报警器至少包含发声器和感应开关（71），所述的感应开关（71）为接近感应开关；所述的感应开关安于浮子的上部；在所述的接水盒（3）的底部设有放水阀（5）。

如图 6 – 26 所示，在防水无创呼吸机机体的底部设有接水盒 6，在通气管的底部设有连通到接水盒的漏水槽 2，由此，即使水罐的水进入通气管 3 内，也会通过漏水槽 2 进入接水盒 6 内，可以防止水进入机体中，从而使无创呼吸机在搬动时即使不拔掉水罐，水罐里的水也不容易进入主机的内部，大大降低了无创呼吸机的损坏率。

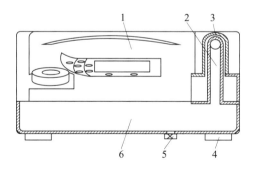

图 6 – 26　防水无创呼吸机

现有技术 1 公开了一种水壶溢水收集器，如图 6 – 27 所示，其包括基座 11 和支撑座 2，支撑座 2 安装在基座 11 上，支撑座 2 的底部为支板 6，支板 6 上设有通孔 4，支撑座 2 下方设有集水槽 3，集水槽 3 中心位置设有漏水孔 5；基座 11 上设有导轨 12，导轨 12 上设有水盒 7，当水从水壶溢出或有水洒到水壶外部的时候，支板 6 上的通孔 4 将废水导入集水槽 3 内，集水槽 3 底部设置的漏水孔 5 将废水导入水盒 7 内，水盒 7 内设有水位检测器 9, 其连接警报器 8, 当水位过高时, 警报器 8 发出警报。可见, 现有技术 1 中, 当水从水壶溢出或有水洒到水壶外部的时候, 通孔 4 可以将废水导入集水槽 3 内, 从而同样能够防止水进入机体内。

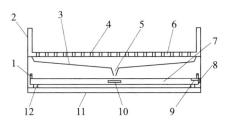

图 6 – 27   水壶溢水收集器

现有技术 2 公开了一种水满自动提醒的饮水机接水槽, 如图 6 – 28 所示, 使用时, 接水槽内的小球 3 会随着槽内水的水面上升而上升,

当其升至导电板 2 处时, 由于水的浮力作用会对导电板 2 产生一定的压力, 使导电板 2 的左端向上弯曲, 与导电板 5 接触, LED 灯点亮, 报警器报警。现有技术 2 给出了通过浮子在液面上升到一定高度后使电路接通来实现报警的技术启示。

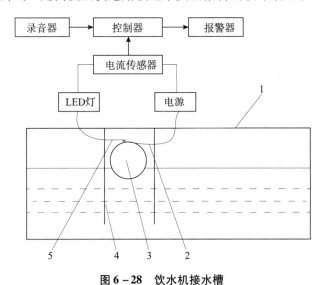

图 6 – 28   饮水机接水槽

本案例中的呼吸机所涉及的改进点主要在于接水盒的结构。一种观点认为, 该发明实际保护的就是一种防止漏水的接水盒, 本领域技术人员有动机到通用领域中去寻找与发明要求保护的结构相同的接水盒, 因此可以仅选取接水盒领域的现有技术来评述设置有接水盒的呼吸机的创造性。而另一种观点认为, 该发明保护的是一种防水呼吸机, 现有技术公开的水壶溢水收集器和水满自动提醒的饮水机接水槽与本申请技术领域差别较大, 本领域技术人员在没有其他现有技术给出相关技术启示的情况下, 无法发现并提出呼吸机湿化罐内水倒流入主机的技术问题, 即不能从现有技术涉及的生活中溢水收集领域跨越到医用的呼吸机领域。因此, 还需要研究的一类问题是, 当医疗产品的改进点主要在于通用领域的机械结构设置时, 应当如何选取最接近现有技术。

6.4.2   通用技术应用于医疗领域时的创造性判断思路及典型案例

在判断创造性时, 根据区别技术特征, 如果通用技术领域中有相同或相似的技术问题被提出，并且本领域技术人员能够被期待知道这些领域，那么他会像考虑所属领域的现有技术一样去考虑这些通用技术领域。当专利申请利用通用技术手段在医疗领域解决的技术问题与该通用技术手段在通用领域解决的技术问题基本相同时，这些解决通用技术问题的手段应该是本领域技术人员能够知晓的，因此能够将这些通用技术与最接近的现有技术相结合来评价创造性。

对于【案例 6 - 14】，本案例中的机器人外科系统与个人计算机、机器人工具与外围设备在结构组成、应用场合等方面存在不同，更新处理器程序的方式不属于传统意义上的"即插即用"技术，但该案例和现有技术的机器人手术系统都利用了处理器、存储器等计算机技术，由处理器协调控制整个系统的工作，根据医生在控制台的操作来控制机械手臂的动作以完成手术操作，因此，该案例和现有技术的机器人手术系统都涉及计算机领域的相关技术。"即插即用"是指在外围设备中包含存储器，存储器中包含外围设备的类型标识、参数、驱动程序等信息，当外围设备接入计算机系统时，将存储器中的上述信息通过信号接口传送给计算机系统的处理器并由处理器保存到计算机系统或处理器使用的存储器中，从而完成计算机系统的软件更新，在后续的操作中使用更新后的程序。由于"即插即用"是计算机领域的公知技术且已广泛应用于其他技术领域，本领域技术人员面对本案例，具备去计算机通用领域寻找"即插即用"设备来更新处理器的程序并控制后续工具运动的动机，并且在将通用领域的技术应用到该案例的特定系统时，并不需要对通用领域的现有设备进行特别的适应性改造。因此，"即插即用"技术给出了通过任何具有存储器的外围设备来实现计算机或者处理器的软件更新的技术启示，可以用于任何具有处理器架构的装置或系统。

在现有技术公开的机器人手术系统中，工具中也包含用于存储工具类型等数据信息的存储器，在此情况下，本领域技术人员容易想到结合计算机领域的"即插即用"技术，在工具的存储器中除了工具类型数据之外进一步包含处理器的软件更新等，并且在安装到系统时传送给处理器。因此，权利要求 1 相对于现有技术和通用计算机领域的公知常识的结合不具备创造性。

然而，如果区别技术特征中的相关技术手段在医疗领域中所解决的技术问题与其在通用技术领域中解决的技术问题不同，或者在医疗领域中从未有人提出该问题，并在医疗领域获得了难以预料的技术效果，那么，即使这些通用技术的相关技术手段在所属技术领域是已知的，现有技术也没有给出将其应用到医疗领域的技术启示，也判定其具有创造性。

下面结合【案例 6 - 15】，更详细地说明如何判断通用技术在专利申请中所解决的技术问题是不是通用技术领域中解决的技术问题，以及通用技术在医疗领域的使用是否获得了难以预料的技术效果。

如前所述，基于该案例与现有技术相比的区别技术特征，该案例实际解决的技术问题是对现有医疗设备的数据信息进行集成统一管理。由于在数据处理系统中，设置报告处理单元用于生成报告数据，并将所生成的报告数据提交给 Web 应用服务器进行后续的管理和操作，以及设置存储单元，并在该存储单元中存储多种数据解析方案以供处理器解析数据时调用，是本领域的常用技术手段，即区别技术特征②和④均是本领域的常用技术手段。因此，该案例创造性判断的争议焦点主要集中在区别特征①和③上。

对于区别技术特征①和③，现有技术公开了医疗数据交换系统包括获取医疗数据的装置，但并未公开利用 HOOK GDI 图形引擎函数拦截医疗影像应用系统的影像数据流并重定向到解析处理器的技术。在图像处理技术领域，HOOK GDI 图形引擎函数是利用现有的 API 拦截技术来实现的，通常通过挂钩 API 函数，拦截和控制某些 API 函数的调用，用于改变 API 执行结果，是图像处理技术领域用于拦截数据流的常用技术手段。

那么，在医疗领域将 HOOK GDI 图形引擎函数应用到医疗信息系统中对所属领域技术人员来说是否显而易见？在【案例6-15】中，将 HOOK GDI 图形引擎函数应用到医疗信息系统中用于拦截医疗影像应用系统的影像数据流并进行重定向到解析处理器进行解析，所解决的技术问题是为了对现有医疗设备的数据信息进行集成统一管理，该技术问题与在图像处理技术领域利用 HOOK GDI 图形引擎函数所解决的技术问题是不同的，虽然具体技术手段都是利用 HOOK GDI 图形引擎函数拦截影像数据流，但是该案例中采用 HOOK GDI 图形引擎函数拦截医疗影像应用系统的影像数据流并进行重定向，达到了在医院遗留的新、旧医疗设备或不同厂家的医疗设备未提供数据接口或未提供标准数据接口的情况下，均能获取原始医疗数据并进行解析处理的效果，从而在不进行医疗系统更新升级的情况下，能够解决现有医疗设备的数据信息集成统一管理且集成费用高和难度大的问题。可见，在该案例中，数据流重定向技术在专利申请中所解决的技术问题与其在通用技术领域中解决的技术问题不同，并且在医疗领域能够获得预料不到的技术效果。因此，权利要求1相对于现有技术和公知常识的结合具备创造性。

另外，对于改进点主要在于通用技术在医疗领域的使用的专利申请，尽管通用技术领域的现有技术可能公开了专利申请的大部分结构特征，但是本领域技术人员在仅面对通用技术领域的这些现有技术时，并不能由此得到启示进而发现医疗领域存在的相关技术问题，因此仍应当选取医疗领域的现有技术作为最接近的现有技术。【案例6-16】是一个典型的将通用技术应用于医疗领域的案例，下面结合该案例来说明仅面对通用技术领域的这些现有技术时如何进行创造性判断。

【案例6-16】权利要求请求保护的是一种防水无创呼吸机，现有技术1公开的水壶溢水收集器和现有技术2公开的水满自动提醒的饮水机接水槽不同于该申请技术领域，该案例权利要求1的主题名称为"一种防水无创呼吸机"，其请求保护的技术方案涉及呼吸机，包括机体及通气管，并不是简单地在呼吸机底部设有接水盒就能解决防水、集水问题，还需要考虑到与通气管的连接。尽管该案例的改进点主要集中在收集流出漏水的接水盒及其报警装置，不在于呼吸机内部结构，但最接近的现有技术仍然应当选取与呼吸机相同或相近的领域，而不是仅涉及通用的接水领域。因为本领域技术人员在面对现有技术1和现有技术2时，在没有其他现有技术给出相关技术启示的情况下，无法发现并提出呼吸机湿化罐内水倒流入主机内部的技术问题，即不能从现有技术 1 和现有技术 2 涉及的生活中的溢水收集领域跨越到医用的呼吸机领域。

　　根据现行《专利审查指南》对"本领域技术人员"的定义，本领域技术人员需要在明确本领域中存在并要解决的技术问题的前提下，才具备动机去其他技术领域寻找技术手段；如果现有技术本身并没有给出在本领域中存在该技术问题的启示，该问题也不属于本领域的公知常识，本领域技术人员面对这样的现有技术是无法获知需要解决的技术问题的。具体到【案例 6 - 16】，尽管现有技术 1 和现有技术 2 公开了申请权利要求 1 中的部分结构特征，但是本领域技术人员在面对现有技术 1 或现有技术 2 时并不能由此得到启示进而发现呼吸机领域存在的相关技术问题。同时，目前也没有证据表明该案例提出的技术问题属于本领域的公知常识，因而本领域技术人员不能想到利用现有技术 1 或现有技术 2 公开的技术手段去解决呼吸机领域存在的问题，进而得到权利要求 1 请求保护的技术方案，即现有技术 1 和现有技术 2 均不适于作为本申请最接近的现有技术用来评价其创造性。

附　录

附录 A　热点应用领域专利申请状况及发展脉络

A.1　医学专家系统

A.1.1　技术发展历程

　　图 A-1 所示为全球医学专家系统领域技术发展脉络。1968 年，第一个用于推断化学分子结构的专家系统 DENDRAL 成功问世，开启了人工智能一个新的分支"专家系统"。但是直到 1982 年，专家系统这一技术才被应用在医疗诊断过程中，美国匹兹堡大学的米勒等人发明了著名的 Internist-Ⅰ内科计算机辅助诊断系统，这也是第一个成功应用于医疗领域的医学专家系统。2006 年，"神经网络之父"欣顿提出神经网络深度学习算法，为图像识别带来突破性的进展，随后该项技术也逐渐进入医疗领域。

　　近年来，医学专家系统的应用场合越来越广泛，效果也逐渐得到认可。2018 年，STEINER 等提出了基于胸部的 CT 处理系统，转移检测的灵敏度达到 91.0%，实现了转移性乳腺癌的自动筛查。❶ 2019 年，SUNDARAM 等利用 DL 方法处理视网膜图像，实现了糖尿病视网膜病变的自动筛查及严重程度分级。❷ 2021 年，MOHAMMAD 等提出了一种结合迁移学习理念的深度学习融合框架，实现了对 COVID-19 患者的智能诊断，融合模型的分类精确度达到 95.5%。❸

---

❶ STEINER D F, MACDONALD R, LIU Y, et al. Impact of deep learning assistance on the histopathologic review of lymph nodes for metastatic breast cancer [J]. American Journal of Surgical Pathology, 2018, 42 (12): 1636 – 1646.

❷ SUNDARAM N, JAIN A, KRISHNAN R, et al. Diagnostic accuracy of community – based diabetic retinopathy screening with an offline artificial intelligence system on a smartphone [J]. JAMA Ophthalmology, 2019, 137 (10): 1182 – 1188.

❸ MOHAMMAD S, MASUD M, ALHUMYANI H, et al. Artificial neural network – based deep learning model for COVID – 19 patient detection using X – ray chest images [J]. Journal of Healthcare Engineering, 2021 (1): 1 – 16.

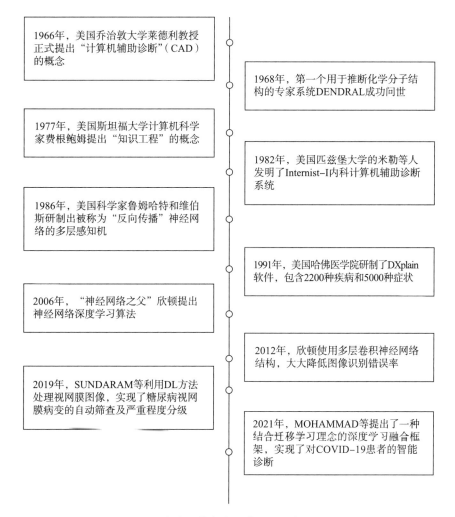

图 A - 1　全球医学专家系统领域技术发展脉络

我国对医学专家系统的研发始于 20 世纪 80 年代前后，图 A - 2 所示为我国医学专家系统领域的技术发展脉络。

医学专家系统的重要性已经深入人心，并且逐渐成为国内各大科技巨头博弈的新兴产业。华为、百度、腾讯、阿里巴巴等公司，都将基于互联网的疾病智能诊断定位为公司未来发展的重要方向。

百度公司的"百度医疗大脑"，通过对海量医疗数据、专业文献的采集与分析，模拟医生问诊流程，依据用户的症状，给出最终诊疗建议。阿里健康科技有限公司的"DoctorYou"系统，包括临床医学科研诊断平台、医疗辅助检测引擎、医师能力培训系统等。腾讯公司的"腾讯觅影"，可辅助医生对肺结节、乳腺癌、糖尿病视网膜病变、早期食管癌等多种疾病进行筛查。2019 年 6 月，华为公司和合作伙伴共同联合宣布在人工智能辅助病理诊断的行业重大"卡脖子"难题上获得突破性进展，达到人工智能

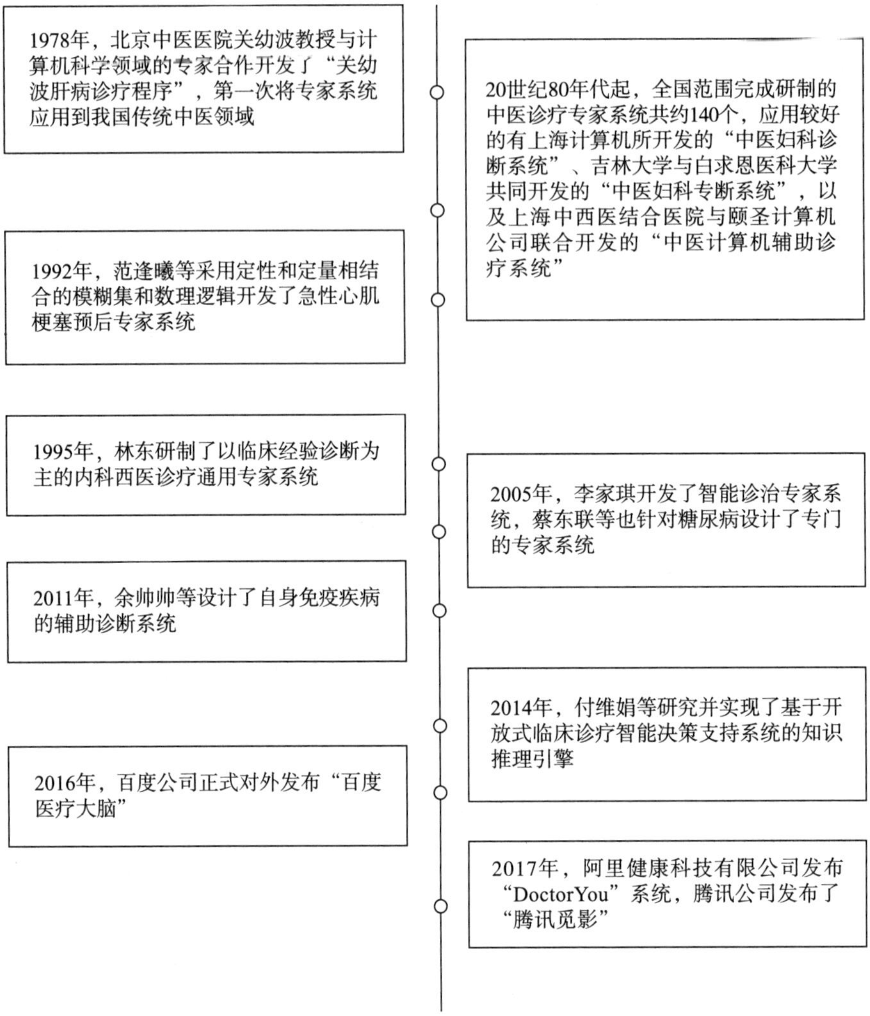

图 A-2　我国医学专家系统领域的技术发展脉络

辅助宫颈癌筛查的全球较高水平。❶

A.1.2　专利申请趋势及区域分布

图 A-3 所示为医学专家系统领域全球专利申请量趋势。可以看出，全球范围内涉及医学专家系统的专利申请量随时间推移呈上升趋势。1995 年以前，相关专利申请量非常少，增速较缓。从 20 世纪 90 年代中期开始，随着神经网络等学习算法的不断发展和成熟，涉及医学专家系统的专利申请量也呈现稳定上升趋势。尤其是 2013 年以后，随着神经网络等学习算法进入繁荣发展期，涉及医学专家系统的相关专利申请呈现出爆发式增长趋势，申请量呈指数上升，当然这也与互联网技术的发展及人工智能在医

---

❶　张心怡. 盘点：AI＋医疗新"势"力［J］. 大数据时代，2019（8）：62-72.

疗领域的快速发展密不可分。❶

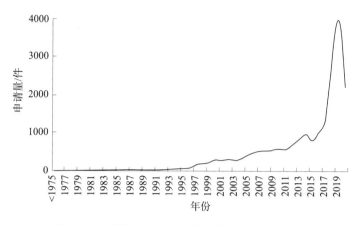

图 A－3　医学专家系统领域全球专利申请量趋势

　　图 A－4 所示为医学专家系统领域中国专利申请量趋势。可以看出，中国范围内涉及医学专家系统的专利申请量增长趋势与全球专利申请量增长趋势基本相同，只是专利申请起步略晚。具体来说，中国范围内直至 1988 年才有涉及医学专家系统的专利申请被提出，这比全球范围内最早涉及医学专家系统的专利申请时间晚了十余年。从 2001 年开始，随着中国加入世界贸易组织，中国相关专利申请量呈现出稳定增长态势。尤其是 2015 年以后，在国内智慧医疗政策的有力推动下，随着神经网络等学习算法的蓬勃发展，中国范围内涉及医学专家系统的专利申请量呈指数增长。

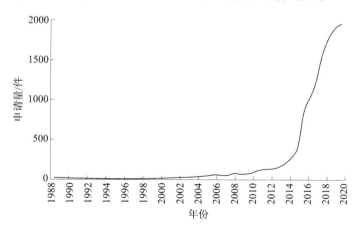

图 A－4　医学专家系统领域中国专利申请量趋势

　　图 A－5 示出了医学专家系统领域主要国家或地区专利申请占比情况。其中，美国申请量最多，远高于其他国家或地区，中国、欧洲专利局、日本分列第 2 位至第 4 位。此外，还有 15.1% 的专利申请以国际申请方式提出，以期进入多国国家阶段。

---

❶　由于专利文献延迟公开的特点，图中曲线尾部有所回落，后同。

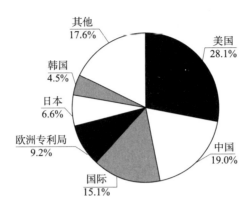

图 A－5　医学专家系统领域主要国家或地区专利申请占比情况

A.1.3　技术主题分析

医学专家系统领域的专利技术先后经历了基于规则、基于案例和基于神经网络模型三个发展阶段。下面简单阐述各个发展阶段的基本概念、研究重点及典型专利申请。其中，案例选取的主要原则：选取申请时间较早的源头专利申请、同族或被引用次数较多的重点专利申请，或技术内容较为全面的代表性专利申请。

1. 基于规则的医学专家系统

基于规则的医学专家系统工作时大多采用 IF、ELSE、AND、OR、THEN 等产生式逻辑，其优势在于构建简单，易于开发者和专家交流，便于维护管理；缺点在于缺乏灵活性，对复杂的逻辑难以表达，容易产生组合爆炸。

医学专家系统中早期的规则推理一般都是根据专家的诊断经验，从疾病的症状、体征、实验室和其他检查指标的发生频率与疾病概率之间的明确统计学分析，推理得出相应的规则。这种规则一般具有明确的前提，可以通过简单的逻辑判断得到确定的结果，常见的是将测量得到的参数与预设值进行比较，进而获得疾病的诊断结果。例如，Kenneth J. Schlager 于 1980 年提交的公开号为 US4310003 A 的专利申请（图 A－6），就是较早提出的与基于规则的医学专家系统相关的专利申请。

随着技术的进步，对医学专家系统的要求也逐渐提高，单一的参数和规则已不能满足人们对于准确诊断的需求，基于规则的医学专家系统专利申请技术逐渐发展到采用多种参数与多个规则共同进行诊断。

例如，美国通用电气公司于 2006 年提交的公开号为 US2007156624 A1 的专利申请（图 A－7）涉及对病人特定生命特征进行估计的系统和方法，其中包括的专家系统包括由医疗专家导出的多个参数、公式和专家法则。

早期的基于规则的医学专家系统中，规则大多是从既有医学经验或通过专家集体讨论得到的，而目前则更倾向于采用一套算法体系自动从数据中获得规则。

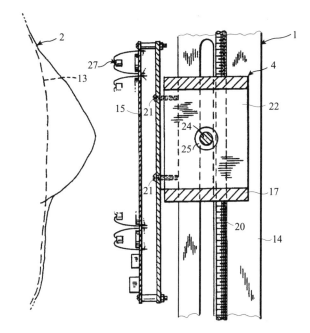

图 A-6　专利申请 US4310003 A 说明书附图

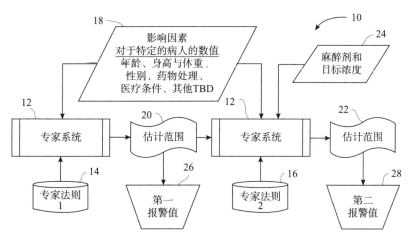

图 A-7　专利申请 US2007156624 A1 说明书附图

　　例如，浙江大学于 2013 年提交的公开号为 CN103268413 A 的专利申请涉及一种恶性肿瘤多维放化疗规范符合度的评估方法，其采用如下步骤：定义评估多维放化疗规范符合度的评价模型；结合新增的维度制定新的放化疗操作规范差异性评估以及用药评估的执行规则；制定一套网络专家评分机制，并分析专家对诊断结果的认可度和分歧度，添加到最终结果的评分认定当中；基于该病例的最终评分对病例诊治采取相应措施，对得分低于阈值的治疗方案与用药不予通过。

　　然而，当疾病种类繁多、症状各异，规则间的相互关系不明显，知识的整体情况难以把握时，很难通过简单的结构化规则进行表达，这种情况下规则的提取比较困难，并且缺乏普遍性和客观性。对此，可以利用关联规则挖掘技术对现有的患者病例数据进行挖掘，寻找有效的关联规则，使临床决策结果更加具备有效性和说服力。

例如，西班牙智能决策公司于 1988 年提交的公开号为 GB2210713 A（图 A-8）的专利申请，就是较早提出采用关联规则的医学专家系统的专利申请，其通过组合的表现和疾病的加权启发式关联、心肺参数的加权客观关联以及心血管表现、参数和疾病的数据库创建心血管和肺部环境知识库，该知识库表现为规则和相关表格的形式，通过集成的方式分析知识库中的所有信息，进行心血管和肺部疾病的辅助诊断。

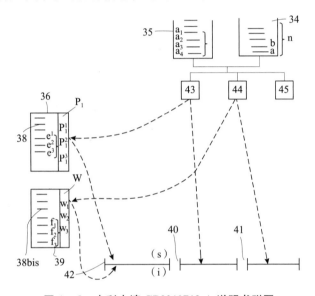

图 A-8　专利申请 GB2210713 A 说明书附图

又如，美国第一咨询公司于 1997 年提交的公开号为 WO9802836 A2 的专利申请（图 A-9）则采用了另一种关联规则挖掘方法，其涉及一种提供自动化的知识基础的医疗诊断系统和方法，方案为计算机提供一组疾病列表，每种疾病与一组症状列表相关，并且每种症状与一组问题列表相关，通过不断提出问题引出回答，这些回答构成症状，每种构成的症状会给疾病提供一个加权值，确定某种疾病的累积加权值是否达到或超过阈值，从而确定诊断结果。

综上分析可知，适合采用基于规则的医学专家系统的情形为：①系统结构简单，问题仅仅用有限的规则即可全部包含；②问题的求解可视为一系列相对独立的操作，或从一个状态向另一个状态的转换。但是，当知识库中的规则太多时，会导致基于规则的医学专家系统推理前后产生矛盾，该系统的自学习能力很弱。

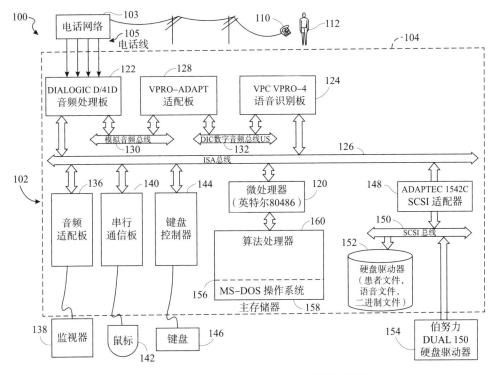

图 A-9 专利申请 WO9802836 A2 说明书附图

2. 基于案例的医学专家系统

基于案例的医学专家系统能够不断学习新的经验，增加系统求解问题的能力，其难点在于，如何从医疗案例库中寻找与当前问题条件最匹配的案例。常用的案例匹配策略如下。

（1）最近邻策略

最近邻策略是理论上较为成熟且较为简单的定义相似性的一种重要算法，是基于不同特征值距离的相似性的一种度量方法。首先，已知案例间距离的定义，然后计算目标案例与案例库中案例属性之间的距离，从而由距离得出案例间的相似度，将相似度超过阈值的案例作为检索结果返回，得到与目标案例最为相似的案例。

例如，日本希森美康公司于1993年提交的公开号为JPH07105166 A的专利申请（图A-10）公开了一种归属度判别装置，该装置首先预存大量疾病群的特征模型，从中选择任意的两个群，对每两个群分别设定将所选择的两个群进行最佳二分的线性判别函数，利用设定的每两个群的线性判别函数计算被检测数据对于每两个群属于哪一群的二群判别结果，对每两个群确定其支持度，根据每两个群的二群判别结果和支持度计算被检测数据对各群的归属度，从而得到患者属于何种疾病群的诊断。

又如，荷兰皇家飞利浦公司于2005年提交的公开号为WO2005073916 A1的专利申请（图A-11），该方法利用遗传算法，将未确诊肿瘤的图像与一组已知恶性病变或良性病变的肿瘤的各幅图像进行匹配，查找最相似的一组参考肿瘤图像。其中，测试图像与参考图像组织间的相似性是由测试图像与参考图像之间的最小马哈拉诺比斯距离来确定的。

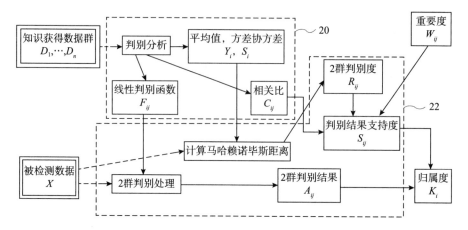

图 A－10　专利申请 JPH07105166 A 说明书附图

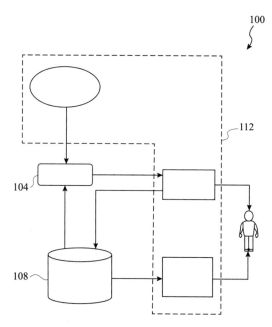

图 A－11　专利申请 WO2005073916 A1 说明书附图

（2）知识引导策略

知识引导策略利用领域已有的知识确定案例的关键特征，依此特征利用一定的匹配算法进行匹配。知识引导策略通常与其他匹配策略结合使用。运用知识引导策略可以避免过多的归纳，但由于知识是不断增加的，因此案例的组织与匹配具有一定的动态性。

例如，中南大学于 2015 年提交的公开号为 CN105260598 A 的专利申请涉及一种口腔诊疗决策支持系统，其包括案例存储模块、案例库构建模块、案例提取模块及案例复用模块。其中，案例存储模块用于存储患者信息，案例库构建模块用于抽取基于案例推理的关键信息构成两级结构案例库，案例提取模块用于提取与当前案例最相近的推荐案例，案例复用模块用于复用推荐案例为当前案例的决策提供决策依据。

（3）归纳推理策略

归纳推理策略首先要归纳出案例库中案例的属性特征，找到最能将案例目标与多数其他案例区分出来的属性作为分类依据，然后用找到的属性特征对案例库中的案例进行层层划分，直到将所有具有相同属性特征的数据归为一类，最终形成一个类似判断网的层次结构。

例如，美国心血管疾病诊断技术公司于 2009 年提交的公开号为 WO2010042947 A1 的专利申请（图 A－12）涉及利用专家知识和将复杂性科学自动化管理医学数据用于风险评估和诊断的方法及系统，其方案是利用复杂性科学产生包括多个特征集的知识库，通过将医学数据与知识库内的特征相关联以识别特征集，每个特征集表示特定的健康状况，在选择一个或多个特征集后，关联算法考虑医学数据的量或值，并通过特征集中的特征值评估与特征集相关的健康状况的风险负荷，产生包括一个或多个健康状况的诊断、健康状况的风险负荷、可能的治疗选择和预防方法的输出。

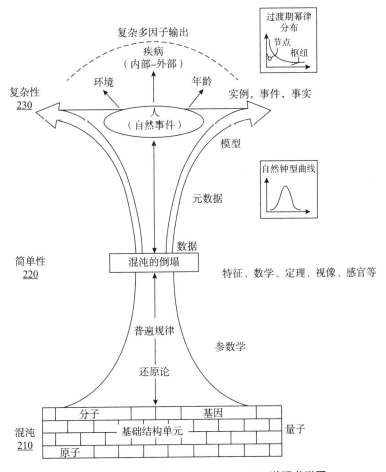

图 A－12　专利申请 WO2010042947 A1 说明书附图

和基于规则的医学专家系统不同，基于案例的医学专家系统擅长解决领域知识缺乏、难以建立模型、无法用规则表示的半结构化、非结构化问题。另外，基于案例的医学专家系统所使用的推理知识获取容易，其推理能力随着案例库的扩充而不断增强。在无专家的情况下，基于案例的医学专家系统可以实现增量学习；对于同样的问题，可以重用之前的解答方法，无须从头开始推理，求解效率较高。由于案例推理本身模仿人类推理的思维习惯，案例推理的结果更容易为人们所接受。

但是，基于案例的医学专家系统也有其局限性。案例推理对噪声数据敏感，错误数据、冗余数据直接影响着系统的检索效率以及求解结果；随着案例库的扩大，如果对基于案例的医学专家系统的时间复杂性和空间复杂性考虑不周全，会造成系统性能随之降低。

3. 基于神经网络模型的医学专家系统

基于神经网络模型的医学专家系统其优势在于具备极强的自我学习能力，当部分节点损坏时，可以在一定程度上进行自我修复，实时性和可扩展性突出，并可用于对疾病发展的预测。

与神经网络模型相同，基于神经网络模型的医学专家系统的关键技术也在于算法的选择和分类器的构建。

（1）传统神经网络

传统神经网络通常是指人工神经网络，其从信息处理角度对人脑神经元网络进行抽象，建立某种简单模型，按不同的连接方式组成不同的网络，在工程与学术界也常将其直接简称为"神经网络"或"类神经网络"。

例如，美国好乐思治疗公司于1996年提交的公开号为 WO9705553 A1 的专利申请（图 A－13），提出一种诊断和预测患者疾病的方法，采用人工神经网络算法将和疾病相关的患者的生物标记的浓度引入训练过的人工神经网络算法中，神经网络输出值表示对应于患有或不患有该疾病或者对应于该疾病严重性的诊断结果。

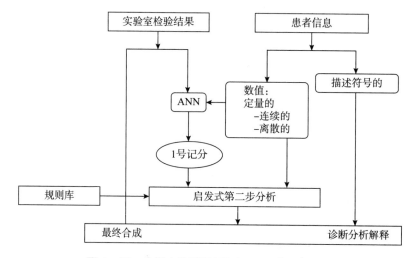

图 A－13　专利申请 WO9705553 A1 说明书附图

又如，南开大学于 2017 年提交的公开号为 CN107242857 A 的专利申请（图 A－14）则采用了 BP 人工神经网络算法。该系统通过望诊采集子系统采集患者的面部、舌体等局部图像信息，通过闻诊采集子系统采集患者语音、呼吸、咳嗽等声音信息，由问诊采集子系统采用交互问答方式获取患者症状信息，并通过脉诊采集子系统采集患者的脉搏信号，然后由 BP 人工神经网络对以上信息数据进行综合分析，得到诊断结果并给出建议处方。

生理信息
（原始数据）
特征提取、预处理
训练集
测试集
分类器
筛选
分类结果
病理信息
标准样本

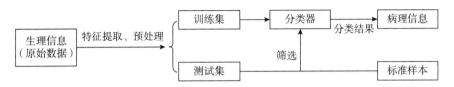

图 A－14　专利申请 CN107242857 A 说明书附图

除了算法的选择，分类器的构建也很重要。监督分类又被称为训练场地法，主要用于建立以统计识别函数为理论基础、依据典型样本训练方法进行分类的技术。监督分类的核心步骤包括：选择训练样本，选择分类算法，对训练结果进行评估。监督分类的一般方法有最大似然法和最小距离分类法等。

例如，上海交通大学于 2003 年提交的公开号为 CN1547149 A 的专利申请（图 A－15）涉及基于数据挖掘的脑部胶质瘤计算机辅助诊断系统的实现方法。该方法使用了监督分类中的最大似然法，采用基于改进的模糊极小极大神经网络（Fuzzy Minimum－Maximum Neural Network，FMMNN）的模糊规则提取方法，从收集的脑胶质瘤病人的病例库中挖掘和发现脑胶质瘤恶性程度的诊断规则，根据挖掘和发现的恶性程度诊断规则建立脑胶质瘤恶性程度计算机辅助诊断专家系统。这是国内较早提出的基于神经网络模型的医学专家系统的专利申请。

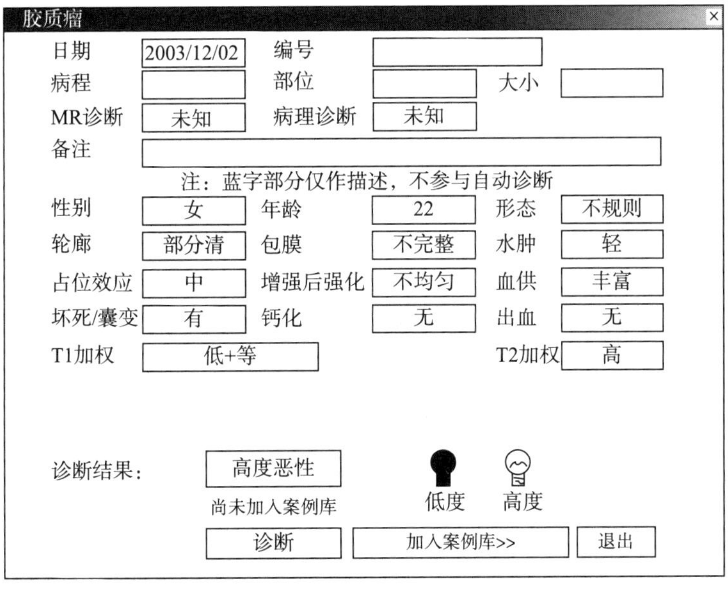

胶质瘤
日期
2003/12/02
编号
病程
部位
大小
MR诊断
未知
病理诊断
未知
备注
注：蓝字部分仅作描述，不参与自动诊断
性别
女
年龄
22
形态
不规则
轮廓
部分清
包膜
不完整
水肿
轻
占位效应
中
增强后强化
不均匀
血供
丰富
坏死/囊变
有
钙化
无
出血
无
T1加权
低+等
T2加权
高
诊断结果：
高度恶性
尚未加入案例库
低度
高度
诊断
加入案例库>>
退出

图 A－15　专利申请 CN1547149 A 说明书附图

此外，决策树和支持向量机也是数据驱动分类器学习中的研究重点。决策树分类算法，是利用决策树的原理和结构，构造和生成形如决策树的分类模型，发现和定义数据中蕴涵的分类规则的过程。支持向量机则是通过构建一个超平面，将不同类别的数据有效地分开。

例如，德国西门子公司于 2004 年提交的公开号为 WO2005081168 A2 的专利申请（图 A‒16）涉及与心脏有关疾病和病症的自动诊断和决策支持系统与方法。该系统从一个或多个相关临床领域数据库中获得一组训练数据，利用该组训练数据实施机器学习，自动提取和分析对象病人信息的集合，以提供对医生工作流程各个方面的决策支持，包括心脏疾病和病症的自动诊断以及其他自动决策支持功能。

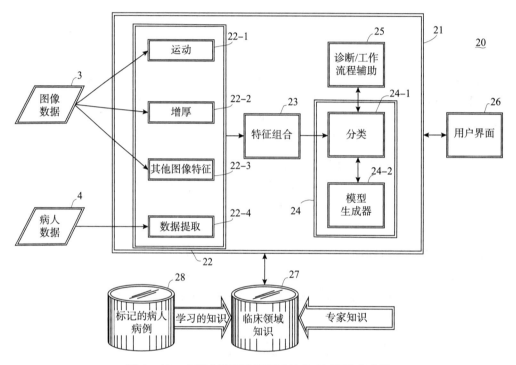

图 A‒16　专利申请 WO2005081168 A2 说明书附图

又如，上海交通大学于 2006 年提交的公开号为 CN1951320 A 的专利申请（图 A‒17）涉及一种信号处理技术领域的基于超完备特征的异常心电识别方法。该方法先用二次样条小波对连续的心电数据进行 R 点检测，根据 R 点位置对心电数据进行分段和数据预处理，然后分别用独立分量分析方法和离散小波变换方法对每个心跳进行特征提取得到一个超完备的特征集，并利用互信息方法进行特征收缩，最后利用支持向量机对提取的特征向量进行训练得到一个支持向量机模型，利用此支持向量机模型对新的心跳数据段进行自动分类识别。

美国心脏起搏器股份公司于 2014 年提交的公开号为 WO2015084563 A1 的专利申请（图 A‒18）涉及使用分类器融合的心力衰竭事件预测系统和方法。该系统包含基于分类器融合的心力衰竭时间预测电路，电路中包括多个部分预测器电路，其自适应地生

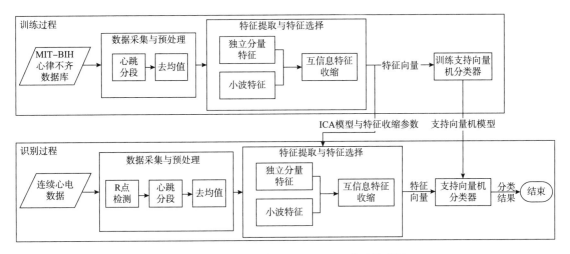

图 A - 17　专利申请 CN1951320 A 说明书附图

成对生理信号或使用生理信号生成的信号特征进行运算的动态计算模型，对来自动态计算模型的部分风险指数进行组合，生成合成风险指示符，其中动态计算模型包括基于规则的模型、决策树、回归模型、神经网络模型、随机森林、表决模型、模糊逻辑模型或支持向量机模型中的一个或其中的两个或两个以上组合。

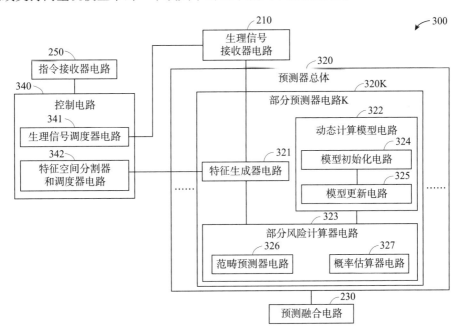

图 A - 18　专利申请 WO2015084563 A1 说明书附图

　　传统神经网络通常需要领域专家先进行特征设计和提取，然后将原始数据转换为合适的表示后再输入模型。一方面，特征工程由于依赖人工而耗时耗力，而且其质量还直接决定模型预测能力的上限；另一方面，这些算法均为浅层结构，对复杂任务的建模能力较弱。

（2）深度学习算法

自 2010 年以来，深度学习算法的发展给医学专家系统带来了一场革命。深度学习算法中最常使用的方法为卷积神经网络、循环神经网络和递归神经网络。相比于传统神经网络，深度学习算法可基于神经网络的多个非线性变换处理层自动学习特征表示，更加抽象高级的特征表示也使医学专家系统对复杂任务的处理能力更强。

例如，山东大学齐鲁医院于 2016 年提交的公开号为 CN105748063 A 的专利申请（图 A-19）提出了一种基于多导联和卷积神经网络的心律失常智能诊断方法，公开了使用心律失常类型标注多导联心电图数据训练 CNN 的通用框架，通过利用多导联心电图数据训练 CNN，提高了网络学习效率和心律失常自动诊断精度，可准确判断出待诊断心电信号的心律失常类型，作为确诊结果或供医生参考。

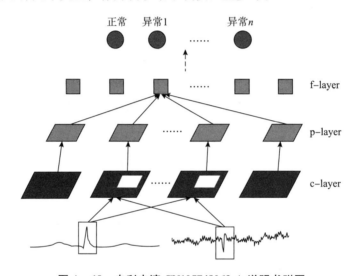

图 A-19 专利申请 CN105748063 A 说明书附图

又如，美国儿童医院医疗中心于 2021 年提交的公开号为 WO2021211787 A1 的专利申请（图 A-20）提出了一种深度学习框架，其使用具有短残差连接和长残差连接的卷积神经网络来准确地分割肝脏和脾脏，以从多参数 MRI 中提取它们的放射学和深度特征。该框架提供集成深度学习模型，以使用多参数 MRI 放射组学和深度特征、MRE 数据以及常规可用的临床数据的整合来量化活检来源的肝纤维化分期和百分比。

总的来说，神经网络模型的出现为医学专家系统提供了一种新的解决途径，特别是针对实际中难以建立数学模型的复杂系统，神经网络模型很好地解决了医学专家系统中知识获取的"瓶颈"问题，使医学专家系统具备了自学习能力。然而，神经网络医学专家系统也存在其固有的弱点：①系统性能受到所选择的训练样本集的限制，训练样本集选择不当，特别是在训练样本集很少的情况下，很难具有较好的归纳推理能力；②神经网络利用知识和表达知识的方式单一，通常的神经网络只能采用数值化的知识；③神经网络只能模拟人类感觉层次上的智能活动，在模拟人类复杂层次的思维方面还有不足之处。

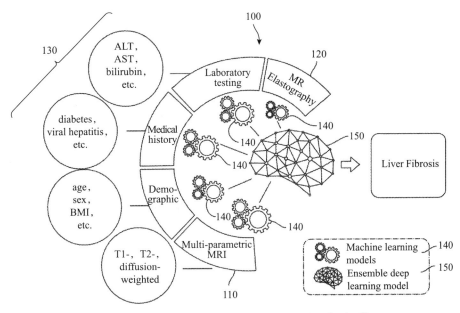

图 A – 20　专利申请 WO2021211787 A1 说明书附图❶

A.1.4　主要专利申请人及其专利布局

　　为了分析医学专家系统领域的主要竞争者，对该领域全球专利申请数据按主要申请人进行了统计。如图 A – 21 所示，排名前 3 位的分别是荷兰皇家飞利浦公司、德国西门子公司和美国通用电气公司，这也是全球知名的三大医疗设备巨头。IBM 公司作为在人工智能领域耕耘多年的企业，同样关注人工智能在医疗方面的应用，其专利申请量排第 4 位。而排名第 5 位～第 8 位的仍然是来自国外的大公司，这说明在医学专家系统领域，国外的大型医疗公司有着丰富的技术积累和明显的技术优势。

　　具体来看，荷兰皇家飞利浦公司的专利申请数量遥遥领先，其在涵盖基于规则、基于案例和基于神经网络模型的医学专家系统各发展阶段都布局了大量专利，并且涉及肿瘤、心房颤动、心律异常等多方面的智能诊疗。下面对荷兰皇家飞利浦公司在这三个不同技术分支中申请时间较早、同族或被引用次数较多的典型专利申请分别进行介绍。

　　荷兰皇家飞利浦公司于 2005 年提交的公开号为 CN101084511 A 的专利申请（图 A – 22）公开了一种基于规则的医学专家系统。该系统获得来自实际患者的各种类型损伤的多幅基础比较或训练图像，由一位或多位图像阅读专家检查，以创建第一数据库阵列组。使用一种或多种图像处理算法确定相同多幅基础比较或训练图像中每处

---

❶ diabetes：糖尿病；viral hepatitis：病毒性肝炎；age：年龄；sex：性别；BMI：身体质量指数；bilirubin：胆红素；Medical history：医疗历史；Demographic：人口统计；T1 -、T2 -、Diffusion - weighted：T1、T2 扩散加权；Laboratory testing：实验室测试；MR Elastography：磁共振弹性成像；Multi - parametric MRI：多参数核磁共振；Liver Fibrosis：肝纤维化；Machine learning models：机器学习模型；Ensemble deep learning model：集成深度学习模型。

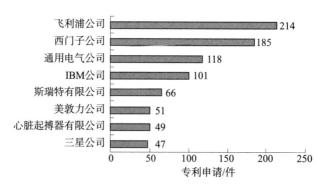

图 A-21 医学专家系统领域主要申请人排名

损伤的低等特征，以获取第二数据库阵列组；对第一和第二数据库阵列组进行组合，以创建训练数据库阵列组，将其输入发现/学习分类器的学习系统，分类器从低等特征的子组映射到第一数据库阵列组中的专家评估。

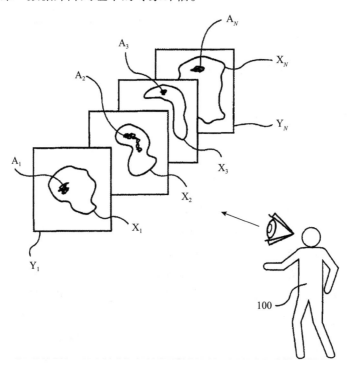

图 A-22 专利申请 CN101084511 A 说明书附图

　　荷兰皇家飞利浦公司于 2008 年提交的公开号为 CN101903883 A 的专利申请（图 A-23）公开了一种基于案例的医学专家系统，其提出在来自若干放射科医师输入的基础上训练基于病例的决策支持系统，以具有基线系统，然后系统为放射科医师提供选项来基于他/她的输入细化基线系统，输入直接细化用于相似性距离计算的特征权重或提供新的相似性基础事实集群，通过针对具有不同经验和/或看法的不同用户调整相似性基础事实，实现基于用户输入修改相似性距离计算。

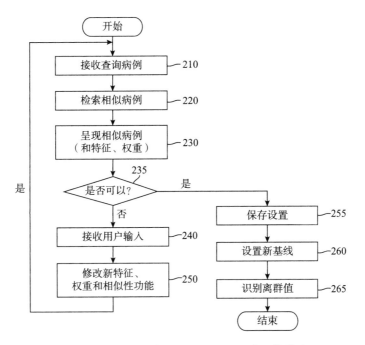

图 A – 23　专利申请 CN101903883 A 说明书附图

在基于神经网络模型的医学专家系统方面，荷兰皇家飞利浦公司于 2019 年提交的公开号为 US2021158526 A1 的专利申请（图 A – 24）公开了一种医学成像中的自动切片选择系统。该系统接收包括多个切片的三维医学图像数据的成像模态和解剖视图分类，使用成像模态和解剖视图分类从一组检测模块中选择异常检测模块，其中异常检测模块的至少一部分是卷积神经网络，使用异常检测模块将多个切片的至少一部分分类为正常或异常，如果多个切片中的预定数量被分类为异常，则根据预定选择准则从多个切片中选取一组选定切片。

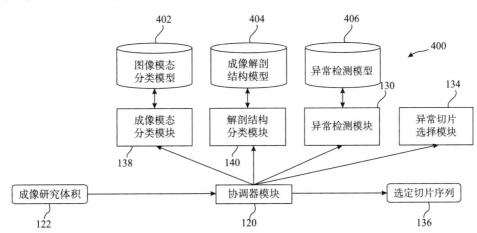

图 A – 24　专利申请 US2021158526 A1 说明书附图

　　国外申请人不仅存在像荷兰皇家飞利浦公司那样在医学专家系统的各种类型及各种疾病种类中进行全面专利布局的情况，还存在专门针对具体的疾病类型进行布局的情况。

　　例如，美国心脏起搏器股份公司是一家专门进行心脏起搏及心脏异常研究分析的公司，其在医学专家系统上的专利申请主要用于各种心脏异常情况的智能分析及诊断。该公司于 2005 年提交的公开号为 US2006281999 A1 的专利申请（图 A－25）公开了一种基于不规则性参数和/或复杂度参数对心律失常发作进行分类的心律失常检测和分类系统，通过不规则性参数指示心脏信号的周期长度不规则的程度，通过复杂度参数指示心脏信号的形态复杂的程度，使用不规则性参数和复杂度参数对检测到的心律失常发作进行分类。随后，美国心脏起搏器股份公司还申请了大量专门用于心脏异常情况分析的医学专家系统相关专利。

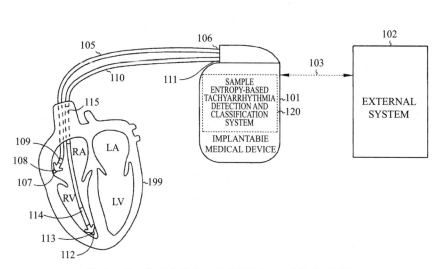

图 A－25　专利申请 US2006281999 A1 说明书附图❶

　　我国在医学专家系统领域的主要申请人多为高校和科研院所，申请人相对分散，排名前 3 位的分别为上海交通大学、中南大学、中国科学院深圳先进技术研究院。在我国涉及医学专家系统的专利申请中，早期专利申请主要针对中医与医学专家系统的结合应用进行探究，而近期的专利申请则主要涉及算法改进。

　　以上海交通大学为例，其在 2003 年提交的公开号为 CN1529489 A 的专利申请（图 A－26）公开了一种远程中医诊疗系统。该系统包括门诊端、专家端和调度端，各部分通过局域网或互联网相互连接，其中，门诊端作为服务器将会诊申请和相应的病

---

　　❶　SAMPLE ENTROPY－BASED TACHYARRHYTHMIA DETECTION AND CLASSIFICATION SYSTEM：基于样本熵的快速心律失常检测和分类系统；IMPLANTABIE MEDICAL DEVICE：植入式医疗器械；EXTERNAL SYSTEM：外部系统。

人信息发布出去，调度端和专家端作为客户端通过浏览器、智能脉相复现器、摄像头和麦克风等辅助设备与服务端（病人）进行交互。

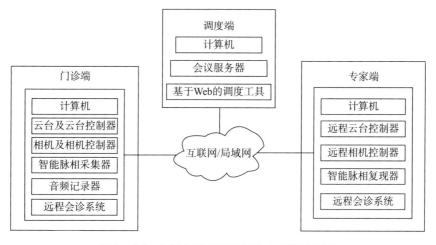

图 A－26　专利申请 CN1529489 A 说明书附图

上海交通大学于 2020 年提交的公开号为 CN111274998 A 的专利申请（图 A－27）则主要涉及对深度学习模型的改进。该申请公开了一种帕金森病手指敲击动作识别方法及系统、存储介质及终端，其方案包括如下步骤：获取包含帕金森患者手部敲击动作的视频数据；基于 OpenPose 算法获取视频数据中的手部骨架序列数据；基于手部骨架序列数据构建骨架序列特征；基于骨架序列特征构建多流细粒度骨架序列动作识别的深度学习模型；根据深度学习模型对识别手指敲击动作进行识别。

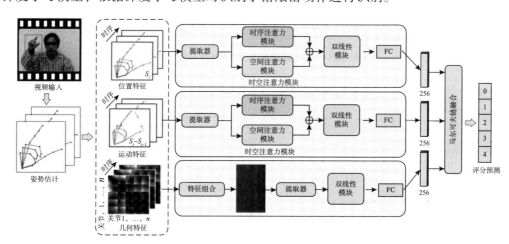

图 A－27　专利申请 CN111274998 A 说明书附图

综合分析可知，国外的医学专家系统在临床医疗诊断、医学影像分析及案例管理方面应用广泛，并且不同的公司针对不同的理念已经完成全方位的专利布局。相比之下，国内医学专家系统虽然已经应用于多个领域，如图像识别、健康管理、疾病预测、疾病辅助诊断等，但是申请人的专利布局相对还比较零散，尚未形成一个完备的整体。此外，国内的医学专家系统大部分着眼于具体的算法分析，这是目前我国医学专家系统亟待解决的问题。

A.2 智能监护

A.2.1 专利申请趋势及区域分布

图 A-28 所示为智能监护领域全球专利申请量趋势。与涉及医学专家系统的专利申请量类似，20 世纪 90 年代以前，相关专利申请量少且增速缓慢；90 年代中期后申请量呈现稳定上升趋势；2000 年后增长速度加快，尤其是 2010 年后，申请量呈指数上升。

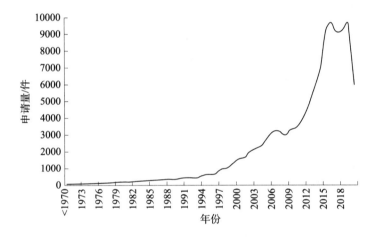

图 A-28 智能监护领域全球专利申请量趋势

图 A-29 所示为智能监护领域中国专利申请量趋势。虽然在 1985 年我国《专利

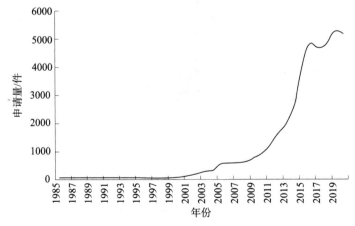

图 A-29 智能监护领域中国专利申请量趋势

法》实施伊始就有相关专利申请在国内提出，但中国范围内涉及智能监护的专利申请在 2000 年以前非常少。进入 21 世纪，与涉及医学专家系统的专利申请量类似，随着我国加入世界贸易组织，以及医疗科技与互联网技术的快速发展，中国范围内涉及智能监护的专利申请量呈现稳定发展态势；尤其是 2010 年后，专利申请量飞速发展，与全球范围内涉及智能监护的专利申请量在 2010 年后的增长呈现基本相同的趋势。

图 A - 30 所示为智能监护领域主要国家或地区专利申请占比情况。可以看出，美国、中国、欧洲专利局、日本位居申请量前 4 位；有 12.8% 的申请以国际申请方式提出。在智能监护领域，中国与美国的申请量接近并呈赶超趋势。

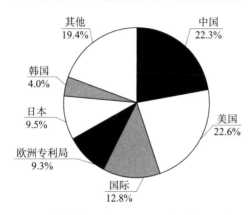

图 A - 30　智能监护领域主要国家或地区专利申请占比情况

A.2.2　技术主题分析

由于智能监护系统的技术架构主要包括智能监测设备、通信系统和监护中心三部分，因此从智能监测设备、通信系统和监护中心三个方面简单介绍每类技术的基本概念、研究重点及典型专利申请。其中，案例选取的主要原则：申请时间较早的源头专利申请，不同技术分支下重点申请人的代表性专利申请，或涉及新技术的代表性专利申请。

1. 智能监测设备

智能监测设备是智能监护的信息采集前端，主要利用生理传感器采集人体信号，经过信号处理来完成健康预警和病情的监控功能。监测设备种类繁多，便携式、可穿戴生理监测技术以及智能可穿戴服装技术都在不断发展。

在心率监测方面，Driscoll J. E. 于 1980 年提交的公开号为 GB2070775 A 的专利申请（图 A - 31）是较早涉及心率监测的专利申请。该申请公开了在腕带内表面上设置与佩戴者的脉搏点接触的一对接触垫或压敏传感器，进行脉搏跳动检测并提供可见读数的显示器，实现远程心率监测。

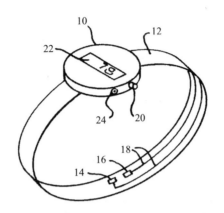

图 A-31　专利申请 GB2070775 A 说明书附图

在血糖监测方面，较早的是美国美敦力公司于 1982 年提交的公开号为 US4457748 A 的专利申请，其公开了一种腕带式血糖仪，采用反离子渗透的方式来刺激皮肤内的葡萄糖分子分解后与化学物质反应产生电流，进而测量血糖。美国强生公司于 2004 年提交的公开号为 US2004087671 A1 的专利申请正是大名鼎鼎的无创血糖手表（Gluco-Watch）的原型，其同样采用反离子渗透的生物化学技术，在当时获得了美国食品药品监督管理局的认证并上市。

在具体应用方面，加拿大 RKR 公司于 1990 年提交的公开号为 US5107855 A 的专利申请（图 A-32）应用胸带等缠绕在患者身上，在睡眠期间检测人体呼吸模式，并在分析出不存在呼吸运动时发出警报。这是能够检索到的较早提出对睡眠进行监测的专利申请。

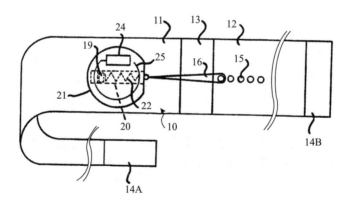

图 A-32　专利申请 US5107855 A 说明书附图

在运动监测方面，荷兰皇家飞利浦公司作为智能监护领域的重点申请人，于 1998 年提交的公开号为 CN1256752 A 的专利申请公开了用于测量锻炼活动中的效能的方法和系统，以及用于该系统中的运动鞋，在鞋上设置传感器单元，监测运动信息及心率等生理参数，并将数据无线发送至手腕部的显示单元。

荷兰皇家飞利浦公司的专利申请还涉及胎心监测，例如，其于 2007 年提交的公开号为 CN101790346 A 的专利申请（图 A－33）公开了应用便携式超声换能器监测胎儿心率，并无线传输到胎儿监测仪进行胎儿和母亲心率分析的设备。

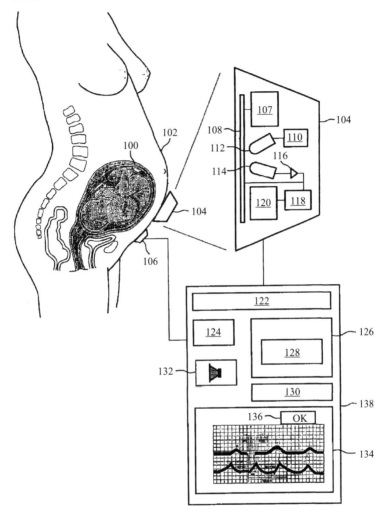

图 A－33　专利申请 CN101790346 A 说明书附图

自 20 世纪 60 年代美国麻省理工学院媒体实验室提出可穿戴技术之后，随着传感器技术的精密化、微型化发展和智能设备的不断发展革新，便携式可穿戴设备变得更紧凑，能够进行更多生理参数的检测，并且越来越多的电子设备可用于生理监测。

例如，美国艾立夫公司于 2014 年提交的公开号为 US2015186609 A1 的专利申请（图 A－34）公开了在一个腕带上集成皮肤电阻抗 GSR、肌电 EMG 等生理参数传感器以及温度、湿度等环境参数传感器，同时实现多生理参数的检测并可进行 GPS 定位。

华为公司于 2017 年提交的公开号为 CN110022763 A 的专利申请（图 A－35）公开了可拆卸的带气囊的腕带，腕带与终端设备可拆卸连接，并可与移动设备无线连接，通过在腕带内设置气囊来实现便携式血压测量。该专利申请技术也是在血压监测方面较为先进的技术之一。

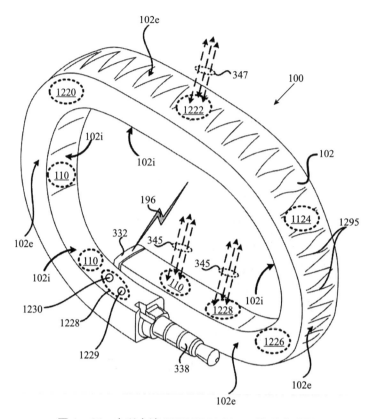

图 A-34　专利申请 US2015186609 A1 说明书附图

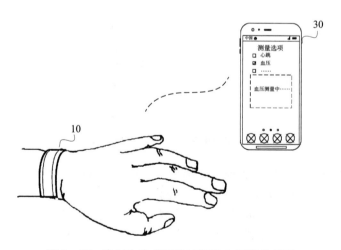

图 A-35　专利申请 CN110022763 A 说明书附图

　　除了额外佩戴的智能监测设备，将传感器整合在衣服中，无须让用户携带或佩戴额外感测设备即可完成无干扰、多方位的检测的智能可穿戴服装技术也在不断发展。

　　例如，美国佐治亚科技研究公司于 1998 年提交的公开号为 CN1274270 A 的专利申请较早提出了用编织的或针织的织物这种新形式的定制信息处理设备以"适应"穿衣人，在织物内选择、插入（或去除）芯片/传感器，从而产生可穿用的、可活动的、柔性的信息结构，用以远程监视人体生命信息，如心率、EKG、脉搏、呼吸速率、体温、声音、过敏性反应，以及织物的穿透性。

随后，美国沙诺夫公司于 2002 年提交的公开号为 CN1649539 A 的专利申请（图 A－36）则公开了采用金属、聚合物等导电纱线和绝缘纱线编织成的织物传感器，可将织物裁剪成任何想要的长度，且每一长度均可通过标准化的界面加以连接。

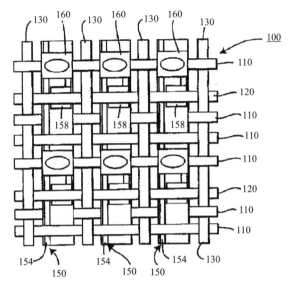

图 A－36　专利申请 CN1649539 A 说明书附图

美国立芙公司于 2014 年提交的公开号为 CN106413547 A 的专利申请（图 A－37）应用在压缩衣服上的印刷导电油墨形成的传感器制成生理参数监控衣服，衣服配置成允许使用被直接印刷到衣服上并由导电迹线连接到衣服的界面区的导电油墨传感器来鲁棒地感测一个或多个生理参数，界面区可连接到如配置测量、存储、处理和/或传输所记录的参数的微处理器的分析单元，可以用于鲁棒地感测和舒适地穿戴。

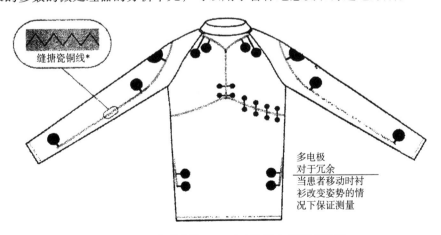

图 A－37　专利申请 CN106413547 A 说明书附图

北京师范大学于 2021 年提交的公开号为 CN113425864 A 的专利申请（图 A-38）公开了一种柔性透气的 MXene 基生物质表皮电极及其制备方法和应用，选用新型的纳米导电材料 MXene，以能源草为起始原料，经过处理得到多孔的纤维素骨架，然后负载MXene 纳米片，制备得到柔性透气 MXene 电生理电极贴。制备得到的柔性可穿戴MXene 基生物质电极具有良好的导电性和透气性，可以实现人体皮肤表面电生理信号的采集，避免长时间佩戴过程中因不透气而给皮肤带来的伤害。

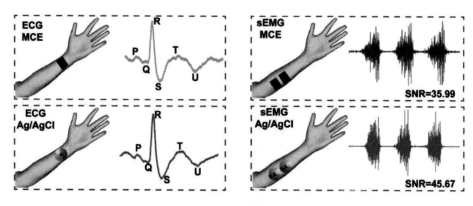

图 A-38　专利申请 CN113425864 A 说明书附图

2. 通信系统

智能监护系统的构建依托于通信网络，通信系统是智能监护系统中必不可少的关键环节，海量医疗健康数据的可靠传输是实现智能监护的基础，因而智能监护系统的水平在很大程度上取决于通信网络的技术发展水平。

早期的智能监护系统应用有线电话网络进行数据传输。随着 GSM、2G、3G、4G等移动通信网络的发展，以及射频、蓝牙、红外、NFC 等近场通信技术和 Wi-Fi、互联网等网络技术的发展，智能监护系统的数据传输方式也在不断更新。而 5G 技术由于具有更快（低时延 1ms）、更宽（高宽带 10Gb/s）、更广（万物互联百万级）、MEC（移动边缘计算）、网络切片（差异化业务需求）、高精定位（亚米级）六大特点，正在对构建无线化、远程化、智能化的智能监护系统进行赋能，进一步提升了监护效率，改善了监护效果，有效缓解了传统智能监护系统信号传输高延时、易出错的问题。❶

美国 Monitron 公司于 1971 年提交的公开号为 US3872455 A 的专利申请是较早提出的涉及智能监护系统通信网络的专利申请，其应用射频发射器进行生理传感器的信号传输。2013 年提交的公开号为 US2013146659 A1 的专利申请（图 A-39）则公开了一些较为先进的通信方式，该智能监护系统设置的通信电路包括蓝牙模块和 Wi-Fi 模块，通信接口包括 USB 口、并口、红外收发口和射频收发口，可穿戴个人数字设备具有LTE、IMS、UMTS、4G、5G 和 6G 标准。

---

❶ 王小平，张定发. 5G 技术在智慧医疗领域的应用场景研究［J］. 现代临床医学，2020，46（1）：62-64.

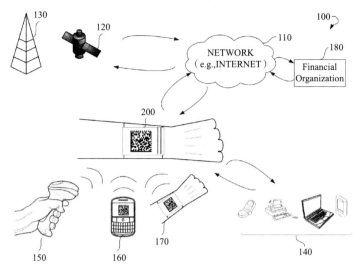

图 A - 39　专利申请 US2013146659 A1 说明书附图❶

　　除了通信网络的构建，数据传输协议也是智能监护系统在通信技术方面的改进方向。例如，上海交通大学于 2008 年提交的公开号为 CN101345535 A 的专利申请（图 A - 40），其中无线体域网基于频谱感知技术，通过对信道变化的估计来控制每次频谱检测可完成的数据传输次数，既保证了无线体域网内所有感知节点作为无线频谱中次要用户数据的有效传输，又通过控制所有节点的传输次数避免了与无线频谱中的主要用户数据发生传输冲突。

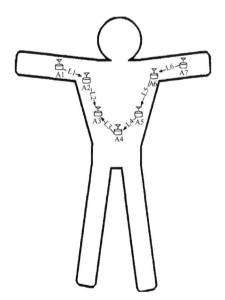

图 A - 40　专利申请 CN101345535 A 说明书附图

---

❶　NETWORK（e. g.，INTERNET）：网络（例如，因特网）；Financial Organization：金融组织。

此外，随着多参数生理监测技术的发展，体域网也逐渐得到了发展，部署在人体内的传感器节点及协调器共同构成无线网络。在涉及智能监护系统的专利申请中，关于体域网的信息传输方式和/或资源分配方式也有较多申请。

例如，中国台湾大学于 2008 年提交的公开号为 US2009240131 A1 的专利申请（图 A－41）利用生物医学芯片贴附于人体体表的被测部位，采集病人相应部位的生物医学参数信号，信号由生物医学芯片发送至 IBC 模块并传输到外部装置。

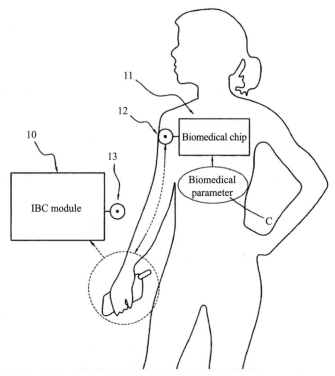

图 A－41　专利申请 US2009240131 A1 说明书附图❶

传感器自身天线的改进也是信息通信的一个方面。例如，韩国三星公司于 2019 年提交的公开号为 CN111430877 A 的专利申请（图 A－42）提出了使用可伸缩天线的传感器系统，传感器系统可附接到皮肤上，并且包括具有改善佩戴舒适性的可伸缩标签，标签具有天线，天线体积小且不需要单独的电池，标签可以在伸缩状态和非伸缩状态工作。

3. 监护中心

智能监护数据的自动化、智能化分析是衡量智能监护系统"智慧"水平的重要依据。生理数据的自动分析从最初简单的基于阈值的比较和报警提醒逐渐趋于智能化。

例如，S. J. M. Garcia 于 1987 年提交的公开号为 DE3833617 A1 的专利申请较早提出了一种人工智能系统，将多种无创测量传感器应用于患处，以集成形式分析接收到

---

❶ Biomedical chip：生物医学芯片；Biomedical parameter：生物医学参数；IBC module：IBC 模块。

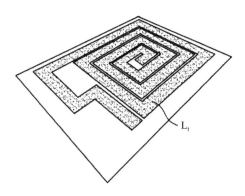

图 A – 42　专利申请 CN111430877 A 说明书附图

的信息，从而允许建立诊断或可能的诊断。美国韦恩州立大学于 1988 年提交的公开号为 EP0329356 A2 的专利申请提出了应用分类器神经网络基于特征与正常组和患者组的最佳匹配输出患病状态的结果。

　　近年来，人工智能技术在智能监护领域的应用发展迅速，为多种疾病的诊断、慢性病的监测与管理提供了更为高效的技术手段。从早期的 BP 神经网络到深度学习等更智能的人工智能算法，已经被提出并应用于生理数据分析和/或疾病诊断的各个方面。

　　例如，荷兰皇家飞利浦公司于 2017 年提交的公开号为 CN109843179 A 的专利申请提出了基于特征方法与深度学习方法的组合来区分正常心音与异常心音，将基于特征的分类器应用于心音图（PCG）信号，以获得由 PCG 信号表示的心音的基于特征的异常分类，并且将深度学习分类器也应用于 PCC 信号，以获得由 PCG 信号表示的心音的深度学习异常分类，将最终决策联合分析器应用于由 PCG 信号表示的所述心音的基于特征的异常分类和深度学习异常分类，以确定 PCG 信号的最终异常分类决策。清华大学于 2019 年提交的公开号为 CN110674726 A 的专利申请涉及基于目标检测与迁移学习进行皮肤病辅助诊断，采集皮肤图像信息，并对采集到的皮肤图像进行标注及预处理，获取对应的图像数据集；将图像数据集输入智能诊断模型的特征提取网络中，获取与图像数据集中图像对应的特征图像；将特征图像输入智能诊断模型的区域候选网络中，基于区域候选网络确定特征图像的候选区域；将特征图像和候选区域共同输入智能诊断模型的池化层，提取候选区域特征图；基于候选区域特征图，通过智能诊断模型的全连接层输出候选区域的皮肤病类别及概率。

　　此外，云服务器分布式存储和计算方式也为应用大数据进行生理数据的自动分析创造了有利条件。由终端采集的海量用户生理数据可以上传到云平台进行处理分析和辅助诊断，可以为用户提供长时间、多方位的智能监护服务。

　　例如，韩国三星公司于 2018 年提交的公开号为 CN112740336 A 的专利申请（图 A – 43）提出了在物联网中进行基于人工智能的辅助健康感测的方法。通过云服务器与生理监测设备通信，应用 AI 模型实现患者健康状况的初步评估，并给出评估报告供医生进一步诊断。其方案包括由第一电子设备使用至少一个 AI 模型基于用户的当前健康状况来确定要测量的用户的至少一个生命参数，并由第一电子设备使用至少一个 AI 模型从多个电子设备中识别至少一个第二电子设备，以测量用户的至少一个生命参数，且第一电子设备可自动发起与用户的会话；AI 模型与服务器通信以处理用户的生理参数，患者与 AI 模型共享健康状况；AI 模型准备好在进行咨询之前将与医生共享的评估报告，评估报告总结了实时健康参数、用户当前的问题和用户的过敏信息等。

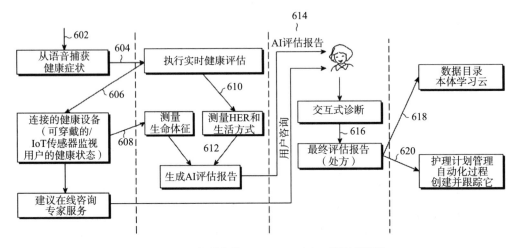

图 A–43　专利申请 CN112740336 A 说明书附图

济南浪潮高新科技投资发展有限公司于 2020 年提交的公开号为 CN111554398 A 的专利申请利用 5G 网络将现场采集到的视频、图片及文字信息发送给医院急救中心的医疗服务器，医疗服务器结合 AI 算法技术分析视频、图片及文字信息后，对病患进行生命体征的等级评估，方便急救中心的医护人员根据患者的具体情况提前做好抢救准备。

总体而言，智能监护技术的发展依托于传感器数据的采集、传输、处理、反馈相关技术的发展革新。目前，应用手机进行心率、脉搏等日常生理监测，应用可穿戴手环进行运动健康监测等方法已经广泛进入人们的生活中，医院场景中通过射频识别等方式进行患者的定位及监护也已经被普遍应用，而要充分发挥智能监护的医疗保健作用，需要智能监测设备、通信系统、监护中心这三个方面的技术齐头并进，只有这样才能更好地完善智能健康监护体系，真正将其应用于解决临床实际问题，呵护人类健康。

A. 2. 3　主要专利申请人及其专利布局

智能监护领域涉及的技术分支较多且分散，专利申请人数量也非常多，行业内普遍认可的国内外医疗器械龙头企业和近年来发展较快的国内互联网或电子产品服务公司都是智能监护领域的重点关注对象，这些企业在智能监护领域的专利申请数量也相对较大。鉴于篇幅考虑，主要简单介绍在智能监护领域专利申请量排名前 2 位的国外申请人的专利布局情况，以及国内主要申请人的专利布局情况。

1. *荷兰皇家飞利浦公司*

荷兰皇家飞利浦公司在智能监护领域布局了大量专利，涉及传感器检测技术、数据传输技术以及智能数据分析和诊断技术等。

在传感器检测技术方面，1998 年荷兰皇家飞利浦公司提交的公开号为 CN1256752 A 的专利申请提出了用于测量锻炼活动中的效能的方法和系统以及用于该系统中的运动鞋，实现运动监测。2008 年起，该公司开始布局与非接触生理参数监测技术相关的专利申请，例如，公开号为 CN102014745 A 的专利申请涉及通过向患者发射电磁信号，相移反射电磁信号并转换经相移的反射电磁信号，从而确定患者从呼气到吸气的改变。2014 年，该公司又提出与非侵扰的生命信号测量技术相关的专利布局，技术内容包括在公开号为 CN104768452 A、CN105142516 A、CN105101875 A 等系列专利申请文件中，其原理是对人体发射不同波长的光，通过接收被充分照射的感兴趣区域反射的光所获得的图像数据而监测人体的心率、血氧等生命体征信息。2019 年，公开号为 CN112367904 A 的专利申请公开了可穿戴皮肤贴片，应用柔性电路板并进行结构和工艺上的改进，实现生理检测装置可靠性的改善。

在数据传输方面，荷兰皇家飞利浦公司更注重通过医院网络架构进行可靠性数据传输的解决方案和体域网架构及数据协议、传输控制技术。例如，2004 年提交的公开号为 CN1771003A 的专利申请提出了将医用传感器可靠地和可控地分配给网络。伴随着可穿戴、多参数生理监测技术的发展，荷兰皇家飞利浦公司在医学体域网的搭建和改进方面提出了多项技术，例如，2009 年提交的公开号为 CN102119576 A 的专利申请中提出了对体域网的数据传输控制进行改进。

计算机技术的发展使数据分析和处理技术手段日益更新，对于病程的长期监控乃至给出趋势评估和诊断结果也逐渐受到荷兰皇家飞利浦公司的关注。例如，该公司于 2012 年提交的公开号为 CN104838382 A 的专利申请公开了一种用于对数据收集的频率和针对恶化检测算法的阈值进行优化的系统及方法；2017 年提交的公开号为 CN109843179 A 的专利申请公开了基于特征方法与深度学习方法的组合来区分正常心音与异常心音的方法。

从荷兰皇家飞利浦公司的上述专利布局来看，虽然其在传感器技术、数据传输技术以及智能数据分析和诊断技术三个技术分支的专利申请起步早晚有差别，但其在三个技术分支的申请量均呈现持续发展态势，这是与该公司多年来致力于研发并提供全面医疗保障解决方案的决策分不开的。

2. 美国通用电气公司

美国通用电气公司医疗产品市场占有率可以与荷兰皇家飞利浦公司媲美，但前者在智能监护领域的专利申请量与后者相差许多，其专利布局主要涉及远程监控技术以及患者评估和预防管理技术。

从 2003 年起，美国通用电气公司提交了多个涉及远程监护技术的专利申请，如 CN101032402 A、CN102346807 A 和 CN101866535 A，系统将传感器设置在患者身上或者住所中，获得被监测者的活动数据，远程监控中心监视住户生理参数、移动能力等的长期变化，通过量化这种变化来评估住户的健康情况，并在出现明显异常时触发警报信息。近年来，美国通用电气公司的专利申请也涉及临床诊断和预防护理等多个新方向。例如，该公司 2010 年提交的公开号为 CN102750430 A 的专利申请提出了"临床研究云"的概念，使得智能监护系统成为集监测、数据分析和诊断为一体的真正的医学诊疗平台。其于 2017 年提交的公开号为 CN110114834 A 的专利申请公开了用于医疗程序的深度学习医疗系统和方法，诊断引擎基于群体患者的大数据来识别一个或多个图像中的一个或多个模式以向用户建议患者的诊断信息。2018 年提交的公开号为 CN111655140 A 的专利申请公开了从患者或患者组获得并分析 ECG 数据的方法，从患者采集 ECG 数据并上传至云服务器，构建大数据进行健康分析和提供医疗服务。2021 年提交的公开号为 CN113349819 A 的专利申请则公开了用于检测医学图像中的异常的方法和系统，可在扫描期间向超声成像系统的操作者警示患者异常，从而使该操作者能够进一步评估该潜在异常。

总体而言，自"临床研究云"概念被提出后，美国通用电气公司更注重临床诊断和健康评估，基于云建构的大数据收集处理和自动诊断分析将是一个重点研究方面。

3. 国内企业

中国企业在智能监护领域的专利申请总量不少，但申请人相对分散，传统的医疗设备公司以及近年来发展迅速的互联网、电子设备及相关产品服务公司都在智能监护领域有较多专利申请。

传统医疗设备公司的相关专利申请更多涉及智能数据分析和诊断技术。例如，迈瑞公司于 2013 年提交的公开号为 CN104546010 A 的专利申请通过对心电参数的分析检测心律失常是否发生，并在心律失常发生时自动触发超声心动图的检测。理邦公司于 2018 年提交的公开号为 CN111096736 A 的专利申请公开了基于主动学习的心电图分类方法，利用主动学习，通过查询主动地选择包含信息量大的未标注心电图并交由临床专家进行标注，并将标注后的心电图样本添加至用以存储已标注心电图样本的标注数据库中；根据扩充后的标注数据库进行模型训练，得到心电图分类模型。

相比于传统医疗设备公司大多布局在单一专利技术分支，近年来，互联网、电子设备及相关产品服务公司在智能监护领域的专利布局更为全面。

华为公司的专利申请多与传感器检测技术和数据传输技术相关。例如，该公司于 2003 年提交的公开号为 CN1549652 A 的专利申请提出了将具备人体生理检测功能的传感器连接到移动终端进行远程监控监测；2017 年提交的公开号为 CN110022763 A 的专利申请提出了基于便携式腕带的血压检测装置；2020 年提交的公开号为 CN113558598 A 的专利申请提出了设置阻抗测量组件和除湿组件的便携式人体成分检测装置。

京东方公司的专利申请主要涉及传感器检测技术及智能数据分析和诊断技术，例如，其于 2015 年提交的公开号为 CN105161011 A 的专利申请提出了对传感器设计和工艺的改进，应用电致发光材料作为光源发射入人体并应用光电传感器进行接收，监测人体血流变化进而检测心率；2021 年提交的公开号为 CN113080988 A 的专利申请提出了基于注意力机制的 12 导联心电图整体分类方法，获取 12 导联心电图的原始图像并进行切分，对切分后的波形数据进行深度特征提取，实现 12 导联心电图的整体分类。

此外，也有一些公司的专利申请布局在智能监护系统的应用场景。例如，小米公司于 2015 年提交的公开号为 CN105029770 A 的专利申请提出了应用具有流量传感器的智能口罩进行呼吸监测；小天才公司于 2015 年提交的公开号为 CN105380655 A 的专利申请涉及应用移动终端进行用户情绪检测和预警等。

对比国内外的申请人可以看出，国外公司起步早、布局全面，专利技术涵盖智能监护的各个技术分支；而国内公司虽然近些年踊跃投入智能监护相关技术的研发中，但是每家公司的专利布局仍有短板，还没有一家公司能够实现智能监护全技术分支的专利布局。

A.2.4　市场动态

智能监护领域涉及的技术分支多、专利申请量大，具有较大的市场和较好的应用前景。下面分别对与智能监护相关的企业收购、新产品、专利诉讼几个方面作示例介绍。

1. 企业收购

2021 年 2 月，荷兰皇家飞利浦公司宣布完成对美国健康服务公司 BioTelemetry 的收购，拓展其可穿戴心脏监测器业务。❶ 2021 年 11 月，该公司宣布签署协议收购 Cardiologs 公司。Cardiologs 公司是一家总部位于法国的医疗技术公司，自 2014 年成立以来，一直专注于创建利用机器学习的力量来帮助临床医生更好地管理心律失常患者的解决方案，其心电分析软件等产品已获得 CE 标志和 FDA 批准，用于检测心律失常，其中 Cardiologs Holter 平台是世界上第一个由深度学习技术提供支持的医疗设备，拥有 CE 标志，也是首批获得 FDA 批准的设备之一。Cardiologs 公司已经建立了一个包含超过 2000 万个心脏记录的数据库，其创新的软件技术、心电图分析和报告服务将进一步加强荷兰皇家飞利浦公司的心脏监测和诊断产品，增加并优化该公司的心脏护理解决方案组合。

2. 新产品

研究表明，仅仅检测血糖无法全面反映糖尿病人的病情，一些血液生化参数对糖尿病的发现和控制，特别是对早期发现和晚期控制具有重要意义。高血酮和高尿酸是糖尿病的两大"帮凶"，对血酮和尿酸这两项指标的检测可帮助预防两大凶险的糖尿病并发症。2021 年 11 月，杭州微策生物技术股份有限公司全新推出微策 4G 血糖血酮尿酸分析仪，一机多用，可检测血糖、血酮、尿酸三个项目，全面满足用户的检测需求。❷ 该分析仪不仅能够实现一机三测，还采用先进的物联网技术——4G Cat.1 技术。Cat.1 全称 LTE UE - Category，可以理解为 4G，其传输速率快，兼具移动性与语音通话功能，且网络分布更广。Cat.1 可无缝接入现有 3G/4G 网络，拥有与 Cat.4 相同的毫秒

---

❶ 器械之家. 行业观察：继 179 亿收购后！飞利浦布局生态再次出手［EB/OL］.（2021 - 11 - 12）. https：//mp. weixin. qq. com/s/PzAh4imYxJNdGbf9WD81jA.

❷ 器械之家. 5 亿市场人群！新上市神器一网打尽糖尿病两大帮凶［EB/OL］.（2021 - 11 - 18）. https：//mp. weixin. qq. com/s？biz = Mzg3NTczNDg0Mw = = &mid = 2247572831&idx = 1&sn = 7395c994541ec38834602976def 48470&source =41#wechat_redirece.

级传输时延，支持 100km/h 以上的移动速度。4G Cat. 1 相较于 NB–IoT 通信能力更优，相较于 Cat. M 网络更成熟，相较于 Cat. 4 成本更低。

2021 年 12 月，华为公司在其举办的冬季产品发布会上正式推出腕部心电血压记录仪——华为 WATCH D，这款产品通过了国家药品监督管理局二类医疗器械注册，意味着华为 WATCH D 正式成为一款医疗器械。❶ 华为 WATCH D 叠加微型气泵、气囊等结构，将血压测量技术融入手表；内置 ECG 高性能传感器模组，支持心电信号采集，能够即时生成心电图报告。

3. 专利诉讼

随着可穿戴技术和电子技术的发展，以及人们对日常健康监护的关注度的提高，智能手环市场发展迅速，并且越来越多的智能手环集成了脉搏、心率等健康监测功能，这同时也带来了一些专利纠纷。

2020 年 9 月，美国远程医疗（Teladoc）公司指控美国 Amwell 公司侵犯其远程医疗技术专利。美国 Amwell 公司的数字监测设备、数字听诊器以及几款远程医疗查房车等设备通常是安装了远程摄像头和屏幕的、带轮子的可移动设备，❷ 远程医生可以通过这些远程设备系统与现场医生和患者进行音视频交流或进行虚拟体检等。美国远程医疗公司指控美国 Amwell 公司的一种或多种远程医疗产品直接或间接侵犯了其早些时候并购的 InTouch 公司的技术专利和产品设计专利（现已归属美国远程医疗公司），要求 Amwell 公司停止使用和销售其独有技术专利的远程医疗产品。

2020 年 12 月，美国 AliveCor 公司对美国苹果公司提起诉讼，指控 Apple Watch 产品的心电图功能侵犯了其三项专利。❸ 美国 AliveCor 公司向美国得克萨斯州西区地方法院提起诉讼，称 Apple Watch Series 4 及以后版本的产品心电图功能侵犯了其与使用可穿戴传感器改进心脏监测技术相关的知识产权。根据诉讼，美国 AliveCor 公司的美国授权专利 US10595731 B2、US10638941 B2 和 US9572499 B2 "解释了心律失常诊断的技术状态，已知诊断技术和诊断设备的局限性，以及发明人改进诊断技术和设备的必要性"。这三项授权专利都集中在监测心律失常或不规则的心跳，包括使用可穿戴设备的数据来帮助诊断病情。美国 AliveCor 公司声称，美国苹果公司对这三项专利都知情，美国苹果公司通过其 Apple Watch 产品线，包括诉讼中特别提到的 Apple Watch Series 5，故意侵犯并继续故意侵犯这些授权专利。

---

❶ 医械知识产权. 调研：从专利和商标角度看华为医疗器械［EB/OL］. （2022 – 01 – 07）. https：// mp. weixin. qq. com/s/U8iqV2iIDDiLcQAdA6dP3Q.

❷ 全球医生组织北京代表处. 观点：Teladoc 指控 Amwell 侵犯远程医疗技术专利［EB/OL］. （2020 – 09 – 22）. https：//www. 163. com/dy/article/FN5P5HN005149U3U. html.

❸ cnBeta. 医疗设备公司 AliveCor 起诉苹果侵犯其心电图专利［EB/OL］. （2020 – 12 – 08）. https：//baijia-hao. baidu. com/s？id =1685478019730535861&wfr = spider&for = pc.

A. 3　电子内窥镜[❶]

A. 3. 1　专利申请趋势及区域分布

医学内窥镜是一种经人体的天然孔道或手术做的小切口进入人体内的医学影像仪器，使用时将内窥镜导入预检查的器官，可直接窥视有关部位的变化，帮助医生进行疾病诊断或取病灶活检进行病理诊断。从类别看，医学内窥镜包括胃镜、肠镜、喉镜、食道镜、腹腔镜、胸腔镜、胆道镜、膀胱镜、输尿管镜、肾镜、宫腔镜、血管内腔镜、关节腔镜等；从功能看，医学内窥镜可帮助医生筛查、诊断疾病，还可辅助医生进行微创手术。医学内窥镜自发明至今已有 200 多年历史，其发展经历了硬式内窥镜、半可屈式内窥镜、纤维内窥镜和电子内窥镜四个阶段。其中，电子内窥镜是一种可插入人体体腔和脏器内腔进行直接观察、诊断、治疗的集光、机、电等技术于一体的医用电子光学仪器。

图 A – 44 所示为电子内窥镜领域全球专利申请量趋势。可以看出，与医学专家系统、智能监护等热点应用领域不同，20 世纪 90 年代以前，电子内窥镜相关专利申请量一直处于缓慢上升状态；90 年代中期后，专利申请量开始快速上升；进入 21 世纪以后，专利申请量增速进一步加快，但并未出现过阶跃式上升状态。

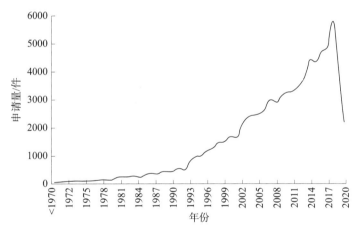

图 A – 44　电子内窥镜领域全球专利申请量趋势

图 A – 45 所示为电子内窥镜领域中国专利申请量趋势。与医学专家系统、智能监护等热点应用领域相似，中国电子内窥镜领域的专利申请布局起步较晚，2000 年以前专利申请量较少且变化不大；2000 年以后，专利申请量开始呈指数上升趋势，特别是近十年的专利申请量占到总申请量的 75% 以上。

---

❶　本节案例选取规则：申请时间较早的专利申请、同族较多或被引用次数较多的重点专利申请。

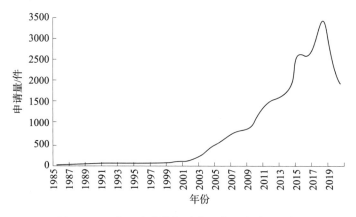

图 A-45　电子内窥镜领域中国专利申请量趋势

图 A-46 所示为电子内窥镜领域主要国家或地区专利申请占比情况。可以看出，电子内窥镜领域的专利申请分布呈现高度集中的状态，但与医学专家系统、智能监护等热点应用领域不同，由于日本在成像领域的技术始终处于世界领先水平，其在电子内窥镜领域的专利申请量位居世界第一，紧随其后的三个国家或地区分别为中国、美国和欧洲专利局，并且这四个国家或地区的专利申请量占到全球申请量的80% 左右，处于绝对优势。此外，有近 14% 的申请以国际申请方式提出，以期进入多国国家阶段。

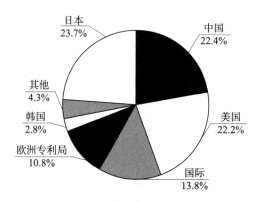

图 A-46　电子内窥镜领域主要国家或地区专利申请占比情况

A.3.2　技术主题分析

1983 年，美国伟伦公司研究和生产出利用电荷耦合器件取代光学镜头的内窥镜图像传输系统，自此内窥镜技术从传统的依赖光导纤维的光学成像时代进入电子内窥镜时代。❶ 随着技术的不断进步，电子内窥镜采集的图像愈加高清，并分别与超声技术、

---

❶ 张雯雯，周正东，管绍林，等. 电子内窥镜的研究现状及发展趋势［J］. 中国医疗设备，2017，32（1）：93-98.

共聚焦显微镜技术、分子影像技术、光学相干扫描技术、无线通信技术等相结合，发展出超声内窥镜、共聚焦内窥镜、分子影像内窥镜、光学相干成像内窥镜和胶囊内窥镜等新产品。❶

1. 超声内窥镜

超声内窥镜将超声探头通过电子内镜的活检通道送入体内，探头上的超声换能器发射和接收超声波，经图像处理系统转化为可识别的图像。❷ 超声内窥镜图像能够反映器官的断层结构剖面，而不仅限于器官的外部视觉图像。代表性专利有美国美帝诺公司于 1997 年提交的公开号为 US5924990 A 的专利申请，提出了一种用于血管内的超声成像方法和装置，将包含了超声设备的导管引入身体管腔中，在通过身体管腔移动时发射超声信号并检测反射的超声信号，利用检测到的超声信号生成一系列图像，该反射的超声信号包含与体腔有关的信息。

从全球范围来看，超声内窥镜的专利申请量从 20 世纪 90 年代后期开始上涨，2010 年后申请量有所波动，但总量相对比较平稳。全球主要申请人有日本的奥林巴斯、富士、东芝、宾得以及荷兰皇家飞利浦、瑞士豪雅等公司。超声内窥镜的申请人多为日本公司，其中仅日本奥林巴斯公司的申请量就占全部申请量的近 1/3。从中国范围来看，专利申请量较多的国内申请人是广州宝胆医疗器械科技有限公司和中国科学院深圳先进技术研究院。

国外的超声内窥镜技术已经比较成熟，特别是日本的奥林巴斯公司和富士公司已经生产出不同类型的超声内窥镜，且已经广泛应用于临床。近年来，超声内窥镜领域的专利申请方向多是探头优化和图像处理技术的结合，提高图像的分辨率和半自动诊断水平，以及提高诊断的正确率。例如，日本奥林巴斯公司于 2015 年提交的公开号为 WO2016080119 A1 的专利申请提出了在超声波振子上设置声阻匹配层，以解决多个压电元件布线复杂造成超声波图像紊乱的技术问题。

在超声图像处理方面，荷兰皇家飞利浦公司 2014 年提交的公开号为 CN105900140 A 的专利申请（图 A - 47）提出了对心脏的标准视图平面的实时自动采集的超声诊断成像方法，在相继的图像采集间隔期间，通过相继图像数据将各图像平面作为多平面系统进行跟踪，以更新对多平面图像的显示，能够通过从实况体积图像中提取 MPR 切片或者通过矩阵阵列换能器探头仅仅扫描三平面来对三平面系统进行实时的可视化。

2. 共聚焦内窥镜

共聚焦内窥镜是共聚焦显微镜与内窥镜技术的结合。共聚焦的原理是使照射光聚焦到组织的一个层面，并且遮挡非聚焦层面的光束，减少非聚焦层面的影响。共聚焦内窥

---

❶ 汪长岭，朱兴喜，黄亚萍，等. 内窥镜成像新技术原理及应用［J］. 中国医学装备，2018，15（4）：125 - 129.

❷ 耿洁，李全禄，李娜，等. 医用超声内窥镜的研究现状与发展趋势［J］. 中国医学物理学杂志，2010，27（5）：2122 - 2124.

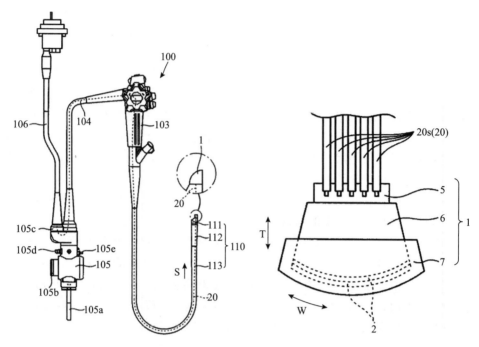

图 A－47 专利申请 WO2016080119 A1 说明书附图

镜具有更高的分辨率和对比度，能够对早期肿瘤患者实现及时准确的诊断。❶ 2006 年，日本宾得公司推出了世界上第一台商业化的共聚焦内窥镜。

涉及共聚焦内窥镜的专利申请量不是很多，主要申请人有日本的豪雅、宾得公司和法国的莫纳克亚公司，三家公司的申请量占总申请量的近 1/3。国内主要有两家涉及共聚焦内窥镜技术研究的申请人，分别是广州宝胆医疗器械科技有限公司和华中科技大学。

共聚焦内窥镜的代表专利有日本奥林巴斯公司于 1998 年提交的公开号为 JP2000121961 A 的专利申请（图 A－48），其公开了一种通常的内窥镜检查也能够容易地进行共聚焦光扫描检查的光扫描探头系统。该系统包括内窥镜、第一共焦点光扫描探针、第二共焦点光扫描探针和控制装置。内窥镜能够获取相对于被检体的可见光波长区域的彩色观察像，第一共焦点光扫描探针和第二共焦点光扫描探针能够贯穿插入内窥镜的插入通道内来使用，以获取形成共焦点扫描图像的信息。内窥镜对细微的色调变化非常敏感，发现病变后，能够根据病变选择共焦点光扫描探针进行成像，避免了传统的内窥镜检查发现病变时，需要利用处置器具等提取该部位的组织，将该组织取出到体外，再利用显微镜等对该组织进行检查的弊端，能够更简单地在短时间内进行同等的诊断。

---

❶ 毛亚敏，迟崇巍，叶津佐，等. 新型内窥镜成像系统的研究进展［J］. 中国医疗器械信息，2015，21（10）：10－15.

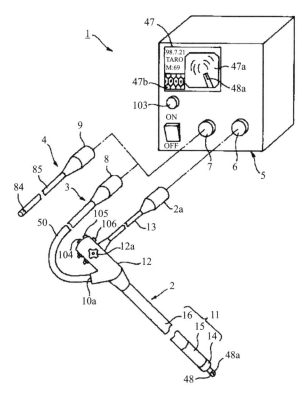

图 A - 48　专利申请 JP2000121961 A 说明书附图

3. 分子影像内窥镜

分子影像内窥镜主要是利用组织的荧光光谱的特征对组织进行成像，按照荧光的来源可分为荧光分子成像和自体荧光成像两种。[1]

对于荧光分子成像，早在 1995 年，以色列实用光谱影像公司提交的公开号为 US5784162 A 的专利申请就指出，可以用荧光探针标记特定的细胞成分，利用光谱成像的高分辨率特性，在细胞和/或组织水平上为诊断医师、研究人员或外科医生提供化学生理和病理指示，并公开了该技术可以用于内窥镜系统。

对于自体荧光成像，代表性的专利有加拿大吉林克斯公司于 1995 年提交的公开号为 EP0920831 A1 的专利申请（图 A - 49），其利用光源产生激发光以激发组织产生自体荧光，内窥镜探头将光递送到检查中的组织，并将来自组织的自体荧光和透射光递送到两个 CCD 相机，CCD 相机捕获的自体荧光图像与由另一台 CCD 相机捕获的反射和后向散射光图像组合产生归一化图像，并显示在显示装置上，其中患病组织可与正常组织区分开。

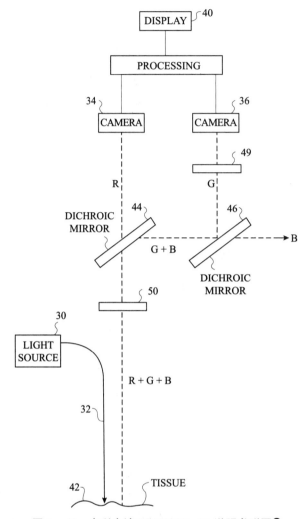

图 A－49　专利申请 EP0920831 A1 说明书附图❶

　　分子影像内窥镜主要用于癌症的发现和诊断，属于比较新的技术领域分支，专利申请总量不大，但是近几年申请量增长较快。从全球范围来看，分子影像内窥镜领域的主要申请人为美国伊西康、日本富士、日本奥林巴斯、美国诺瓦达克科技（Novadaq Technologies）、法国莫纳克亚等公司。从中国范围来看，分子影像内窥镜领域的专利申请量较少，申请人也较为分散，主要申请人有广东欧谱曼迪科技有限公司和北京数字精准医疗科技有限公司。

　　4. 光学相干成像内窥镜

　　光学相干成像内窥镜将内窥镜技术与光学相干扫描技术相结合，能够穿透更深的组织，从而更好地呈现粘膜和粘膜下层状态，判断粘膜下层是否有病变，主要用于巴

---

　　❶ DISPLAY：显示器；PROCESSING：处理器；CAMERA：照相机；DICHROIC MIRROR：分色镜；LIGHT SOURCE：光源；TISSUE：组织。

雷特食管、胆总管和胰管肿瘤的鉴别。❶ 光学相干成像内窥镜的代表专利有美国通用电气公司于 1998 年提交的公开号为 WO9838907 A1 的专利申请（图 A – 50），其提出了光学相干断层扫描技术可应用于食道的腺癌诊断筛查中提高分辨力，从而提高诊断能力，并公开了一种前向定向的成像系统，该系统在探头上设置光学相干断层扫描机构，可以与腹腔镜一起使用，以辅助医生在体腔内执行诊断和手术。

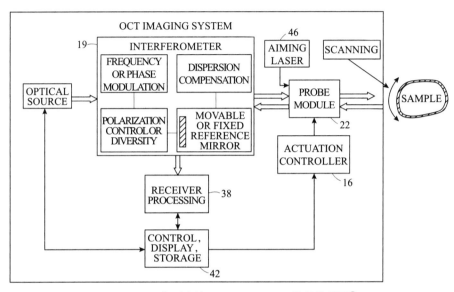

图 A – 50　专利申请 WO9838907 A1 说明书附图❷

　　光学相干成像内窥镜的专利申请量在 21 世纪初开始增加，目前年申请量较为平稳。光学相干成像内窥镜在全球范围内的主要申请人有日本富士、中国广州宝胆、日本泰尔茂（Terumo）、美国 LightLab 成像等公司。值得一提的是，我国的广州宝胆医疗器械科技有限公司在光学相干成像内窥镜领域的专利申请量仅次于日本富士公司，排在该领域全球主要专利申请人的第 2 位。

　　5. 胶囊内窥镜

　　胶囊内窥镜最初是由以色列基文成像公司在消化道测量系统"海德堡"胶囊架构的基础上，增加体内摄像系统而实现的，后逐步发展为消化道内窥镜的重要技术分支。胶囊内窥镜的专利申请量在 21 世纪初期迅速上升，目前维持在较高的年申请量。胶囊内窥镜的主要专利申请人有日本奥林巴斯、以色列基文成像、中国重庆金山科技等公

---

❶ 何璇昱，杨秋玉，刘立，等. 光学相干断层扫描在下消化道疾病诊疗的研究与应用进展［J］. 现代消化及介入诊疗，2020，25（10）：1277 – 1281.

❷ INTERFEROMETER：干涉测量；AIMING LASER：瞄准激光器；PROBE MODULE：探针模块；ACTUA-TION CONTROLLER：致动控制器；CONTROL：控制；DISPLAY：显示；STORAGE：存储；RECEIVER PROCESS-ING：接收处理器；OCT IMAGING SYSTEM：OCT 成像系统；SCANNING：扫描；SAMPLE：样本；OPTICAL SOURCE：光源；FREQUENCY OR PHASE MODULATION：频率和相位模块；DISPERSION COMPENSATION：色散补偿；POLARIZATION CONTROL OR DIVERSITY：极化控制或分集；MOVABLE OR FIXED REFERENCE MIRROR：活动或固定参考镜。

司，其中，日本的公司仍占据主要地位。在胶囊内窥镜领域，相比于传统内窥镜，我国的技术发展与国际差距正在逐步缩小，除了重庆金山科技公司外，安翰科技、广州宝胆、深圳资福、深圳吉福、无锡安之卓等多家公司也手握许多关键技术专利，所生产的产品也占据着市场重要地位。下面将对胶囊内窥镜技术进行重点介绍。典型的胶囊内窥境结构如图 A-51 所示。

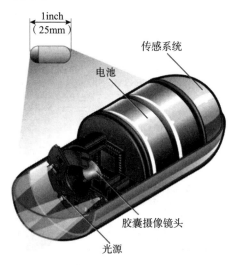

图 A-51　典型的胶囊内窥镜结构示意

A.3.3　胶囊内窥镜技术主题分析

胶囊内窥镜作为电子内窥镜未来的发展方向，其技术原理和结构并不高深，但在使用稳定性和检查结果稳定性等方面还需要较多的改进和创新。

1. 电源供电问题

胶囊内窥镜的电池寿命一般为 8h 左右，但随着技术进步、胶囊内窥镜功能的精进和附加功能的加入，对电力的消耗大大增加，表 A-1 中给出了部分市场主流胶囊内窥镜产品的电池续航时间。❶

表 A-1　部分胶囊内窥镜产品功能参数

制造商	内窥镜	尺寸/mm	质量/g	摄像机数量/台	分辨率	镜头角度/(°)	帧速率/(F/s)	LED数量/个	电池寿命
基文成像	PillCam™SB	26×11	3.7	1	256×256	140	2	6	8h
基文成像	PillCam™SB2	26×11	2.8	1	256×256	156	2	4	9h
基文成像	PillCam™SB3	26×11	3	1	340×340	156	2.6	4	≥8h
基文成像	PillCam™ESO	26×11	—	2	256×256	140	14	每侧6	20min

---

❶ 传感器专家网. 胶囊内窥镜技术的现状及未来趋势分析［EB/OL］.（2021-01-07）. https：//mp. weixin. qq. com/s/1LWgecss5kgi47430sfBFg.

续表

制造商	内窥镜	尺寸/ mm	质量/ g	摄像机 数量/台	分辨率	镜头角 度/(°)	帧速率/ (F/s)	LED 数量/ 个	电池 寿命
基文成像	PillCam™ESO2	26×11	—	2	256×256	每侧169	18	每侧4	20min
基文成像	PillCam™UGI	32×11		2	—	每侧172	18~35	每侧4	90min
基文成像	PillCam™Colon	31×11	3	2	256×256	每侧156	4	每侧6	≥10h
基文成像	PillCam™Colon2	32×11	—	2	256×256	每侧172	4~35	每侧4	≥10h
基文成像	PillCam™Crohns	32×11	3	2	—	每侧168	4~35	每侧4	≥10h
奥林巴斯	EndoCapsule 10	26×11	3.5	1	512×512	145	2	6	12h
英特麦迪	MiroCam	24×11	3.3	1	320×320	170	3	6	11h
重庆金山	OMOM	28×13	6	11	640×480	140	2	4	7~9h

根据表 A-1 中的数据可以看出，单摄像头胶囊内窥镜的续航时间为 8h 左右，而双摄像头胶囊内窥镜的续航时间大大缩短。若要保证双摄像头胶囊内窥镜的续航时间，就要增大胶囊内窥镜的尺寸，而尺寸的增大必然导致患者吞咽困难，加重了患者的不适感。如何保证胶囊内窥镜在体内有足够的能量以完成各种任务，成为保证未来胶囊内窥镜检查技术能够成功的首要条件。

目前，胶囊内窥镜的电源主要使用内置电池。提高电力供应能力的一种方式是增加内置电池的电量，这种方法是容易想到的，但是不可避免地会造成胶囊体积增大；另一种方式是避免不必要的电力消耗，例如，日本奥林巴斯公司于 2003 年提交的公开号为 JP2004261522 A 的专利申请（图 A-52）提出了根据内窥镜体内检查状态打开和关闭电源，仅在观察模式下间歇地执行照明和图像拾取操作，防止了能量的不必要损耗。

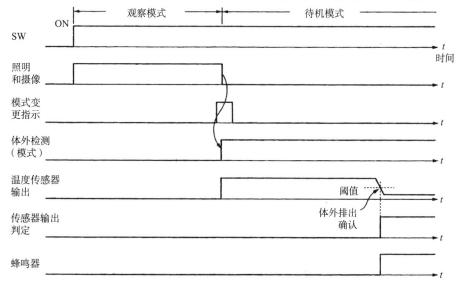

图 A-52　专利申请 JP2004261522 A 说明书附图

日本奥林巴斯公司于2005年提交的公开号为WO2006095420 A1的专利申请（图A-53）提出了可以在胶囊内窥镜的控制单元中设置一个能量供应控制单元，根据外部控制信号切换开关，确保胶囊内窥镜在进入身体内的状态下开始使用。

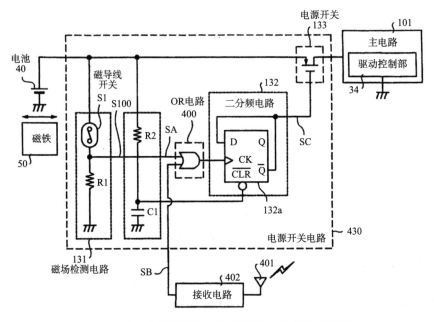

图A-53　专利申请WO2006095420 A1说明书附图

日本奥林巴斯公司于2009年提交的公开号为WO2009119366 A1的专利申请（图A-54）提出了减少能量消耗的另一种思路，即通过设置光强度检测器，基于检测的光的强度信息，确定是否获取、存储或向外部发送由信息获取部分获取的检查部位信息，从而防止电池电量耗尽。

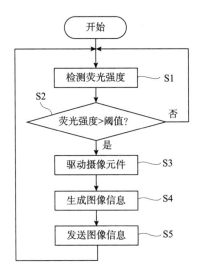

图A-54　专利申请WO2009119366 A1说明书附图

上述三件专利申请均体现了节省电力的同一发明构思，即仅在提供照明以及采集、存储、发送图像等核心功能启用时才打开电源，从而避免胶囊内窥镜在未行进到目标区域前产生不必要的电力损耗。

此外，体内检查过程中使用外部电力馈送方法对胶囊内窥镜持续供电也是一种可选的供电方式。2003 年，日本奥林巴斯公司在公开号为 WO2004066830 A1 的专利申请（图 1 - 11）中提出了一种胶囊内窥镜系统，其胶囊主体结构中设置了线圈，体外设置了外部磁场装置，在外部磁场环境下，胶囊主体上的线圈产生电力以驱动胶囊主体功能运行。

日本吉田集团于 2007 年提交的公开号为 US2007290814 A1 的专利申请公开了一种无线电力馈送系统，用于将电能无线地传输到胶囊内窥镜系统，其使用了基于功率发射线圈相对于功率接收线圈取向的感应功率传输方法，并指出当功率发射线圈的绕组轴线基本上与功率接收线圈的绕组匹配时，功率接收线圈接收的功率量被最大化。

德国卡尔史托斯公司在日本吉田集团上述专利的基础上，于 2009 年提交的公开号为 WO2009131691 A1 的专利申请（图 A - 55）公开了一种由谐振磁场无线供电的胶囊内窥镜，经由谐振相互作用将能量从功率收发器传输到内窥镜收发器，以及利用由内窥镜收发器接收的功率为成像器和光源供电。该技术不仅可以用在被动运动的小肠内窥镜中，还可以应用于执行医疗操作的主动控制性胶囊内窥镜中。

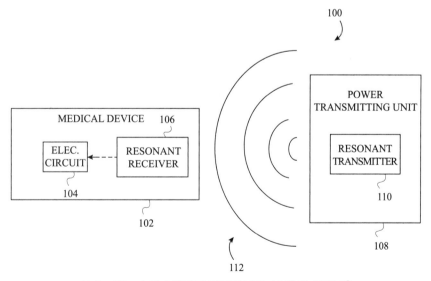

图 A - 55　专利申请 WO2009131691 A1 说明书附图❶

---

❶　RESONANT TRANSMITTER：谐振发射机；POWER TRANSMITTING UNIT：功率发射装置；MEDICAL DEVICE：医学装置；ELEC. CIRCUIT：电动电路；RESONANT RECEIVER：谐振接收器。

以上使用的外部电力馈送方法称为近场耦合方法，该方法具有一些显而易见的缺点，如体内装置中的功率收集结构通常比较大，身体外部的线圈往往也是体积庞大且不灵活。

为了克服这些缺陷，美国神经调控器械公司于 2016 年提交的公开号为 US2016344238 A1 的专利申请（图 A – 56）提出了一种利用中场源的功率传输法。与传统的近场耦合不同，来自中场源的能量主要是以传播模式承载，因此，其传输深度受到环境损耗而不是近场的固有指数衰减的限制。利用这些特性实现的能量传递比近场系统更有效 2 ~ 3 个数量级。在中场耦合中，组织可以充当隧道能量的电介质，并且传播模式的相干干涉可以将焦平面处的场限制到远小于真空波长的尺寸。通过将植入物定位在中场源的高能量密度区域处，与使用传统无线供电方法的系统相比，植入物能够缩小几个数量级，并且能够放置在材料内更深的位置。美国神经调控器械公司进一步指出，其公开的中场源无线传输方法可以应用于胶囊内窥镜，以解决其电池寿命有限的技术问题；此外，鉴于中场源无线传输方式的有效性，患者甚至能够同时吞咽多个胶囊装置，每个装置可以在肠中不同地定向，以实现在相同位置处从不同角度拍摄图像，从而改善视场，获得更好的诊断效果。

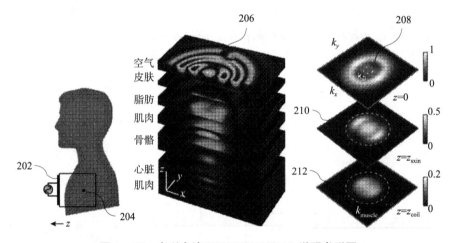

图 A – 56 专利申请 US2016344238 A1 说明书附图

2. 定位和驱动问题

虽然胶囊内窥镜为小肠疾病提供了可行的检查方法，但小肠的复杂结构也导致胶囊内窥镜无法为拍摄的数据提供准确的定位。对患者进行胶囊内窥镜检查发现病灶后，接下来困扰医生的问题就转变为如何确定该病灶的位置。

韩国 I3 系统公司于 2008 年提交的公开号为 WO2009031771 A2 的专利申请给出了确定胶囊内窥镜在体内位置的不同手段。由于食物在食道中移动较快但在小肠中移动缓慢，因此能够通过检测胶囊内窥镜的移动速度/角速度来确定胶囊内窥镜在体内的位置。另外，对胶囊内窥镜在体内的位置可以通过计算所拍摄的多个图像之间的相似性来确定，低的相似性水平表示胶囊内窥镜快速移动，而高的相似性水平表示胶囊内窥镜缓慢移动，由此可以确定胶囊内窥镜所在的消化器官。此外，对胶囊内窥镜在体内的位置还可以通过使用所接收到的信号的能级来确定，可以在特定时间之后，根据通过实验得知的平均值来估计胶囊内窥镜所位于的器官。

德国西门子公司于 2008 年提交的公开号为 WO2009056441 A1 的专利申请（图 A – 57）具体公开了根据机械运动模型计算内窥镜胶囊的旋转位置的方法，胶囊内窥镜包括用于测量内窥镜胶囊围绕其纵向轴线 L 的旋转位置的旋转传感器，将所测量的旋转位置与针对基本上相同的时间点计算的旋转位置进行比较，基于比较来确定胶囊内窥镜的位置。

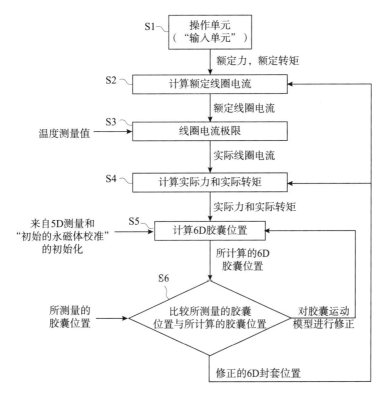

图 A – 57　专利申请 WO2009056441 A1 说明书附图

美国 Entrack 公司于 2001 年提交的公开号为 US2002198470 A1 的专利申请公开了一种利用声学传感器确定胶囊位置的方法。一个或多个声学发射器位于胶囊或患者身体外部的某个位置处，声学接收器或传感器位于胶囊或患者身体外部的另一个位置处，根据信号行进到接收器所花费的时间和速度，确定胶囊内窥镜到患者身体外部某个位置的相对距离。

美国智能药丸公司于 2003 年提交的公开号为 US2003191430 A1 的专利申请（图 A – 58）公开了一种根据胶囊内窥镜内置的生理参数传感器检测到的生理参数信号的强度和参数值确定胶囊内窥镜在人体管腔中实时位置的方法。

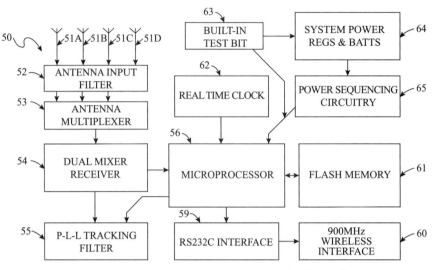

图 A - 58　专利申请 US2003191430 A1 说明书附图❶

当胶囊内窥镜是一类可以通过外部磁场控制其运动的磁控胶囊时，磁场定位方法通常是更好的选择。例如，电子科技大学于 2016 年提出的公开号为 CN106618455 A 的专利申请中指出，可以通过磁感应背心采集设置在胶囊中的永磁体的信号，再根据定位软件定位出永磁体的空间位置。天津大学于 2016 年提出的公开号为 CN105919594 A 的专利申请引入了马尔科夫模型，用于构建环境磁干扰与运动干扰的数学表达式，最终通过粒子滤波抑制磁干扰与运动干扰，以达到定位目的。2019 年，深圳市资福医疗技术有限公司提出的公开号为 CN110811497 A 的专利申请利用磁偶极子模型和最小二乘算法来实时计算胶囊内窥镜的位置与姿态。相对于传统的图像定位、声学定位等，磁场定位方式具有定位精度高、定位速度快、实时性好的优势。

在确定了胶囊内窥镜位置的基础上，人们希望能控制胶囊内窥镜在人体内的运动方式及运动过程。胶囊内窥镜在人体内的运动方式可分为被动式和主动式两种。被动式是指胶囊内窥镜通过胃肠道的蠕动在人体管腔内运动，进而排出体外。在临床应用过程中，医师们期待能够在病变位置更清楚地观察图像，获得更多的信息，因此能自主控制位置的主动式胶囊内窥镜应运而生。例如，以色列基文成像公司于 2003 年提交的公开号为 US2003216622 A1 的专利申请（图 1 - 12）提出，可在胶囊内窥镜的外壳上设置几何形状可以改变或者被改变（扩张或收缩）的附件，通过附件在体腔中改变装置几何形状，以确定该装置相对于其所穿过的体腔的取向和位置。

韩国科学技术研究院于 2003 年提交的公开号为 US2004030454 A1 的专利申请

---

❶ ANTENNA INPUT FILTER：天线输入滤波器；ANTENNA MULTIPLEXER：天线多路复用器；DUAL MIXER RECEIVER：双混频器接收器；P - L - L TRACKING FILTER：锁相环滤波器；BUILT - IN TEST BIT：内置测试单元；REAL TIME CLOCK：实时时钟；MICROPROCESSOR：微处理器；RS232C INTERFACE：RS232C 接口；SYSTEM POWER REGS & BATTS：系统功率调节器；POWER SEQUENCING CIRCUITRY：电力定序电路；FLASH MEMORY：闪存设备；900MHz WIRELESS INTERFACE：900MHz 无线接口。

（图 A–59）也在胶囊内窥镜主体的外壳上设置了移动控制单元，移动控制单元安装在主体单元的外周表面上，包括线性驱动装置和翼，翼通过线性驱动装置的操作从主体单元的外周表面展开，用于延迟或停止主体单元的移动。

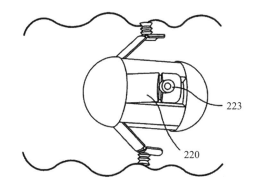

图 A–59　专利申请 US2004030454 A1 说明书附图

美国科罗拉多大学于 2003 年提交的公开号为 WO2004041068 A2 的专利申请（图 A–60）公开了一种设置微喷射致动器组件，将流体治疗剂从胶囊喷射到动物身体的区域中，以帮助胶囊实现自推进。

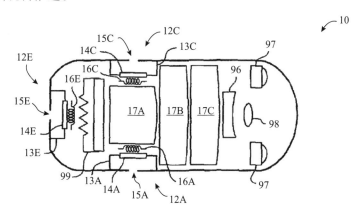

图 A–60　专利申请 WO2004041068 A2 说明书附图

德国西门子公司于 2006 年提交的公开号为 WO2007006728 A1 的专利申请（图 A–61）提供了另一种解决方案，该方案的胶囊内窥镜，其内窥镜头具有磁性元件，可与外部导航磁场相互作用，将力或转矩施加到胶囊内窥镜上，使胶囊内窥镜可以在不使用推或拉装置的情况下在患者胃肠道中主动移动。这样的胶囊内窥镜相对较小，不会对被检者产生显著的机械疼痛负荷，还可以利用合适的传感器位置精确地导航到任意位置上。

利用外部磁场控制运动的胶囊内窥镜即磁控胶囊，现在已经成为胶囊内窥镜的一大发展方向，相关主体针对其不同的技术问题申请了大量的专利。例如，重庆金山科技公司于 2019 年提出的公开号为 CN110495850 A 的专利申请提出了一种通过驱动力使胶囊来回扭转产生横向扭力，从而获得横向运动的冲量，减少了由外部磁场吸引力带来的对胃壁粘膜压力而导致的组织形变和阻力，使胶囊更加容易克服较小的胃粘膜阻

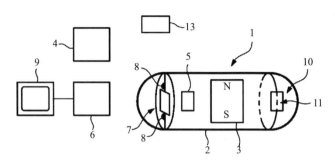

图 A－61　专利申请 WO2007006728 A1 说明书附图

力，从而实现跨越障碍的引导体内磁控胶囊的方法。安翰科技公司于 2020 年提出的公开号为 CN111657826 A 的专利申请设计了一种新型的磁控装置，通过合理利用磁控装置的安装空间，使胶囊内窥镜结构更紧凑、小巧，且方便移动，大大方便了对体内胶囊内窥镜的运动控制。

甚至还可以利用外部磁场结合其他参数控制胶囊内窥镜的特殊位姿。例如，日本奥林巴斯公司于 2005 年提出的公开号为 JP2007175447 A 的专利申请（图 A－62）通过设置合适比重的胶囊内窥镜，使外部磁场可以结合浮力的作用，控制胶囊内窥镜稳定地漂浮在液体边界表面，使胶囊内窥镜头部的视野在边界表面的上部位置充分发展和扩张，从而在短时间内彻底并有利地观察胃的内部。

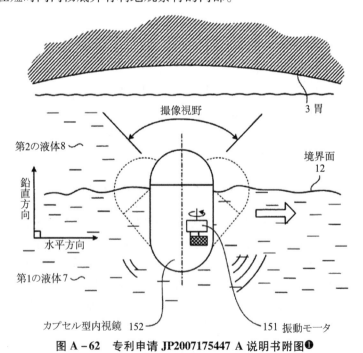

图 A－62　专利申请 JP2007175447 A 说明书附图❶

---

　❶ 3：胃；7：第一液体；8：第二液体；12：边界面；151：摆动马达；152：胶囊型内窥镜；其他文字：垂直方向、水平方向、成像视野。

3. 与胶囊内窥镜结合的治疗

胶囊内窥镜的无痛、无创、无导线的舒适消化道检查概念，是未来内窥镜技术发展的方向，但其功能的完善还需要一些时间。由于胶囊内窥镜具有一定局限性，导致其目前无法完全取代传统内窥镜。虽然有些厂商的胶囊内窥镜产品能在一定程度上控制拍摄的频率和精度、运动和姿态，但是所获得的数据信息精度较差。实现活检、施药等与胶囊内窥镜结合的治疗也成为胶囊内窥镜发展道路上必须攻克的难关，只有这样，胶囊内窥镜取代传统内窥镜才能成为可能。

胶囊内窥镜的发明基础就是给药功能的"海德堡"胶囊，因此胶囊内窥镜实现给药功能是可预期的。例如，日本奥林巴斯公司于 2005 年提交的公开号为 US2006030752 A1 的专利申请（图 A–63）公开了一种胶囊内窥镜，该胶囊内窥镜具有用于承载液体形式物质的罐，用于向病变提供液体形式的物质，其外部设置有用于喷射液体形式物质的喷嘴。胶囊内窥镜被设计成使管状器官的内壁膨胀，喷嘴的喷射孔设置在物镜光学系统的视场外部；通过与罐相关联的喷射控制装置将液体形式的物质从罐内推出到喷嘴，液体从喷射孔喷射到由景深的中点和远点界定的区域内的观察目标区域上。

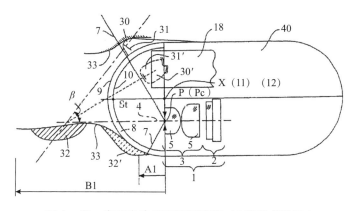

图 A–63　专利申请 US2006030752 A1 说明书附图 1

除了给药功能，胶囊内窥镜还可以对体腔内环境进行采样。在公开号为 US2006030752 A1 的专利申请中，还公开了在胶囊内窥镜的一端设置具有穿刺针的递送管（图 A–64）。穿刺针突出端口设置在物镜光学系统的视场外部界限之外的某个位置处，但是穿刺针的尖端在视场内部，这样可以在穿刺针实际插入活组织之前观察其插入位置。穿刺针突出端口被设计成扩展管状器官的内壁，从而在穿刺针突出端口和观察目标区域之间产生物镜光学系统视场内的空间。

日本奥林巴斯公司于 2001 年还提出了一件公开号为 US2003085994 A1 的专利申请，其公开的胶囊式医疗器械具有设置在给药开口和体液抽吸开口处、可被胃液消化的明胶和可被肠液消化的脂肪酸膜的可溶性膜。该胶囊装置到达目标部分时，体外的控置装置发送控制信号，由胶囊装置接收，然后可溶性膜等被消化，以便供给用于治疗的药物或抽吸体液。

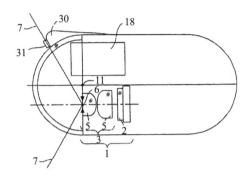

图 A - 64   专利申请 US2006030752 A1 说明书附图 2

美国加利福尼亚大学于 2002 年提交的公开号为 US2004050394 A1 的专利申请（图 A - 65）公开了一种便捷的导航系统和可导航胶囊，可用于动物体内的远程控制成像、活组织检查和可编程序药物释放，其包括一个弹出式仪器，用来收集组织样本，然后在流体样品门关闭前缩回到胶囊中，实现活检动作。

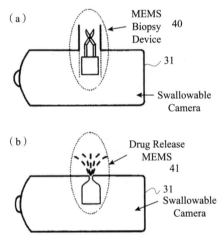

图 A - 65   专利申请 US2004050394 A1 说明书附图❶

随着技术的发展，胶囊内窥镜的各种功能被进一步整合。Shuck L. Zane 于 2013 年提交的公开号为 US2015112166 A1 的专利申请提出了一种用于肠道内探索、发现、表征、研究、诊断和治疗的综合医疗保健系统，其基于胶囊内窥镜提供肠道内的取样、测试或诊断，药物或系统干扰物质的递送，微生物和相关化学物质以及肠道消化过程的取样等操作，极大地扩大了肠道保健的范围。

4. 图像智能识别问题

虽然医学图像处理是医疗成像领域的普遍课题，但是胶囊内窥镜的图像处理具有其自身的特殊性。❷ 首先，胶囊内窥镜的图像数据量巨大，一个胶囊内窥镜在体内运行

---

❶ MEMS Biopsy Device：弹出式仪器；Swallowable Camera：可吞咽相机；Drug Release MEMS：药物释放隔室。

❷ 王春瑶. 基于超像素分割的无线胶囊内窥镜出血图像的检测算法研究［D］. 成都：西南交通大学，2014.

的过程中，可产生大约 5 万张图像。其次，胶囊内窥镜拍摄的图像存在大量冗余，其从拍摄启动之后，直到拍摄到感兴趣的图片期间，体外处理工作站会接收到大量无效的、重复的或者有异物遮挡的图片，这些图片的甄别和挑选会花费大量的时间和算力。最后，也是最重要的一点，获取图像后，仅靠人工判断所拍摄图像是否属于病变，以及属于哪种病变，会占据医生大量的时间和精力，且不同的医生对病变的认识和判断不一致，也可能会导致诊断结果的不准确。因此，降低诊断的主观性，提高诊断的准确率，是胶囊内窥镜图像识别技术的重要发展方向。

胃肠道内图像识别的内容主要分为三大类：以颜色为特征的出血、发红等；以局部隆起为特征的息肉、肿瘤和以内腔形态改变为特征的溃疡等；以及包含肠道内容物如气泡、排泄物等干扰特征的干扰图像。容易想到，对于胃肠道疾病的自动检测分析，可以基于胃肠道疾病知识模型的分析方法。例如，韩国亚洲大学于 2017 年提交的公开号为 KR20190046531 A 的专利申请（图 A－66），使用包括在知识模型中的疾病信息来确定显示所述体征的疾病。

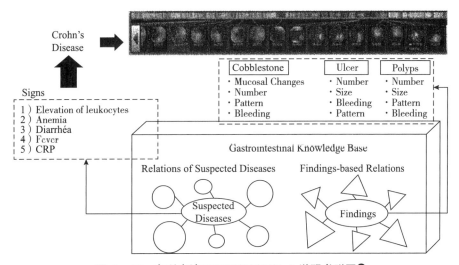

图 A－66　专利申请 KR20190046531 A 说明书附图❶

更一般的方法是通过图像像素的数值特征推断出图像中包含何种异常因素。例如，日本奥林巴斯公司于 2015 年提交的公开号为 WO2016185617 A1 的专利申请公开了检测被认为是病变或异常部分的方法，这些异常大致分为三种类型：血管异常、肿瘤异常和粘膜异常。对于血管异常，使用基于颜色特征的数据执行识别；对于肿瘤异常，使用基于形状特征数据执行识别；对于粘膜异常，同时使用基于颜色特征

---

❶ Crohn's Disease：克罗恩病；Signs：症状；Elevation of leukocytes：白细胞升高；Anemia：贫血；Diarrhéa：腹泻；Fever：发热；CRP：C 反应蛋白；Cobblestone：结石；Mucosal Changes：粘膜变化；Number：数量；Pattern：类型；Bleeding：是否出血；Ulcer：溃疡；Polyps：息肉；Gastrointestinal Knowledge Base：胃肠道知识库；Relations of Suspected Diseases：疑似疾病之间的关系；Findings－based Relations：基于发现结果的关系；Suspected Diseases：疑似疾病；Findings：发现。

数据的标识符和基于纹理特征数据执行识别的纹理特征数据标识符，以准确地识别粘膜异常。

内窥镜图像的自动识别和检测比较复杂，数据量比较大，神经网络的应用成为常态。安翰科技公司于 2017 年提交的公开号为 CN107240091 A 的专利申请（图 A-67）就是先基于胶囊内窥镜图像的灰度均值、颜色的值和主要颜色面积比，从胶囊内窥镜图像中去除体外图像，然后使用基于卷积神经网络模型的深度学习方法，根据消化道的不同部分对胶囊内窥镜图像进行分类处理。安翰科技公司还在其 2019 年提交的公开号为 CN111026799 A 的专利申请中提出了构建大型神经网络模型以生成检测报告文本的方法。

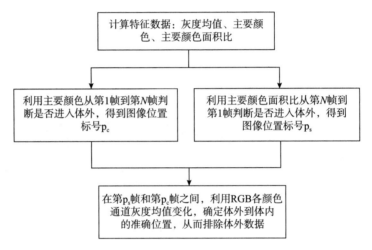

图 A-67　专利申请 CN107240091 A 说明书附图

A.3.4　主要专利申请人及其专利布局

胶囊内窥镜的技术壁垒较高，目前市场参与者和专利申请人主要集中在国外的以色列基文成像公司、日本奥林巴斯公司、韩国英特麦迪公司，以及国内的重庆金山科技公司、深圳资福医疗公司、华冲科技公司和安翰科技公司。各家公司均有自己的胶囊内窥镜品牌和核心技术，目前并未形成一家独大的局面。

1. 国外重要申请人

以色列基文成像公司于 1994 年提交了公开号为 US5604531 A 的第一件胶囊内窥镜专利申请（图 A-68），提出将现有技术中在消化道内执行肠道 pH、压力和温度测量的电子胶囊（"海德堡"胶囊）与内窥镜技术相结合，实现一种无管体内摄像机系统，即胶囊内窥镜。

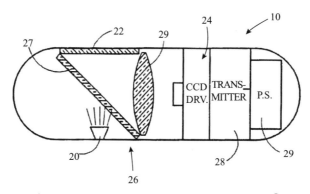

图 A–68　专利申请 US5604531 A 说明书附图❶

以色列基文成像公司在该专利申请的基础上，于 2001 年推出了世界上第一款可应用于临床的胶囊内窥镜产品——M2A 无线内窥镜，该产品后来被改名为 PillCam SB。

经过多年发展，PillCam 系列已有多款产品，包括搭载单摄像头的小肠镜系列 PillCam™ SB、PillCam™ SB2、PillCam™ SB3，以及搭载双摄像头的食道内镜 PillCam™ ESO 和克罗恩镜 PillCam™ Crohns 等，如图 A–69 所示。其中，单摄像头胶囊内窥镜的最新款 PillCam™ SB3 系统能够根据胶囊内窥镜在体内移动速度的不同，实现捕获图像的速率在 2~6f/s 范围内变化，提高了帧速率的灵活性，最大限度地提高了粘膜覆盖率。另外，这款胶囊内窥镜还支持组织采样。2021 年下半年，与 PillCam™ SB3 远程检查配套的 PillCam™ SB3@Home 系统获得 FDA 许可，使患者能够在家中接受远程监督下的胃肠道手术。

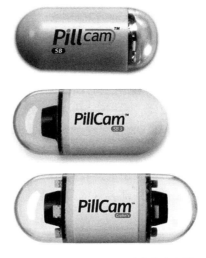

图 A–69　PillCam 系列胶囊内窥镜

日本奥林巴斯公司是继以色列基文成像公司后在胶囊内窥镜领域发展最快的公司，借助其在传统内窥镜领域的先发优势，该公司在胶囊内窥镜的移动控制、信号传输、图像处理等方面掌握了大量核心专利。

日本奥林巴斯公司的代表专利有 2001 年提交的公开号为 JP2003135389 A 的专利申请（图 A–70），其公开了在体外设置信号收发单元以控制和接收来自体内胶囊内窥镜的信息的技术方案。

日本奥林巴斯公司开发的 EndoCapsule 系列内窥镜是继以色列基文成像公司生产的内窥镜之后成功上市的另一款胶囊内窥镜产品。EndoCapsule 10（图 A–71）是该系列中主打的一款胶囊内窥镜产品，它是一套完整的胶囊内窥镜系统，具有 160° 的广角视野，比一般胶囊内窥镜系统能多看到 10% 的粘膜。该系统具有三维跟踪功能，在整个

❶　CD DRV.：CCD 相机系统；TRANSMITTER：信号发射器；P. S.：电源。

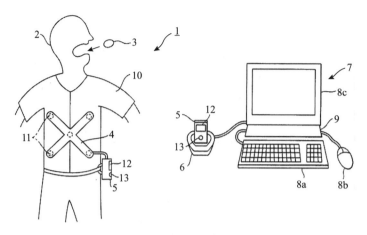

图 A – 70　专利申请 JP2003135389 A 说明书附图

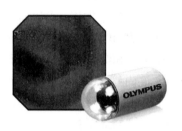

检查过程中，它可以提供小肠内窥镜位置与临床图像的关系图，医生能够根据实时显示的图像确认胶囊的位置，实时监视胶囊的运行进度，一旦发现任何异常，即可采取干预措施。

　　成立于 2004 年的韩国英特麦迪公司也推出了成熟的胶囊内窥镜产品——MiroCam 胶囊内窥镜。该公司的代表专利是 2008 年提交的公开号为 WO2008016194 A2 的专利申请（图 A – 72），为了避免人体受到外部电磁波的干扰，其提出了一种利用人体作为媒介将关于人体的

图 A – 71　EndoCapsule 10
胶囊内窥镜

信息发送到外部装置的发送装置，可以在没有天线的情况下发送在人体内部采集的信息。

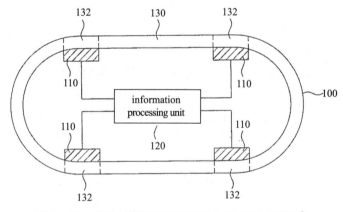

图 A – 72　专利申请 WO2008016194 A2 说明书附图❶

---

　　❶　information processing unit：信息处理单元。

韩国英特麦迪公司最新的 MiroCam 产品（图 A-73）可以更准确地诊断整个小肠，提供高质量的图像，其具有11h 的超长续航时间，能拍摄大肠的图像，具有170°的宽视野，可以捕获更多的细节；具有比其他胶囊内窥镜更小的尺寸，患者可以轻松吞咽；接收器轻巧、紧凑，方便临床医生和患者使用。

2. 国内重要申请人

与传统内窥镜领域国外产品占据霸主地位不同，在胶囊内窥镜领域，国内的相关产品也占有重要的市场地位。

重庆金山科技公司作为国内首批研发胶囊内窥镜的企业，拥有多项胶囊内窥镜相关专利，其中代

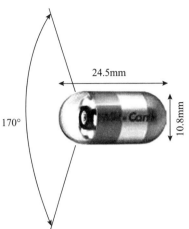

MiroCam® 胶囊内镜：MC1200/MC1600

图 A-73　MicroCam 胶囊内窥镜

表性的专利有 2004 年提交的公开号为 CN1559337A 的专利申请（图 A-74），其公开了一种医用无线电胶囊式内窥系统，相比于以色列基文成像公司提出的最早的内窥镜装置，该内窥镜系统可以在检查过程中随时接受体外的控制，还可以通过增大检测压力来管理无线电内窥胶囊的工作状态。无线电内窥胶囊系统不但能够实时地无线发射内消化道的图像，而且能够同时将内消化道中的温度和压力信息实时发送到便携式图像记录仪中，还可以通过无线终端与计算机医用影像工作站实现信息交互。

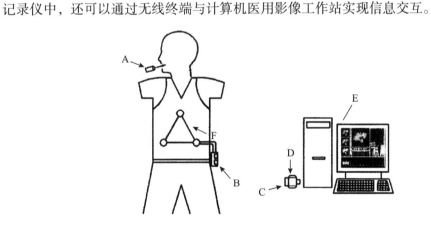

图 A-74　专利申请 CN1559337 A 说明书附图❶

重庆金山科技公司自主研发的 OMOM 胶囊内窥镜（图 A-75）是国内首款胶囊内窥镜产品。OMOM 胶囊内窥镜可对多种胃肠道疾病的临床症状进行诊断，对不明原因消化道出血的总体诊断率为 50% ~80%；相较于传统诊断方法（X 射线钡剂检查、CT、MR），其对于疑似克罗恩病也具有较高的检出率。OMOM 胶囊内窥镜的使用，使小肠肿瘤的诊断率提升了 2~3 倍。

---

❶　A：无线电内窥镜；B：便携式图像记录仪；C：存储介质；D：存储介质阅读器；E：计算机医用影像工作站。

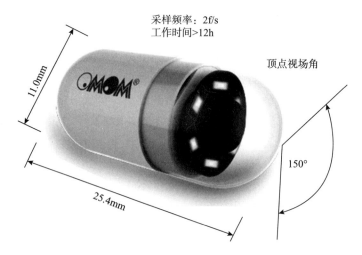

采样频率: 2f/s
工作时间>12h

顶点视场角

11.0mm

150°

25.4mm

图 A-75   OMOM 胶囊内窥镜

2021 年，重庆金山科技公司推出 RC100，它是全球首台全自动的导航胶囊机器人。RC100 是创新迭代的全自动导航式磁控胶囊内窥镜系统，配备有智能科技辅助程序，可实现全自动检查操作。RC100 具有 512×512 的高清分辨率，160°大视角近距成像，可连续拍摄 11h，采用磁控姿态控制和运动感知自适应技术，可自动采集更多图像，有效补偿图像观察需求。RC100 还可以与 5G 和人工智能技术相结合，实现远程智慧医疗诊断检查，如图 A-76 所示。

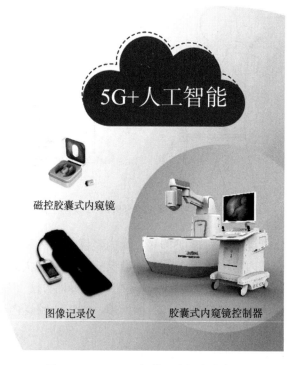

图 A-76   RC100 智慧医疗解决方案

安翰科技公司是国内另一家重要的胶囊内窥镜生产企业，其胶囊内窥镜技术成果体现在磁控胶囊内窥镜的研发上。该公司的代表性专利有 2013 年提出的公开号为 CN103222842 A 的专利申请（图 A－77），其设计了一个磁球控制装置，利用磁球磁场实现具有磁性的胶囊内窥镜的悬浮和定位，以及胶囊内窥镜在人体消化道内的姿势控制，通过磁场控制建立一个稳定的悬浮系统，使胶囊内窥镜可以在 X 轴、Y 轴和 Z 轴三个方向移动以及偏转各种观察角度。磁球在运动过程中可以精确地产生 5 个自由度的旋转磁场，并对具有磁性的胶囊内窥镜产生远程作用力，据此可以得出一种对胃的表面进行扫描的方法，解决了胶囊内窥镜在运动磁场下的定位和控制问题，提高了人体消化道疾病的检出率。

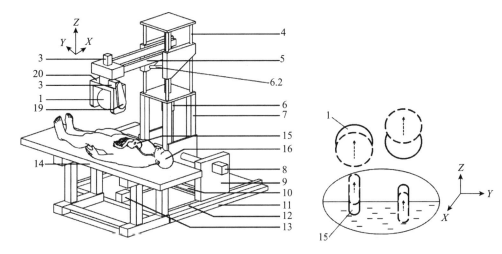

图 A－77　专利申请 CN103222842 A 说明书附图

安翰科技公司是世界上第一家研制成功"主动精准控制消化道胶囊内窥镜机器人系统"的公司，其"磁控胶囊胃镜系统"对胃部疾病的检查准确性与电子胃镜高度一致，已通过中国 NMPA、欧盟 CE 认证，而且是经美国 FDA De Novo 创新通道注册的胶囊胃镜。安翰科技公司还推出了磁控胶囊胃镜移动检查车，其集成了 5G 技术和人工智能系统，可实现远程智慧医疗。该公司自主研发的胶囊内窥镜产品被命名为 NaviCam 系列，如图 A－78 所示。

安翰科技公司对于胶囊内窥镜的智能诊断图像处理技术也做了深入的研究，其自主研发的用于内镜检查的计算机辅助和人工智能技术，被美国消化内镜学会官方期刊 GIE 评为 2019 年消化内镜领域的十大进展，且排名第 2 位。这项研究能够实现以极快的速度和极高的准确度，帮助医生从数万张胶囊内窥镜图片中筛选出异常的图片，让医生对小肠疾病的诊断更加高效准确。经过武汉协和医院的临床实验发现，应用该算法的数据平台可以将平均诊断时间从 96.6min/例减少到 5.9min/例，大大缩短了医生的阅片时间，在提高速度的同时，还将基于病灶分析的异常识别灵敏度由 76.89% 提高至 99.90%。安翰科技公司的这项智能诊断技术，利用人工智能技术提升医生的工作效能，使其对于消化道疾病的诊疗能力得到大大提升，具有极高的临床价值和社会价值。

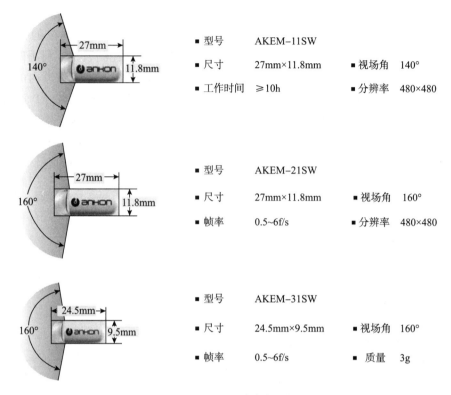

图 A－78　NaviCam 胶囊内窥镜系列

A.3.5　市场动态

北美、欧洲、日本是电子内窥镜的主要消费市场，随着我国经济的发展、人口老龄化问题的凸显和人们健康意识的提高，对医疗服务的需求日益增长，我国电子内窥镜市场也日趋成长。❶ 据统计，2020 年中国电子内窥镜市场规模已达 254 亿元人民币，2015—2020 年复合增长率约为 14.2%，同期全球电子内窥镜市场规模从 164 亿美元增长至 215 亿美元，年复合增长率约为 5.5%，中国市场增速远快于全球市场，并且中国相关产品在全球市场的占比不断提高。❷

我国虽然电子内窥镜企业数量众多，但技术水平普遍较低。由于传统软镜的感光元件行业由日本企业推动发展，因此核心技术壁垒高，奥林巴斯、富士、宾得等日本企业基本垄断了软镜市场，而得益于德国卡尔史托斯公司最早掌握的硬镜柱状镜体技术，德国厂商目前在硬镜领域仍然保持领先地位。

根据 2021 年的最新数据，2021 年上半年电子内窥镜软镜品牌中标数据中，日本奥

❶ 陈婧婧，蔡天智. 2014 年我国内窥镜产业发展分析 [J]. 中国医疗器械信息，2015，21（10）：16－21.
❷ 器械之家. 1.3 万家！2021 年医用内窥镜市场及招投标分析 [EB/OL]. (2021－11－28). https://mp. weixin. qq. com/s? biz = Mzg3NTczNDg0Mw == &mid = 2247572841&idx = 1&sn = f043c206fb9b69544cdd11c771c0b1e&source = 41#wechat redirect.

林巴斯公司以中标总额 11.41 亿元占据 57.7% 的市场份额，处于行业的绝对领先地位；硬镜领域，德国卡尔史托斯公司以中标总额 4.78 亿元占据 37.2% 的市场份额，也占据着市场领先地位。主要的国产软镜和硬镜厂商，如澳华内镜、开立医疗、迈瑞医疗等公司，在高端市场无法与进口厂商直接竞争，仍处于快速追赶进口同行的阶段。

国内厂商迟迟未在电子内窥镜领域实现突破反超，高技术壁垒是直接原因。随着技术的发展，电子内窥镜与多种成像方式相结合，以及与智能制造、智慧医疗技术等相结合，形成的新的内窥镜技术，为行业带来了新的机遇与挑战。

A.4　手术机器人

A.4.1　专利申请趋势和区域分布

图 A–79 所示为手术机器人领域全球专利申请量趋势。涉及手术机器人的专利最早出现于 20 世纪 70 年代末，在 1978—1990 年的最早十余年内仅有零星专利申请，属于起步期。1991—2003 年，相关专利申请量有了一定提升，进入缓慢增长期。自 2004 年开始，专利申请量迅速提升，特别是在 2014 年之后，专利申请量增速更快，年申请量均达到 200 件左右。2018 年，手术机器人领域全球专利申请量接近 2000 件，表明该领域的技术研发和专利申请均保持在相当活跃的状态。

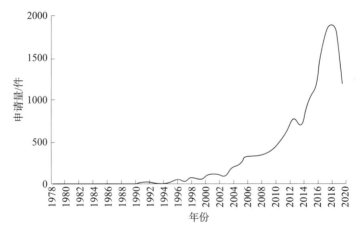

图 A–79　手术机器人领域全球专利申请量趋势

图 A–80 所示为手术机器人领域中国专利申请量趋势。2000 年以前，中国范围内涉及手术机器人的专利申请量非常少。虽然国内在手术机器人领域起步较晚，但从 2005 年开始，我国在手术机器人领域的专利申请量呈现出稳定增长趋势。在 2010 年以后，尤其是 2015 年后，我国在手术机器人领域的专利申请量大幅提升，也带动了全球范围内该领域专利申请量的快速提升。

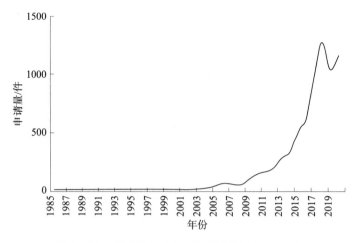

图 A-80　手术机器人领域中国专利申请量趋势

由图 A-81 可知，涉及手术机器人专利申请的全球分布呈现高度集中的状态，美国、中国、欧洲专利局、日本位居前四位且总占比达到 65%；此外，有 15.0% 的申请以国际申请方式提出。中国的相关专利申请量在全球占比超过 1/5，体现了我国在该领域的良好发展态势。

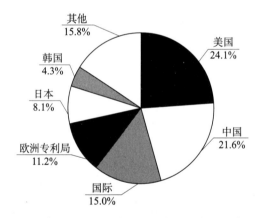

图 A-81　手术机器人领域主要国家或地区专利申请占比情况

A.4.2　技术主题分析

根据手术机器人的技术特点及专利发展情况，其专利技术整体上可划分为末端操作系统、手术规划/仿真/导航、臂及其控制、辅助设备和人机交互五个主要技术分支。由于臂及其控制、辅助设备以及人机交互方面的技术更新与工业机器人基本一致，且与智慧医疗关联不大，在此不再赘述。下面主要从末端操作系统和手术规划/仿真/导航两个方面简单介绍技术的基本概念、研究重点及典型专利申请。❶

---

❶　案例选取的主要原则：申请时间较早的源头专利申请，或不同技术分支下的代表性专利申请。

1. 末端操作系统

对末端操作系统的研究在手术机器人领域中起步较晚，但发展十分迅速。在外科手术过程中，末端操作系统需要感知力，而缺少力感知能力被公认为制约手术机器人发展的主要因素之一。因此，为了使医生获得接触力信息，研究人员利用各种感知技术将力觉信息引入微创手术机器人系统中，为了获得更加真实的力感知效果，通常在末端操作系统中设置各种传感器，通过传感器的感觉作用，将机器人自身的相关特性或相关目标的特性转化为机器人执行某项功能时所需要的信息。

力/扭矩传感器用于获取手术机器人末端操作系统和人体器官或组织相互接触时所承受的力和力矩，它为机器人的力控制和运动控制提供了力感信息，在完成一些复杂、精细的手术作业，实现机器人智能化中起着重要作用。在末端操作系统上设置力/扭矩传感器，通常有三种常规方式：设置在工具杆上，设置在手术工具的钳体上，以及设置在手术工具的驱动机构上。例如，美国直观医疗公司于 2005 年提交的公开号为 US2007144298 A1 的专利申请（图 A-82）和美国史赛克公司于 2016 年提交的公开号为 WO2016112276 A1 的专利申请都公开了将力/扭矩传感器（图 A-82 中序号 56 为力传感器）设置在工具杆上的方案。

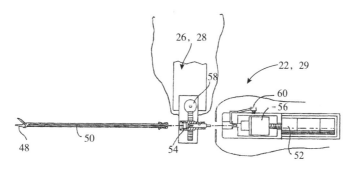

图 A-82　专利申请 US2007144298 A1 说明书附图

美国约翰斯·霍普金斯大学于 2011 年提交的公开号为 WO2012018821 A2 的专利申请提出，将传感器设置在手术工具的钳体上，或者设置在工具杆上。日本奥林巴斯公司于 2007 年提交的公开号为 JP2009056131 A 的专利申请将力传感器 32 设置在手术工具的驱动机构上，如图 A-83 所示。

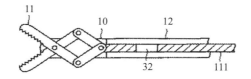

图 A-83　专利申请 JP2009056131 A 说明书附图

手术机器人要实现在人体器官或组织中的操作，仅依靠力觉信息往往是不够的，位置、姿势等信息同样重要，因此，在手术机器人的末端操作系统中还会安装位置/姿态传感器。例如，日本奥林巴斯公司于 2012 年提交的公开号为 WO2013018908 A1 的专利申请（图 A-84）公开了一种手术支援装置，机械手具有姿势传感器（基准姿势检测部）、装卸部的驱动部和位移检测部，它们设置在定位臂上；处置部初始位置检测部，其存储安装在手术器械上的钳子部初始状态的位置和姿势；以及处置部位置检测部，其计算钳子部的位置和姿势并进行存储。

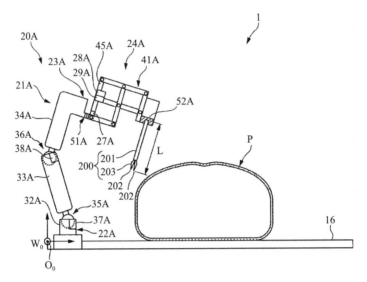

图 A-84　专利申请 WO2013018908 A1 说明书附图

为了使手术机器人能够更充分地完成复杂的手术操作，人们还尝试在末端操作系统中安装多种类型的传感器，分别感测不同方面的信息。例如，美国直观医疗公司于1997 年提交的公开号为 WO9729690 A1 的专利申请公开了一种实施最小侵入性心脏手术的系统，其采用了"力传感器 + 位置传感器"的组合形式。美国伊顿公司于 2009 年提交的公开号为 KR20100085487 A 的专利申请公开了一种吸脂手术机器人，其采用"角度传感器 + 触觉传感器"的组合形式。美国穆格公司于 2012 年提交的公开号为US8716973 B1 的专利申请公开了一种机器人触觉臂，其采用"力传感器 + 角度传感器 +位置传感器"的组合形式。

在外科医生远程操纵手术机器人进行外科手术的过程中，为了精确地"感觉"经由外科器械操纵的组织，除了采用上述传感器获取末端操作系统的信息，还必须依赖一些指示来"感觉"上述信息，其中需要的技术就是反馈。例如，为了将力和扭矩以能够感知的方式反馈给外科医生，需要在器械上安装相关反馈设备进行视觉显示、声音提醒等。按照反馈方式，反馈技术可以分为触觉反馈和感知替代。其中，触觉反馈包括给用户提供触感知觉（如振动），能够将末端传感器不同形式的操作信息（如针对移动的正向力或阻力）提供给用户；而感知替代一般通过其他的感觉来提供相关信息。

力反馈原理初步构想的提出时间非常早，加拿大不列颠哥伦比亚大学于 1993 年提交的公开号为 US5382885 A 的专利申请就公开了一种力反馈的原理，即主从比例放大：在末端执行器设置传感器，在操作端进行力信息和位置的比例放大的反馈。美国直观医疗公司于 2000 年提交的公开号为 US2003195664 A1 的专利申请提出了一种通过弹簧组件在夹持非常小或薄的物体时提供反馈的方法。

　　为了方便外科医生进行手术，进一步的研究使触觉反馈不仅可以单纯放大及反馈传感器所感测到的力和位置信息，还可以通过触觉提供更多的信息，以帮助末端执行器达到期望的效果。例如，美国伊默生公司于 2001 年提交的公开号为 US2003040737 A1 的专利申请就使用触觉提示使用者末端执行器的移动位置。美国马科外科公司于 2007 年提交的公开号为 US2007270685 A1 的专利申请使用触觉反馈构建了一个虚拟边界，以防止手术工具和敏感解剖结构之间发生接触，如图 A‑85 所示。

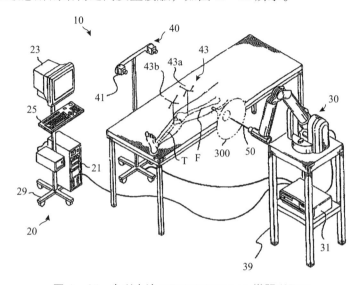

图 A‑85　专利申请 US2007270685 A1 说明书附图

　　除了在手柄处进行触觉反馈，还可以通过手套等方式来实现反馈。韩国三星公司于 2010 年提交的公开号为 US2012154131 A1 的专利申请公开了一种将力向量传输到人类手指的力向量传输设备，如图 A‑86 所示。

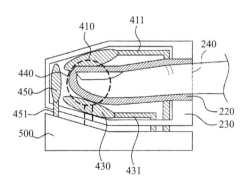

图 A‑86　专利申请 US2012154131 A1 说明书附图

　　将操作感作为触觉传递给操作者，使操作者感觉到其实际上是使用自己的手来操纵工具，以消除对于操作的脱离感也是研究的一个目标。日本奥林巴斯公司于 1994 年提交的公开号为 US5389849 A 的专利申请提出了能够通过驻波或行波将滑动感和表面粗糙度等表面信息传递给操作者，以允许操作者用最佳操纵力来操纵物体的方法。

反馈技术中的另一个研究分支为感知替代，即使用除触觉以外的其他感知方式帮助使用者获取反馈信息。例如，美国通用电气公司于 2005 年提交的公开号为 US2007129626 A1 的专利申请提出可以将某一类反馈与未经计划的运动进行关联，根据器械是否位于计划的轨迹和/或位置处来传送振动、听觉信号、视觉信号、温度信号等。但这种反馈的目的一般是向外科医生提供工具姿态和位置信息，而没有进行力反馈。美国电脑动作公司于 2001 年提交的公开号为 US2003040758 A1 的专利申请提出了力反馈的视觉表示方法，提供与由力传感器装置感测的力相关的视觉指示，如图 A–87 所示。

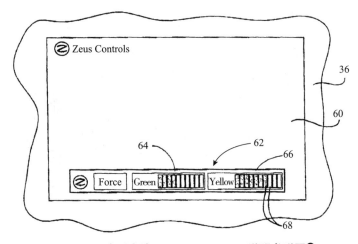

图 A–87　专利申请 US2003040758 A1 说明书附图❶

美国约翰斯·霍普金斯大学提交的公开号为 WO2012018821 A2 的专利申请中还提出了通过听觉进行反馈的方法，基于探测到的所施加的力来选择音频反馈的水平，音频反馈代表所施加的力的相对强度，如图 A–88 所示。

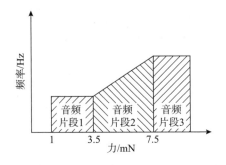

图 A–88　专利申请 WO2012018821 A2 说明书附图

---

❶ Zeus Controls：宙斯控制装置；Force：力；Green：绿色；Yellow：黄色。

2. 手术规划/仿真/导航

手术规划/仿真/导航技术主要涉及将术前获得的病人的 X 射线、CT 或 MRI 等数据输入特定的工作站进行相关计算以及术前规划等操作，并且基于术中图像采用相关定位手段，对手术部位和术中的手术器械进行精确的实时跟踪、显示和引导，从而让医生能够基于上述引导开展相关手术操作。

目前的手术规划/仿真/导航系统一般由标记点/追踪器、显示器、成像设备和工作站等组成，手术规划/仿真/导航的实现过程一般包括术前规划和术中操作两个部分。其中，术前规划主要包括标记点/追踪器的设置、术前成像、三维重建和手术路径规划等，术中操作主要包括目标组织和手术器械的实时跟踪、实时成像、坐标系转换、手术工具引导、系统设备校准等。使用手术机器人在复杂的人体内进行手术操作时，为了减少对其他组织的伤害，避免对病人造成严重的后果，在手术前需要进行相应的术前规划等操作，并基于术中图像等辅助手段，采用相关的追踪方式和追踪技术使手术器械能够精确地到达预定位置，执行器械功能。因此，追踪技术的成熟与否直接影响着手术的成效。

根据追踪技术出现的先后顺序，追踪方式大致可以分为三代，即以机械追踪为代表的第一代追踪方式、以光学追踪和电磁追踪为代表的第二代追踪方式，以及以影像追踪为代表的第三代追踪方式。

机械追踪的方式较为单一，大多用于有框架的手术系统中。在机械追踪方式中，设置一些机械结构与传感器或者手术器械连接，通过检测传感器或者手术器械的运动状态进行定位追踪。例如，Allen George 于 1991 年提交的公开号为 US5142930 A 的专利申请公开了一种交互式图像引导手术系统，当机械臂移动时，编码器会产生信号指示各关节移动的位置和方向，计算机系统通过记录这一信号对机械臂末端的手术器械进行定位。北京航空航天大学于 2007 年提交的公开号为 CN101181168 A 的专利申请公开了一种 CT 导航微创外科并联机器人，穿刺针上下端分别连接于两个球铰上，两个球铰的运动决定穿刺针的空间位置和姿态，从而实现穿刺针在空间位置内的精确定位。由于操作系统复杂，术中无实时引导信息，目前机械追踪方式已经逐渐被淘汰。

光学追踪是通过摄像机观察目标进行目标的追踪和引导，通常会在目标上设置标记点以便于摄像机的观察追踪。例如，美国 IBM 公司于 1991 年提交的公开号为 US5299288 A 的专利申请公开了一种用于精确手术的图像定向机器人系统，在手术器械上固定设置有标记点，由摄像机捕捉追踪固定的标记点，根据各标记点在空间内的位置来确定手术器械在空间中的位置。由于直接观察容易受到周围组织的遮挡或者反射的影响，为了克服这一缺陷，目前多采用对标记点进行红外检测的方法。例如，美国内布拉斯加大学于 2007 年提交的公开号为 US2008009697 A1 的专利申请公开了一种用于执行计算机辅助全膝关节置换手术的方法，即在手术工具上设置位置标记点，并使用有源和无源标记；有源标记可以发射由位置传感器接收的红外光，无源标记可以将红外光反射回位置传感器；使用这种方式来确定工具的位置和方位，实现追踪的目的；光学追踪还可以使摄像头随着导向器共同进入手术位置，进行直接的观察，从而实现追踪，如图 A-89 所示。美国直观医疗公司于 2008 年提交的公开号为 US2009326556 A1 的专利申请公开了一种医疗机器人系统，包括进入导向器，外科手术工具和摄像机延伸到进入导向器远端，可以在导向器前端拍摄图像。光学追踪以其高精度和使用方便等优点，在追踪系统中得到了广泛的应用，成为目前手术机器人系统中的主要追踪方式。

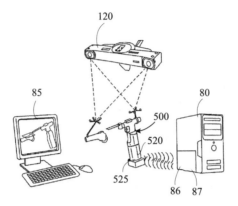

图 A－89　专利申请 US2008009697 A1 说明书附图

电磁追踪通过电磁场和电磁传感器来实现。由发射器生成固定的电磁场，设置在手术器械上的电磁传感器可以检测所处位置磁场的强弱，基于检测到的磁场信息，系统可以确定电磁传感器所在的位置，进而确定手术器械的位置，实现定位。例如，德国西门子公司于 2008 年提交的公开号为 DE10025285 A 的专利申请公开了一种使用腹腔镜附着在自动引导机器人手臂上、通过手术器械进行手术干预的手术操作系统，由发射器发射的电磁场经由接口连接到导航系统，位置传感器设置在手术器械上，基于电磁场检测取向信息，在位置传感器的帮助下，可以非常精确地确定腹腔镜和手术器械的空间位置或其相对于彼此的空间位置，如图 A－90 所示。美国通用电气公司于

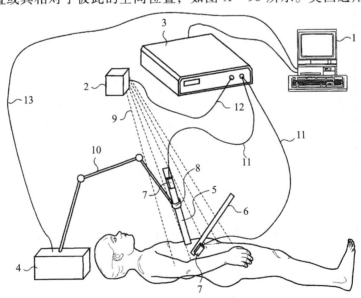

图 A－90　专利申请 DE10025285 A 说明书附图

2012 年提交的公开号为 US2014343407 A1 的专利申请公开了成像系统中使用电磁位置传感器的位置通知系统，以便知晓仪器的位置。电磁定位具有切口小、术中出血少以及手术精度高等优势，是定位方式发展的一个重要分支，但使用过程中磁场容易受某些金属手术工具的影响，会导致追踪精度不够高。

超声追踪通过监测接收到的超声信号的相位和强度的差异，计算出目标区域的空间位置和姿态等信息。在手术器械上设置多个发射器，通过示踪器及时捕获超声探头自身位置，再通过配准技术获得手术器械与图像的实时配准，从而实现追踪的目的。例如，美国史赛克公司于 2009 年提交的公开号为 US2010099982 A1 的专利申请公开了一种用于确定解剖结构位置和位置变化的系统，该系统将基片以可移除的方式附接到身体的外表面，基片中具有相关联的传感器；使用超声波成像装置确定解剖结构相对于传感器的位置，并用手术导航系统跟踪传感器，以确定传感器的位置，从而实现追踪目的。

影像追踪借助 CT、MRI 等影像技术手段进行，在手术器械上设置辐射标记，通过与影像图像的配合使用，实现手术器械的定位追踪。例如，荷兰皇家飞利浦公司于 2013 年提交的公开号为 CN104254369 A 的专利申请公开了一种计算机断层摄影（CT）- 高强度聚焦超声（HIFU）系统，包括 CT 扫描器，辐射源发射横贯检查区域的辐射，辐射敏感探测器阵列探测横贯所述检查区域以及其中的对象的一部分的辐射；超声探头相对于 HIFU 装置的至少一个基准标记的位置，并且由扫描器获得的 CT 数据被重叠在先前生成的 HIFU 流程计划上，实现对象的追踪定位，如图 A - 91 所示。

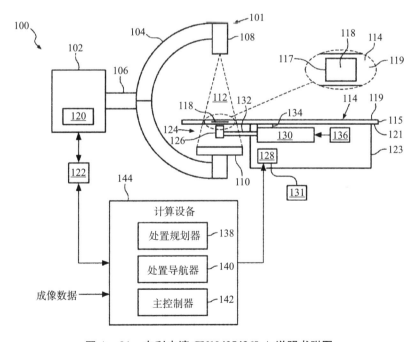

图 A - 91　专利申请 CN104254369 A 说明书附图

定位追踪技术是手术机器人中最主要的技术之一，而设置追踪器/标记点又是定位追踪技术的重要组成部分。由于定位追踪方式的实现方式不同，即使追踪器/标记点的位置设置相同，其实现追踪的方式也不尽相同。为了提高定位精度、扩大使用范围以及避免其他干涉等，各申请人给出了不同类型的追踪器/标记点设置。最常见的追踪器/标记点的设置方式为在手术器械和患者身体上均设置有标记点，而追踪器设置于相对固定的基座上。例如，德国库卡罗伯特有限公司于 2007 年提交的公开号为 DE102007055205 A1 的专利申请分别在机器人和患者的合适位置处设置能够被良好地检测到的标记点 M1 和 M2，并且在合适的位置处相对于患者和机器人设置检测装置 E，从而实现手术过程中的定位和追踪，如图 A - 92 所示。德国西门子公司于 2002 年提交的公开号为 US2004015053 A1 的专利申请仅在手术相关的手术器械上设置位置传感器，用于探测由导航系统的发射极所发出的电磁场，根据探测到的电磁场，可以确定腹腔镜、手术器械等在空间中的位置。美国安络杰公司于 2014 年提交的公开号为 WO2016014073 A1 的专利申请通过超声成像系统配合设置在医疗器械上的位置传感器来确定医疗器械的位置。除上述常规的定位追踪方式以外，美国直观医疗公司于 2014 年提交的公开号为 US2016206384 A1 的专利申请将不同的形状传感器设备连接到共用参考固定装置并延伸到不同工具或解剖位置，确定参考固定装置和目标固定装置之间的传感器设备的形状，根据此形状，确定目标处的传感器设备的姿态，进而追踪运动的多个目标的相对位置。

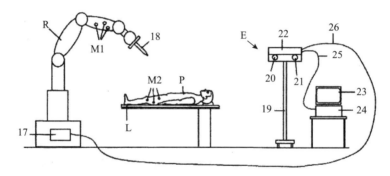

图 A - 92　专利申请 DE102007055205 A1 说明书附图

A. 4. 3　主要专利申请人及其专利布局

在技术发展初级阶段，手术机器人的专利申请量非常少。在这一阶段，具有代表性的为 1986 年提交的公开号为 US5078140 A 的专利申请（图 A - 93），其提出 Puma 560 工业机器人"引导立体定位外科手术的装置和方法"，侧重于对手术系统和机械手臂的保护。

当手术机器人技术发展进入探索阶段后，虽然专利申请量仍然比较少，但出现了真正意义上的手术机器人产品。随着研究的不断深入，手术机器人也逐渐走向商业化应用，专利申请量开始快速增加。在接连推出伊索和宙斯机器人的同时，美国电脑动作公司先后提交了公开号为 WO9403113 A1 和 WO9729690 A1 的两件专利申请，在美国、日本、欧洲、澳大利亚、中国等多个国家和地区进入国家阶段。美国电脑公司以系列申请的形式进行了周密的专利布局，重在对这两款产品所涉及的核心技术进行保护。

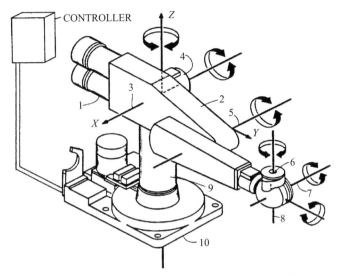

图 A – 93　专利申请 US5078140 A 说明书附图❶

　　美国直观医疗公司成立后也积极寻求对其核心技术的专利保护，该公司于 1997 年提交了公开号为 WO9743942 A1 和 WO9825666 A1 的专利申请，提出了具有手术操作执行器的手术机器人，该执行器具有多个自由度，能够更加灵活地实现手术过程中的各种动作。1999 年及随后的几年中，该公司提交了多件关于手术机器人视觉系统改进的专利申请，其中公开号为 WO0033726 A1 的专利申请主要针对视觉系统及控制台进行改进，通过沉浸式的视觉系统让外科医生能够通过内窥镜看到更加真实、立体的图像，并且可以追踪手术器械和手术位点。2001 年前后，美国直观医疗公司的达芬奇手术机器人系统被 FDA 批准并投入使用，与之相关的专利包括 US6309397 B1、US6206903 B1 及 US6491691 B1，着重保护机器人手臂结构及末端执行器。2008 年，美国直观医疗公司又开始了新一轮的技术提升，其提交的公开号为 WO2009131840 A1 的专利申请涉及视觉系统的改进，经过改进的视觉系统采用更加先进的可视化技术，并且可以根据需要对操作部位的图像进行放大。2009 年，该公司提交的公开号为 WO2010117625 A2 的专利申请提出了具有力反馈功能的手术机器人，在机器人末端执行器上设置有光纤力传感器，力传感器可以感知执行器与组织接触过程中产生的力的大小，实时反馈到医生的操作手柄，使手术机器人可操作性更强。

　　2003 年，以色列团队的 Spine Assist 系统应用了专利 US6837892 B2 中提出的术前CT 影像规划的机器人脊柱手术流程。全面升级后的 Spine Assist 系统称为 Renaissance，首次将机械臂与患者骨性结构刚性连接，提升了操作与定位的双重精确性，相关专利

---

❶ CONTROLLER：控制器。

包括 CN108697415 A、CN105636635 A。

与国外研究相比，国内对手术机器人技术的研究起步较晚，但也取得了一些突破性进展。例如，北京柏惠维康科技有限公司研发了神经外科机器人"睿米"（Remebot），医生可以在该机器人的帮助下实现微创、精确、高效的无框架立体定向手术，手术平均用时仅需 30min，定位精度达到 1mm，对患者只造成一个 2mm 以内的创口。其中，机器人以及立体定位参数优化方法的相关专利包括 CN103720514 A、CN105852970 A。

北京天智航医疗科技股份有限公司联合北京积水潭医院、北京航空航天大学，历经十余年，研发出拥有完全自主知识产权的"天玑"骨科手术机器人，该系统定位精度达到亚毫米级，可广泛应用于脊柱全节段、骨盆、四肢等部分螺钉内固定术。2009年，该公司提交了公开号为 CN101700184 A 的专利申请，其通过设置于患肢侧面并将直杆型导向装置直接卡接在两个万向节上来实现直杆型导向装置自身的准确定位，从而实现手术路径在空间中的准确固定。该公司申请专利的主要内容是多种定位标尺、定位器和定位标志点识别方法，相关专利包括 CN103815970 A、CN104083216 A、CN104123540 A。

2002 年，天津大学与南开大学、天津医院合作研制了显微外科手术机器人辅助系统 RAMS，可以进行基本的辅助夹持操作。2004 年，开始研发用于显微外科手术的"妙手"系列机器人，前后经历了"妙手"Ⅰ、Ⅱ、Ⅲ和 S 代。"妙手"机器人是我国第一台国产并得到临床应用的医用机器人。目前的产品"妙手 S"运用了微创手术器械多自由度丝传动解耦设计技术，解决了运动耦合问题；实现了从操作手的可重构布局原理与实现技术，使机器人的"胳膊"更轻；运用了系统异体同构控制模型构建技术，解决了立体视觉环境下手—眼—器械运动的一致性问题。2014 年 4 月，中南大学湘雅三医院使用"妙手 S"系统顺利完成了 3 例国产机器人手术，这是我国自主研制的手术机器人系统首次运用于临床。❶ 天津大学申请的专利主要涉及机器人手臂及末端执行器，以公开号为 CN102429724 A 的专利申请为例，其要求保护用于微创机器人的电烧蚀工具。

重庆金山科技公司开发了一套技术先进、安全可靠、更便于医生操作的国产腹胸腔微创手术机器人系统，实现了关键技术的攻关，包括四孔腔镜手术机器人核心部件、7 自由度高精度机械臂、3D 成像与导航、人机交互遥操作系统等。该公司申请的与机械臂的精度控制相关的专利包括 CN105411680 A、CN106042006 A 等。

此外，国内高校和医院也进行了多项手术机器人的研究。2009 年，中国人民解放军海军总医院田增明教授团队、北京航空航天大学机器人研究所和北京医院合作完成了我国首例微创血管介入手术机器人动物实验，并于 2012 年推出微创血管介入手术机器人 VIR。2013 年，哈尔滨工业大学研制出具有国内代表性的"微创腹腔外科手术机器人系统"，在不断改进的基础上提出了公开号为 CN104887313 A 的专利申请。

---

❶ 毛晓琼. 2000 万一台的"达芬奇"专利到期，国产手术机器人机会来了吗？［EB/OL］.（2020 - 02 - 20）. https：//www. cn – healthcare. com/article/20200220/content – 531141. html.

A.4.4　未来发展方向

达芬奇手术机器人系统拥有众多基础专利，包括多自由度手术机械臂、前端手术器械、三维立体视觉定位、人机交互等，几乎覆盖了现有同类外科手术机器人的所有技术保护点。以"达芬奇"专利的柔性机械手为例，从第一代产品开始，就引入"腕关节"的概念，使其具有上下、前后、左右、旋转、开合以及弯曲等7个活动向度，且每个关节的活动范围都大于90°，超出人手的极限。这基本上都是腹腔镜手术机器人必须采用的通用设计，但因为美国直观医疗公司提前申请了专利保护，使大量后来者无法采用上述设计。在找不到更好替代方案的情况下，后来者只能等待"达芬奇"的专利有效期结束。

同为腹腔镜手术系统，国内的"妙手"最初对标的就是"达芬奇"。也正因为如此，项目在推进过程中难度颇大，大量的初始设计都会撞上"达芬奇"的知识产权保护壁垒。为了绕开这些问题，研发团队花了十多年时间，最终以完全自主产权的方式造出了"妙手S"手术机器人，但它的精准度与"达芬奇"相比仍有一定的差距。

"达芬奇"所涉及的最早一批专利申请于1997年，专利权已经到期，其他专利也将在近几年陆续到期，也许弯道超车的机会即将来临。另外，"达芬奇"最大的弊端在于它是从工业机器人改造而来的，巨大、笨重、不可移动，这些特征在真实的医疗环境中会占用宝贵的手术床旁空间，设计小型化、轻量化的手术机器人也是另一个途径。

此外，避开"达芬奇"所在的腹腔领域，也不失为一种选择。目前，国内一些转攻骨科、神经外科、介入手术的企业都取得了不错的成绩。北京天智航医疗科技股份有限公司的"天玑"骨科手术机器人、北京柏惠维康科技有限公司的"睿米"神经外科手术机器人都顺利通过了第三类医疗器械审查，并且在拓宽手术机器人的功能边界上越走越远。❶

A.5　医学美容

A.5.1　专利申请趋势及区域分布

图A-94所示为医学美容领域全球专利申请量趋势。涉及医学美容的专利最早出现于20世纪50年代，从那时起到20世纪90年代初期，每年均只有零星数量的专利申请，相关内容也仅涉及医学美容的部分辅助方法。从20世纪90年代开始一直到21世纪初期，相关专利申请量呈快速上升态势，表明该领域的相关专利申请逐步得到重视。21世纪的前20年中，相关专利申请量持续处于高位，出现了三次申请高峰：第一次申请高峰与射频美容设备的首次出现相关，后两次申请高峰均与美国热玛吉公司的技术

❶　毛晓琼. 2000万一台的"达芬奇"专利到期，国产手术机器人机会来了吗？［EB/OL］.（2020-02-20）. https://www.cn-healthcare.com/article/20200220/content-531141.html.

改进有关。近年来，该领域的技术研发和专利申请均处于相当活跃的状态。

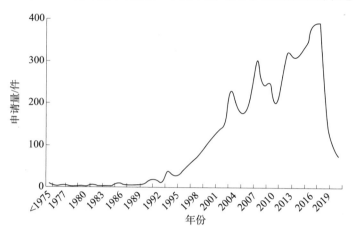

图 A - 94　医学美容领域全球专利申请量趋势

图 A - 95 所示为医学美容领域中国专利申请量趋势。国内在医学美容领域的研究起步较晚，真正意义上成规模的专利申请从 2000 年开始，但起步后的专利申请量稳步增加。国内申请量趋势与全球申请量趋势较为接近，这也从侧面表明各主要申请人基本上都在中国进行了专利布局，也证明了中国市场的重要性。特别是在 2010 年以后，国内的专利申请量大幅提升，这也表明随着经济的发展，医学美容越来越得到重视，我国潜在的医学美容市场非常巨大。

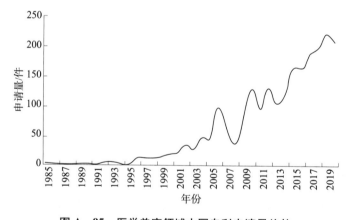

图 A - 95　医学美容领域中国专利申请量趋势

图 A - 96 所示为医学美容领域专利申请全球分布情况，可以看出，涉及医学美容的全球专利申请分布呈现高度集中的状态。其中，美国的专利申请量最多，在美国布局的专利申请量占总量近一半的份额，技术优势相当明显；在欧洲专利局、中国布局的专利申请量分别处于第 2 位、第 3 位。可见，美国、欧洲和中国都是当前和今后一段时间内医学美容的重要市场。此外，还有 15.1% 的申请是以国际申请方式提出的，以期进入多国国家阶段。

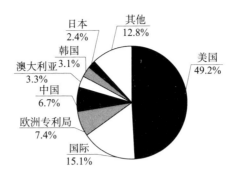

图 A－96　医学美容领域主要国家或地区专利申请占比情况

A.5.2　技术主题分析❶

医学美容主要包括皮肤美容和美体塑形，而美体塑形则主要是通过一些健身运动或外科手术来改善体型，使体型各方面达到平衡，涉及的技术大多不属于专利申请的范畴。因此，重点研究皮肤美容的相关技术内容。

皮肤美容项目主要包括嫩肤、脱毛、祛斑、祛疤等，而实现上述项目的技术主要包括射频、激光、脉冲光和超声波等。

1. 射频

美国热玛吉公司于 1996 年申请的公开号为 WO9634568 A1 的专利公开了一种用于治疗皮肤的装置，通过输送射频能量来收紧皮肤而基本上不损伤细胞；美国索尔塔公司于 2014 年申请的公开号为 US2014336733 A1 的专利涉及一种用于经皮递送电磁能量以治疗皮肤表面下方组织的方法，设备中的每个电极可以被单独供电以将电磁能量递送到组织，从而产生电场，在组织内产生体积加热，实现组织治疗的目的。

2. 激光

中国科学院长春光学精密机械与物理研究所于 2019 年申请的公开号为 CN110201313 A 的专利公开了一种多波长激光治疗仪，控制器可以根据激光设定指令使激光器驱动装置驱动激光发生装置，使多个激光器中的任意一个激光器产生一种波长的激光或者任意组合的激光器产生多种波长的激光，解决了现有激光器工作波长单一的问题，强化对皮肤的美容效果。

3. 脉冲光

刘方于 2008 年提交的公开号为 CN101524578 A 的专利申请公开了一种美容嫩肤仪，光源矩阵为红光（波长为 610～640nm）和近红外光（波长为 835～865nm）的 LED 混合光源矩阵，采用对于皮肤胶原细胞最具激活效应的中心段波长红光和近红外光按照特定辐照强度比例进行混合，可促进痤疮等炎症创面的愈合，具有改善皮肤微循环的功效。

---

❶ 案例选取规则：申请时间较早的专利申请、同族较多的专利申请，或技术改进点较多的专利申请。

4. 超声波

重庆融海超声医学工程研究中心有限公司于 2007 年提交的公开号为 CN101322869 A 的专利申请公开了一种夹持式超声波治疗枪及含有该治疗枪的超声波美容治疗设备，包括用于超声治疗的治疗头，第一治疗头和第二治疗头内有换能器座以及置于换能器座上的超声换能器，还有用于对超声换能器散热的散热装置，可以使用该治疗枪采用平面贴合的方式进行美容治疗。

通过对射频、激光、脉冲光和超声波等主流皮肤美容技术进行简单对比可以发现，激光和超声波在由发生器激发后不方便进行后续调节，脉冲光的作用范围比较有限，而射频则有着较宽泛的频率范围和频段，可以通过调节电流的大小实现对射频能量的调节，进而得到不同的效果。因此，射频美容在皮肤美容中得到了广泛应用。通过对皮肤美容相关专利申请进行分析梳理可以看出，射频美容是皮肤美容领域非常重要的一个专利申请方向。

射频美容的原理与外科手术中使用的"高频电刀"基本相同，与"高频电刀"的频率通常相似或比其略高，通过增大治疗电极与人体的接触面积来降低电流密度，从而使组织温升保持在一个可接受的范围内，既保护人体正常组织不受损伤，又实现了刺激胶原蛋白新生的目的。

国家食品药品监督管理局医疗器械标准管理中心于 2017 年对外发布的《医疗器械分类目录》（调整意见）中对射频治疗仪的监管类别进行了调整，指出："对于射频治疗仪和射频皮肤治疗仪，如果产品通过射频能量作用于人体（包括但不限于皮肤组织及皮下深层组织等），使人体组织、细胞发生病理/生理学改变，以紧致松弛皮肤、减少皮肤皱纹和褶皱、改善皮肤外观等，拟按照三类器械监管；如果射频治疗仪和高频电场皮肤热治疗仪，若产品用于面部、体部、颈部等非创伤性浅表治疗，拟按照二类器械监管。"❶

按照电极数量的多少，可将用于皮肤美容的主要射频技术分为单极射频、双极射频和多极射频。单极射频是指射频的发射和接收电极相距较远，形成较大范围的电磁场，以电磁辐射方式加热组织。这种射频的发射电极设计在治疗工具上，其接收电极固定在患者背部或者肢体上，加热面积更大，加热深度可以达到 15～20mm，以满足较深组织的治疗需求。但由于其仍然是两个电极，有人称其为准单极射频。双极射频是指射频的发射和接收电极设计在同一个治疗工具上，两个电极之间通过电流在较小区域内流动，使皮肤组织被加热。其特点是功率不大、加热范围有限、治疗安全、患者无痛苦，特别是对眼周等重要或者敏感部位的治疗相对安全。多极射频是指在一个治疗头上放置多个电极，形成多个局部电流回路，但每个回路并不同时工作，而是由计算机控制，随机组成电流回路并作用于组织，因此实质上仍然是双极射频。这样增加了治疗面积，提高了治疗安全性，多极射频的能量被局限在多个极柱之间，聚焦式的

---

❶ 国家药品监督管理局. 总局关于发布医疗器械分类目录的公告（2017 年第 104 号）[EB/OL]. (2017-09-04). https://www.nmpa.gov.cn/xxgk/ggtg/qtggtg/20170904150301406.html.

电流使治疗能量更精确、更集中、更可控，使用相对低的功率就能获得足够的能量，使治疗更加舒适无痛、更加安全。❶

A.5.3　主要专利申请人及其专利布局

射频美容领域的重点申请人是美国热玛吉公司。该公司生产产品的时间早、种类丰富，经过了多次技术更新迭代。对热玛吉的相关专利进行分析可知，申请人主要集中在美国热玛吉公司和其母公司美国索尔塔公司。

根据国家药品监督管理局发布的《医美相关产品问题答疑》，"热玛吉"一词来源于英文"Thermage"的音译，最早是美国热玛吉公司及其所生产的一系列射频美容设备（Thermage CPT System）的名字。美国热玛吉公司致力于皮肤抗衰老的研究，早期研究以射频消融作为主要技术路线，产品以 Thermage CPT System 为主。随着研究领域的扩展，后来出现了以飞梭点阵激光等为代表的利用激光进行美容的产品。由于此时再以"热玛吉"为公司名称就无法覆盖全部业务，遂成立了索尔塔公司。因此，该公司早期的专利申请多以热玛吉公司为申请人，如 1997 年提交的公开号为 WO9805286 A1 的专利申请；后期申请则大部分以索尔塔公司为申请人，如 2013 年提交的公开号为 US2013304053 A1 的专利申请。产品被引入中国后，经其代理人和经销商等的广泛宣传推广，"热玛吉"这个名字作为美容产品普遍被大众知悉，甚至一度在美容行业成为射频美容设备这类产品的代名词。

热玛吉的工作原理是利用特定频率的电流直接流经人体组织产生热效应，对皮肤及皮下组织进行加热收缩以促进胶原蛋白新生，从而达到减轻皮肤皱纹等目的。

热玛吉的相关核心技术主要包括单极有回路射频技术和深层加热与表皮冷却技术。例如，美国热玛吉公司于 2006 年提交的公开号为 US2007088413 A1 的专利申请公开了具有多个可选择的组织深度输送能量的治疗装置，该装置可以采取单极模式，用相同极性的高频能量向电极提供能量，从而向患者组织中相对较深的部位输送能量。该公司于 2004 年提交的公开号为 CN1780588 A 的专利申请公开了一种包括射频部件、冷却元件和存储器的设备。相比于其他射频技术，单极射频可以深入皮肤深层，实现对胶原蛋白的刺激。而热玛吉的专属美容头端采用了独特的覆膜技术配合冷喷技术，能够保证发射能量均匀分布于头端表面，既能保障对深层进行有效加热，又能使表皮层免受灼伤。

1. 第一代热玛吉

在 2000 年前后问世之初，第一代热玛吉产品的作用深度仅限于皮肤表面，通过贴在皮肤表层的热量传递装置将热量传递到皮肤底层，用以收缩胶原层组织，实现皮肤的紧致。此类技术的代表性专利为美国热玛吉公司于 1996 年提交的公开号为 WO9634568 A1 的专利申请和 1997 年提交的公开号为 WO9805286 A1 的专利申请等。

其中，专利 WO9634568 A1 公开了一种用于治疗皮肤的装置（图 A - 97），主要用

---

❶　韩秀萍. 医学美容技术［M］. 上海：东华大学出版社，2016：197 - 198.

于收紧皮肤而基本上不损伤细胞。该装置主要包括外壳、电极、能量递送装置、冷却流体、传感器和控制装置等，电极覆盖到表皮上递送能量。在热量传输过程中，借助电解液将射频功率从射频电极传递到下层胶原蛋白组织，以实现胶原蛋白分子的部分变性，胶原蛋白分子的变性在具有反馈的控制下进行。同时，在接触外表面上设有一个或多个热传感器，可以精确地确定表皮层的表面温度。

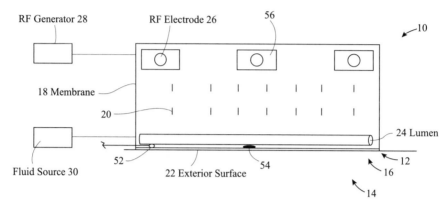

图 A－97 专利申请 WO9634568 A1 说明书附图❶

此外，专利 WO9634568 A1 还公开了一种对脂肪细胞进行处理的方法，可以实现皮肤的收紧。该方法通过产生一定的反向热梯度，经过表皮层提供足够的热能，从而透过其他皮肤层集中在胶原蛋白组织上。包含在射频发生器内的热传感器可以测量递送中的电压和电流，控制器使用这些传感器的输出来控制射频功率的输送，同时控制温度和功率，从而确保实际温度和功率不会超过操作者的设定水平。

这也是相对较为成熟的射频美容设备第一次出现，引起了众多厂商的竞相模仿，医学美容设备的相关专利出现了第一个申请高峰。

2. 第二代热玛吉

2006 年前后，热玛吉出现了第一次技术升级，升级后的产品相对第一代有了明显的改进，装置在外观和结构上更为小巧，同时机头和电极的重新设置也提升了射频电流的作用深度，电极具有在皮下 0.01～1.0mm 范围的厚度，机头能够在选定深度的组织上产生更均匀的热效应。本次技术进步也导致射频美容的专利申请呈爆发式增长，出现了第二个专利申请高峰。

代表性专利为美国热玛吉公司于 2004 年提交的公开号为 CN1780588 A 的专利申请（图 A－98），其公开了一种包括射频部件、冷却元件和存储器的设备。射频部件包括具有介质部分和导电部分的射频电极，可以通过施加射频能量的方式实现加热，同时还能够减少由电极造成的边缘效应现象，使电流的加热更加均匀。射频电极都带有导电部分和电介质部分，电介质部分设置在导电部分周围，对流经射频电极的电流产生

---

❶ RF Generator：射频发生器；RF Electrode：射频电极；Lumen：冷却腔；Exterior Surface：外表面；Fluid Source：电解液源；Membrane：多孔膜。

较高的阻抗，使电流直接经过导电部分抵达皮肤表面；电介质部分在整个射频电极中产生更为均匀的阻抗，并使流经导电部分的电流更加均匀，减轻了电场边缘效应。设备中的机头向选定深度的组织提供更为均匀的热效应，同时防止对皮肤表面造成热损伤，可以改善临床疗效。为了实现对电极的冷却，液体输送元件和冷却液介质阀门元件共同构成冷却液介质分发组件，液体输送元件可以向射频电极提供冷却液介质的雾化输送，对冷却过程实现更精确的温度控制。

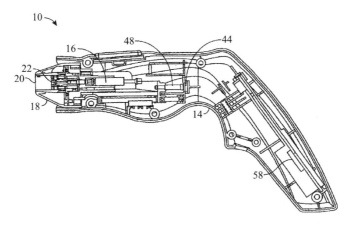

图 A - 98　专利申请 CN1780588 A 说明书附图

3. 第三代热玛吉

为了加强对入射能量的调整，对热玛吉进行了第三次技术更新，此次技术进步集中在 2010 年前后，以美国雷利恩特技术公司于 2004 年提交的公开号为 CN1902525 A 的专利申请等为代表。

在专利 CN1902525 A 中，设备包括电源、光发射器、可移动机头、检测器和控制器等结构，如图 A - 99 所示。机头可以自由移动位置并通过调节参数调整组织治疗的剂量，用于把光束向目标区域发射；检测器用于检测机头的位置参数；控制器可以控制向目标区域发射的光束的参数。在激光诱导组织治疗中，每条光束可以用一组特定的操作参数表征在目标区域上以产生期望的皮肤效应。

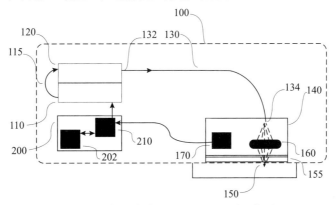

图 A - 99　专利申请 CN1902525 A 说明书附图

为了实现最佳治疗结果，可以将机头定位成离目标区域预定的距离，以便按期望模式将光束聚焦在目标区域中的期望深度上。治疗期间，机头沿着要治疗的组织以基本恒定的或可变的速度移动，极大地提高了医生使用的便利性，进一步加强了整个治疗过程的治疗效果。

4. 第四代热玛吉

2016年，对热玛吉进行了第四代技术更新，实现了脉冲头输送能量深度的可调节，该技术以美国热玛吉公司于2006年提交的公开号为US2007083247 A1和WO2007046886 A1的专利申请等为代表。

其中，专利WO2007046886 A1公开了可向多个可选择的组织深度输送能量的治疗装置，装置包括至少两个彼此电隔离的电极，允许装置向每个电极独立地提供能量，以适应不同的治疗深度，如图A－100所示。装置既可以采用单极模式，用相同极性的高频能量向电极提供能量，从而向患者组织中相对较深的深度输送能量；还可以采用双极模式，用不同极性的高频能量向电极提供能量，以提供更浅的穿透深度。另外，装置还可以用不同相位关系的射频向电极提供能量，从而通过用于确定能量输送深度的相位差，以单极和双极模式并发地输送能量。控制器可以调节在不同的操作模式之间进行切换，通过重新配置电连接，在双极模式和单极模式之间切换电极，以便改变递送到组织中的能量深度。

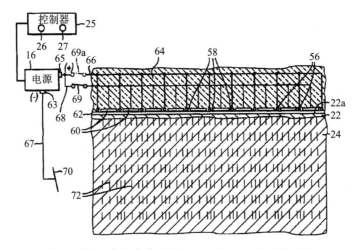

图 A－100　专利申请 WO2007046886 A1 说明书附图

此次技术更新极大地提高了热玛吉的使用范围。同时，这也是热玛吉的第二次技术飞跃，随之而来的就是围绕该技术的大量专利申请，出现了第三个专利申请高峰。

5. 第五代热玛吉

这是目前为止，热玛吉核心技术最为先进的一代。美国热玛吉公司后续对设备的外观、探头结构、装置的使用方法和调节方式等做了一系列改进，并提交了一系列专利申请，以美国索尔塔公司于2014年提交的公开号为US2014336733 A1的专利申请（图A－101）等为代表。

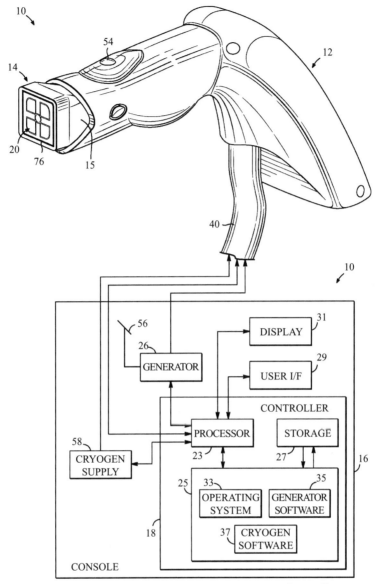

图 A - 101　专利申请 US2014336733 A1 说明书附图❶

专利 US2014336733 A1 涉及一种用于经皮递送电磁能量以治疗皮肤表面下方组织的方法。治疗尖端包括壳体和治疗电极，每个电极可以被单独供电，以便将电磁能量递送到组织。治疗尖端包括温度传感器，可以感测治疗电极中的温度，用作控制能量输送的控制回路中的反馈。治疗电极的一部分与患者的皮肤表面具有直接接触关系，电磁能量以经皮方式传输到组织，在治疗电极和患者之间流动的高频电流集中在皮肤

---

❶ CRYOGEN SUPPLY：冷冻剂供应器；GENERATOR：高频发生器；PROCESSOR：处理器；OPERATING SYSTEM：操作系统；DISPLAY：显示器；USER I/F：用户界面；CONTROLLER：控制器；STORAGE：存储设备；GENERATOR SOFTWARE：发生器软件；CRYOGEN SOFTWARE：冷冻剂软件；CONSOLE：操作台。

表面和接触表面区域的下层组织处，从而产生电场，在组织内产生体积加热，实现组织治疗。

虽然这一系列的专利申请在核心技术上没有过多的改进，但是，通过对使用方法和调节方式等交互性操作进行人因工程设计，极大地改善了用户的使用体验，进一步巩固了热玛吉技术在医学美容行业的领先地位。

A.5.4 市场动态

中国医学美容行业起步较晚，1994 年，原卫生部颁布《医疗机构诊疗科目名录》，首次将"医疗美容科"正式列为医疗机构科目，国内的医学美容行业开始发展。1997 年，我国首家民营整形美容外科医院——伊美尔成立。2009 年，中国医疗美容行业协会成立，同时伴随着这一阶段经济水平的提升，中国医疗美容行业也开始快速发展。

国内市场开放后，国外企业凭借较为先进的技术和更加成熟的运营模式迅速占领了市场的主体地位，并且在医学美容行业的上下游产业中占据一定的份额。对于国内企业来说，较为合适的竞争方式主要有两个选择：一是借助中国制造业大国的地位打入行业的上游产业，从设备生产和供应的角度逐步站稳脚跟，并进一步提升市场地位，该选择以武汉奇致激光技术股份有限公司为代表，其主要生产医学美容产品中的激光器以及部分治疗仪产品，现在已经成为重量级的设备综合供应商；二是通过参股收购等方式，参与医学美容行业的运营业务，不断吸取国外企业的服务经验，从而在行业中取得领先，该选择以上海复星医药（集团）股份有限公司为代表，其在 2013 年斥资 2.4 亿美元收购以色列飞顿激光有限公司 95% 的股权，进一步扩展医学美容业务。以色列飞顿激光有限公司主营高端美容设备，是世界著名的医用激光、光子以及射频设备的生产厂商，拥有接近 15% 的全球市场份额，是医学美容激光设备领域的市场领先者。❶

近年来，随着经济的快速发展和消费者对美容需求的增加，医学美容企业如雨后春笋般不断出现。上述两个案例也为国内其他医学美容公司的发展提供了示范样本，扎实的科研实力或者雄厚的资金力量，都是保证企业长足发展所必不可少的条件。长期来看，拥有核心技术才是企业持续发展的原生动力，可以预期，未来与医学美容行业相关的专利申请量也会持续保持高位的状态。

---

❶ 腾讯网. 中国医美器械企业及产品盘点［EB/OL］.（2020 - 10 - 03）. https：//new. qq. com/rain/a/20201003A04CY800.

附录 B 与第 2 章相关的案例详情

B.1 与第 2.2.4 节相关的案例详情

【案例 B-1】

相关权利要求：

1. 一种基于脉搏波的怀孕女性筛查方法，其特征是包括步骤：

1）采集到脉搏波；

2）获取脉搏波参数，参数包括脉搏波脉搏周期总时间、脉搏波传导时间；

3）通过特征工程将脉搏波参数转化为建模指标，通过该建模指标进行判定。

2. 根据权利要求 1 所述的筛查方法，其特征是还包括步骤 4）将数据回传至远程服务器进行存储，查询，分析并显示相关数据处理结果。

3. 根据权利要求 1 或 2 所述的筛查方法，其特征是所述步骤 2）中，

步骤 1 是脉搏波信号的合法性检测：对脉搏波信号进行运算检测，判定此脉搏波是否合法；

步骤 2 是脉搏波的去噪与变换：对脉搏波进行变换去噪；

步骤 3 是脉搏波参数的计算：对脉搏波处理得到所需脉搏波参数，通过特征工程将脉搏波参数转变为怀孕判别指标，并输出至怀孕女性样本数据库，为步骤 3）的模型构建提供样本数据支撑，同时输出至怀孕女性分类预测模型进行判定；

所述步骤 3）中，怀孕女性分类预测模型的构建及使用，根据步骤 3 生成的怀孕女性样本数据库构建模型并使用怀孕女性分类预测模型判定被测人员是否怀孕。

【案例 B-2】

相关权利要求：

1. 无外源性 HCG 的妊娠的早孕期结局预测方法，其特征在于：在相当于第三天卵裂期胚胎移植之后的第 12 天或女性排卵后的第 15 天检测孕母血清 β-hCG 水平，如果 <71 IU/L，告知患者超过妊娠 12 周的继续妊娠机率极低，FET 周期患者则建议停药；如果 >298.6 IU/L，则超过妊娠 12 周的继续妊娠机率高，建议 2 周之后再行阴道超声检查；如果处于两者之间，约有 2/3 的机率继续妊娠，需密切关注，加强保胎治疗以及避免造成流产的相关因素。

【案例 B-3】

相关权利要求：

1. 一种基于指尖心电图的房颤检测方法，其特征在于：

采集用户的左手手指和右手手指的硬件信号；

根据初始时间段的所述硬件信号设定滤波自适应参数；

根据所述滤波自适应参数处理所述硬件信号，获得心电信号；

分析所述心电信号，获得 P 波形态辨识率和 RR 间期的标准差；

根据所述 P 波形态辨识率和所述 RR 间期的标准差，计算房颤相似指标；

根据所述房颤相似指标判断是否出现房颤。

【案例 B-4】

相关权利要求：

1. 一种人体亚健康状态的测评方法，其特征在于该测评方法是将人体的交感神经、副交感神经、生理年龄、脉型、脉压差、掌心温、时差值及心、肝、脾、肺、肾等中医脏腑概念中各脏腑的功能状况，分别标记在等 N 多边形图上，每条半径代表一项内容；每条半径作 M 格分段，取中点 O 为正常状态，向中心部为功能低下，远离中心部为功能亢进；根据每项内容特征，每格赋值不同；以 O 为中心，依次向两端记入量级；将上述各项内容的 O 点的正常状态连成等边 N 多边形为正常生理功能图，作为正常对照图；将受检者的各项内容标定在各条半径上，连成不规则的多边形为实测图；实测图的面积与对照图面积之差小于对照图面积 10% ~30% 者示为亚健康状态虚证；大于对照图面积 10% ~30% 者示为亚健康状态实证；实测图面积与对照图面积之差大于30% 以上者可能为疾病状态，需要进一步检查确定；面积之差在 10% 以内者为亚健康状态无明显虚实表现，而表现为功能失常；被测者的实测图大多数为不规则多边形，其中向内凹进之项表示为功能减退，向外凸出之项表示为功能亢进；以此可以作为补虚纠偏的依据。

【案例 B-5】

相关权利要求：

1. 一种使用电解剖标测系统标测心律失常活动的方法，包括：

定义至少两个心律失常模板信号，所述至少两个心律失常模板信号包括与第一心律失常标测图相关联的第一心律失常模板信号和与第二心律失常标测图相关联的第二心律失常模板信号；

收集电生理数据点，其中，所述电生理数据点包括电生理信号；

计算所述电生理信号和所述第一心律失常模板信号之间的第一形态相似度；

如果所述第一形态相似度超过预设阈值：

则将所述电生理数据点添加到所述第一心律失常标测图；

如果所述第一形态相似度未超过所述预设阈值：

则计算所述电生理信号和所述第二心律失常模板信号之间的第二形态相似度；以及

如果所述第一形态相似度未超过所述阈值并且所述第二形态相似度超过所述预设阈值：

则将所述电生理数据点添加到所述第二心律失常标测图。

【案例 B‑6】

相关权利要求：

1. 一种基于大数据分析的人体健康度监测方法，具有人体健康度监测的手环，手环内部具有控制器、警示模块、接口模块、数据存储模块、无线通信模块、GPS 定位模块、睡眠监测仪、温度传感器、湿度传感器、PM2.5 传感器、脉搏检测传感器、噪声传感器；睡眠监测仪、温度传感器、湿度传感器、PM2.5 传感器、脉搏检测传感器、噪声传感器都通过接口模块与数据采集模块连接；警示模块、数据采集模块、数据存储模块、通信模块、GPS 定位模块与控制器连接；其特征在于：脉搏检测传感器采集脉搏信息，温度传感器、湿度传感器、PM2.5 传感器、噪声传感器采集周围环境的温度、湿度、PM2.5、噪声参数；睡眠监测仪可以获得人体在睡眠时的呼吸、心率及睡眠质量信息；控制器对数据采集模块采集的监测数据进行信息融合处理，并通过无线通信模块传递到智能手机和云服务器，云服务器对所述监测数据进行大数据分析，得出异标参数类型，通过对比专家预警知识库，得出异常预警信息，发送到智能手机，GPS 定位模块反馈给智能手机异常定位信息；所述云服务器对所述监测数据进行大数据分析为：分析模块采用预先建立的专家预警知识库和健康预测模型，校验环境参数中的湿度、温度、PM2.5、噪声和健康参数中的睡眠指数、脉搏指数，以判断人体健康是否出现异常，若出现异常，分析模块进行异常定位分析，得出异常分析结果，同时，云服务器反馈信息给警示单元进行警示报警，分析模块给控制器发送异常定位请求，GPS 定位模块反馈给智能手机异常定位信息；所述的分析模块进行异常定位分析，得出异常分析结果的步骤为：

（1）构建人体健康监测用的专家预警知识库和健康预测模型，所述预警知识库中包含预警指标及其标准值、异常诊断规则、异常原因对应的应对方案，所述异常诊断规则包括预警指标越限情况对应的异常原因事件；

（2）将环境参数和健康参数分别和设定的标准值进行比对，如果任一超过标准值则发出警示；

（3）根据健康预测模型计算人体健康指标的预测值；

（4）根据人体健康机理模型对人体监测数据进行趋势分析，得到人体健康度趋势分析结果；

（5）从预警知识库选择预警指标，通过人体健康度趋势分析结果进行预警指标的计算，并将预警指标的计算值和预警知识库中的标准值进行比较得到各预警指标的越限情况，根据预警指标计算结果和越限情况，匹配预警知识库中的异常诊断规则识别异常原因事件，如果识别异常原因事件成功，则从预警知识库中搜寻出最匹配当前异常原因事件的应对方案，并反馈给智能手机。

【案例 B‑7】

相关权利要求：

1. 一种基于匹兹堡睡眠质量判断的睡眠质量自动判断方法，包括如下步骤：

通过睡眠环境信息和深度睡眠时长占比，智能判断用户的睡眠质量指数；

获得入睡过程指数，入睡过程包括入睡时间和入睡时长；

获得睡眠时长指数；

获得睡眠效率指数，睡眠效率与睡眠时长和床上时间有关；

获得睡眠障碍指数；

通过上述指数自动判断睡眠质量。

【案例 B –8】

相关权利要求：

1. 一种儿童失神性癫痫发作情况的中间数据统计评价方法，其特征在于，该方法的步骤如下：

利用信号采集设备采集信号，将采集的运动信息通过蓝牙通路发送到 DSP 系统，DSP 系统装有蓝牙接收通道，负责实时地接收运动信息，DSP 系统对运动信息加速度信号积分，得到速度信号，速度信号反映了受试者的运动状态，将这些状态分类为静止、运动、学习和使能 4 个状态：静止对应于速度小于给定阈值；使能对应静止时间达到给定参数时长后对脑电测量系统的使能，脑电测量系统通常处于休眠状态，只有当静止使能后，才开始工作；运动状态表示受试者处于行走、跑步位移信息改变较大的状态；由于儿童患者处于学龄期，有些时候处于学习、看书状态，在这种情形下，其肢体位移量较小，是重点区分的类别，本方法将其独立为一种状态，以提高分类的准确性。本方法中，通过加速度得到受试者状态，进一步用于激活和关断脑电信号熵分析和分类流程；脑电信号的分解、熵计算和分类信息作为失神发作起止时间的统计依据；

系统根据每 60 小时检测到的发作次数与发作时长，根据公式 Pseizure，并根据其 Pseizure 大小给出最后三个评级。

【案例 B –9】

相关权利要求：

1. 一种辅助筛查前交叉韧带损伤的步态分析方法，其特征在于包含如下步骤：

步骤 1. 通过光学传感器分别采集每个前交叉韧带损伤患者和健康正常人的膝关节股骨相对胫骨的内外旋角度以及膝关节股骨相对胫骨的内外位移、前后位移和上下位移的步态特征数据，构成一组步态特征变量，将所采集的若干前交叉韧带损伤患者和健康正常人的膝关节股骨相对胫骨的内外旋角度以及膝关节股骨相对胫骨的内外位移、前后位移和上下位移的步态特征数据形成训练集；

步骤 2. 根据步骤 1 提取的步态特征变量，对训练集里健康正常人和前交叉韧带损伤患者的未知非线性步态系统动态进行建模，设计 RBF 神经网络辨识器，对步态系统未知动态的局部进行逼近；

步骤 3. 常值神经网络的建立：

根据确定学习理论，沿步态系统特征轨迹的 RBF 神经网络的神经元满足持续激励条件，其权值收敛到最优值，取权值收敛后一段时间内权值的均值作为学习训练结果，并利用这些结果建立常值神经网络，所学到的步态系统动力学知识以常值神经网络权值的形式存储，构成一个训练步态模式库；

步骤 4. 通过光学传感器分别采集每个待检测前交叉韧带损伤患者的膝关节角度和位移的步态特征数据，构成一组步态特征变量，采集的若干待检测前交叉韧带损伤患者的膝关节角度和位移的步态特征数据形成测试集；

步骤 5. 分类检测：

利用常值神经网络构建一组动态估计器，把步骤 2 和步骤 3 学习到的训练步态模式库里健康正常人和前交叉韧带损伤患者所对应的非线性步态系统动力学知识嵌入到动态估计器中，把待检测前交叉韧带损伤患者的步态特征数据与这组动态估计器做差，形成一组分类误差，根据最小误差原则将待检测前交叉韧带损伤患者的异常步态检测出来，实现对前交叉韧带损伤的辅助筛查检测。

【案例 B–10】

相关权利要求：

1. 一种心理疾病监控方法，其特征在于，包括：

采集与患者心理疾病病情相关的数据；

对所述采集的数据进行分析；

当所述数据满足预置的预警条件时，发出预警信息。

B. 2　与第 2.3.1 节相关的案例详情

【案例 B–11】

相关权利要求：

1. 用于辨别健康和肿瘤组织的方法，所述方法包括：

（a）从预先给予含有超极化 13C–丙酮酸盐的组合物的患者获得 13C–丙酮酸盐及其含有 13C–的代谢物丙氨酸和乳酸盐的直接 13C–MR 图像；

（b）通过将乳酸盐图像乘以倒转的丙酮酸盐和/或丙氨酸盐图像，将乳酸盐图像针对丙酮酸盐和/或丙氨酸的量做校正，所述经校正的乳酸盐图像中的高图像信号表示肿瘤组织。

【案例 B–12】

相关权利要求：

1. 一种结核杆菌基因的检测方法，使用一对特异引物 P1 和 P2 对结核杆菌特有的插入序列 IS6110 中的一段 245bp 区域进行 PCR 扩增，将 PCR 产物与膜芯片上的探针进行特异性杂交，再进行酶联反应，最后通过显色反应判断结果；其特征是检测膜芯片由一个阳性探针 P 和一个阴性探针 N 组成的两个质控探针，以及三个检测探针 T1、T2、T3 构建而成。

【案例 B–13】

相关权利要求：

9. 一种超声医学成像的方法，所述方法包括以下步骤：

将超声波发射到病人体内；

根据一种或多种超声成像模式，接收和处理从病人体内的组织反射的回波，以便形成超声图像数据；

将至少一种超声成像模式的超声图像数据打包成为数据帧流，在所述数据帧流的持续期间，多个数据帧中的每个数据帧包括超声成像模式的指示，还包括超声—成像一模式—特定成像参数，在所述多个数据帧中的每个数据帧内的所述成像参数是对所述多个数据帧中的每个数据帧内的图像数据的结构或时序的描述；

通过串行信道传送所述数据帧流；

通过所述串行信道接收所述数据帧流；

根据数据帧内的指示来识别接收的图像数据的超声成像模式和接收的图像数据的结构，所述数据帧包含所述接收的图像数据；

基于识别模式和接收的图像数据的结构，来处理所述接收的图像数据；

显示处理过的接收的图像数据。

【案例 B－14】

相关权利要求：

1. 一种近红外耳额/颞穴透射信号监测抑郁的方法，其特征在于采用以下步骤：

① 将波长为 940nm 的发射、接收管一对固定于被测试者的耳额/颞穴处；

② 传感器接收到的耳穴近红外血氧信号经低通滤波、信号放大电路的处理后输入计算机；

③ 先将得到的耳穴近红外血氧信号进行 db3 小波分析处理，得到脑额/颞区 神经递质总量的超低频成分；

④ 采用多重分形数据处理方法后，再进行 LK 压缩数据处理，得到 $mean \pm \mu$ 值，其中，$mean$ 为分形谱均值，μ 为阈值摆幅常模；

⑤ 确定脑额/颞区神经递质非线性复杂度特征值 LKn/LKp，其中，LKn 为分形谱内低于数值 $mean-\mu$ 的负向峰数量，LKp 为分形谱内高于数值 $mean+\mu$ 的正向峰数量；

⑥ 以 $LKn/LKp<1$ 确定抑郁倾向，离 1 愈远，倾向愈重。

B.3 与第 2.3.2 节相关的案例详情

【案例 B－15】

相关权利要求：

1. 测定记忆药剂在增强灵长类动物的长期记忆中的有效性的方法，其中所述记忆药剂增强 CREB 途径功能，并且所述评价包括：

将所述记忆药剂向灵长类动物给药；

选择表现标准；

向所述灵长类动物施加多个测试期；其中每一测试期在单独的一天施加，并且每一测试期包括向所述灵长类动物提供成对刺激，并评估所述灵长类动物对所述成对刺激的反应；

以及在多天时间内重复所述测试期，在每一测试期之间具有至少一天的间隔，直到已达到所述表现标准；

其中相对于未接受所述记忆药剂的灵长类动物，在已接受所述记忆药剂的灵长类动物中达到所述表现标准所需的天数的减少表明所述记忆药剂增强长期记忆。

【案例 B - 16】

相关原始权利要求：

1. 至少一种任选纯化的反向热敏性聚合物在制备用于在哺乳动物中的位点控制生物流体流动的方法的原位形成的聚合物栓中的用途，其中该聚合物栓通过允许包括所述至少一种任选纯化的反向热敏性聚合物的粘性的聚合物组合物在体温下固化而形成，并且其中该方法在导管插入术程序之后控制流血、在腰椎穿刺之后控制脑脊液的渗漏、封闭瘘管或在淋巴结切除术之后控制浆液的流动。

修改后的权利要求：

1. 一种粘性的聚合物组合物，其包括至少一种任选纯化的反向热敏性聚合物，其中所述粘性的聚合物组合物用于通过允许该组合物在体温下在哺乳动物中的位点固化而形成聚合物栓。

【案例 B - 17】

相关权利要求：

1. 一种用肝素抗凝血浆制备 CIK 细胞的方法，其特征在于按如下步骤进行：

（1）外周血的单个核细胞血浆悬液的采集

在血细胞分离机上采集患者 $50 \sim 100 mL$ 的单个核细胞血浆悬液，细胞总数为 $(5 \sim 10) \times 10^7$；

（2）肝素抗凝血浆的分离和制备

将单个核细胞血浆悬浮液在 $2000 \sim 2500 rpm$ 下离心 $5 \sim 10 min$，吸取上层液体即得血浆，下层为单个核细胞层备用，在血浆中添加肝素钠，肝素钠的添加终浓度为 $(1.0 \sim 2.0) \times 10^5 U/L$，混匀后于 $-20℃$ 下放置 $30 \sim 60 min$，然后将含肝素钠的血浆于 $2000 \sim 2500 rpm$ 下离心 $5 \sim 10 min$，吸取上层血浆并置于 $4℃$ 保存备用；

（3）外周血单个核细胞的分离、培养及活化

在下层单个核细胞层中加入单个核细胞层 2 倍体积的质量百分比浓度为 0.9% 生理盐水，稀释；将稀释液加入等体积淋巴细胞分离液中，$2000 \sim 2500 rpm$ 室温离心 $20 \sim 40 min$；离心后吸取界面层的单个核细胞，加入 RPMI - 1640 培养基中，$2000 \sim 2500 rpm$ 室温离心 $5 \sim 10 min$，洗涤 $2 \sim 4$ 次；将洗涤后单个核细胞按 $(2.0 \sim 4.0) \times 10^6$ 个/mL 浓度悬浮于含体积百分比 $10\% \sim 15\%$ 患者血浆的 RPMI - 1640 培养基中，并在悬浮液中添加终浓度为 $(1.0 \sim 1.5) \times 10^6 U/L$ 的 rhIFN - γ，混匀；混合液置于培养瓶中，在 $37℃$、$5\% CO_2$、饱和湿度的培养箱中培养 24h 后，加入终浓度为 $(5.0 \sim 10.0) \times 10^5 U/L$ 的 rhIL - 2、终浓度为 $(5.0 \sim 10.0) \times 10^5 U/L$ 的 rhIL - 1a 和终浓度为 $100 \sim 200 ug/L$ 的鼠抗人 CD3 单克隆抗体；在 $37℃$、$5\% CO_2$、饱和湿度的培养箱中继续培养，之后每隔

2~4天补加新鲜的含体积百分比10%~15%患者血浆和终浓度为（5.0~10.0）× 10^5U/L rhIL-2的RPMI-1640培养基，同时调整细胞浓度为（1.5~2.5）× 10^6/mL；培养7~21天后收获细胞，于2000~2500rpm离心5~8min；收集细胞，加入无菌生理盐水，再于2000~2500rpm离心5~8min洗涤2~4次；收集细胞并悬浮于无菌生理盐水中，即得到CIK细胞悬液。

【案例B-18】

相关权利要求：

1. 一种用于基于医学图像的几何相似性自动生成初始辐射治疗处置规划的方法，包括：

接收当前患者的当前患者医学图像；

将所述当前患者医学图像与多个先前患者医学图像进行比较，所述先前患者医学图像中的每个都对应于先前患者；

基于所述先前患者中选定的一个的所述先前患者医学图像和所述当前患者医学图像之间的几何相似性，选择所述先前患者中的一个；以及

基于选择的所述先前患者中的一个的辐射处置规划确定初始辐射处置规划，

其中，基于选定的先前患者的所述先前患者医学图像与所述当前患者医学图像之间的几何相似性选择多个所述先前患者，并且其中，基于选择的多个先前患者中的每个的辐射处置规划确定所述初始辐射处置规划。

附录 C　动物模型及动物模型构建方法的实用性

C.1　什么是动物模型

实验动物学是一门新兴交叉学科，它集成了生物学、兽医学、医学、药学、生物医学工程等学科的理论和方法，以实验动物和动物实验技术为研究对象，产生实验动物资源、动物模型资源、动物实验技术、生物信息和动物实验设备等，为生命科学、医学、药学、食品、农业、环境、航空航天等相关学科发展提供系统性生物学材料和相关技术。人类疾病动物模型是实验动物的一种，是指各种医学科学研究中建立的具有人类疾病模拟表现的动物，简称动物模型。动物模型主要用于实验生理学、实验病理学和实验治疗学（包括新药筛选）研究。人类疾病的发展十分复杂，以人本身作为实验对象来深入探讨疾病发生机制，推动医药学的发展较为缓慢，临床积累的经验不仅在时间和空间上都存在局限性，而且许多实验在道义和方法上也受到限制。而动物模型由于具有可复制、可按需要取样、可比性、有助于全面认识疾病的本质等优点，借助动物模型进行间接研究，可以有意识地改变那些在自然条件下不可能或不易排除的因素，以便更准确地观察模型的实验结果并与人类疾病进行比较研究，更方便、更有效地认识人类疾病的发生和发展规律，研究防治措施。

好的动物模型应具有以下特点：①再现性好，即应再现所要研究的人类疾病，动物疾病表现应与人类疾病相似；②动物背景资料完整，生命周期满足实验需要；③复制率高；④专一性好，即一种方法只能复制出一种模型。应该指出，任何一种动物模型都不能复制出人类疾病的所有表现，动物毕竟不是人，模型实验只是一种间接性研究，动物疾病表现只可能在一个局部或一个方面与人类疾病相似。所以，模型实验结论的正确性是相对的，最终还必须在人体上得到验证。复制过程中一旦发现与人类疾病不同的现象，必须分析差异的性质和程度，找出异同点，以正确评估。

动物模型按照其产生原因可以分为自发性动物模型和诱发性动物模型。❶ 自发性动物模型是取自动物自然发生的疾病，或由于基因突变的异常表现通过定向培育而保留下来的疾病模型，由于其产生方式主要依靠实验动物自身发病，人为影响较少，因此这里不对其进行详细介绍。诱发性动物模型是通过物理、生物、化学等致病因素的作用，人为诱发出的具有类似人类疾病特征的动物模型。诱发性动物模型的建立主要依靠人为诱发，在构建过程中往往会涉及对动物的外科手术方法，因此这类模型是研究

---

❶ 王钜，陈振文. 现代医学实验动物学概论［M］. 北京：中国协和医科大学出版社，2004.

重点。本附录中提到的动物模型主要指诱发性动物模型。诱发性动物模型制作方法简便，实验条件容易控制，重复性好，在短时间内可诱导出大量疾病模型，广泛用于药物筛选、毒理、传染病、肿瘤、病理机制的研究。

C. 2 专利申请趋势及区域分布

动物模型作为实验动物的一种，与生命科学和生物医学的发展历史相伴随。由于大量动物用于各种科学实验研究，大大加速了生命科学和医学研究的发展，创立出许多新学说，形成许多新学科。20 世纪 60 年代，学术界形成并正式提出了"动物模型"的概念。截至 2014 年，全球已报道了 6300 余种人类疾病相关的动物模型。❶ 各种各样动物模型的不断涌现，也催生了许多涉及动物模型的专利申请。图 C - 1 和图 C - 2 分别示出了动物模型领域全球和中国专利申请量的变化趋势。从图 C - 1 中可以看出，动物模型的发展主要经历了四个阶段。

首先是诞生阶段。从 1974 年开始，有关动物模型的专利申请量开始缓慢增加。我国从 1985 年开始，也零星出现了相关的专利申请。

其次是从 1990 年前后一直到 2000 年前后，全球专利申请量进入第一次快速增加阶段。对比图 C - 1 和图 C - 2 中的数据可以发现，在这一阶段，我国涉及动物模型的相关专利申请仍处于起步阶段，专利申请量较少。1990—2000 年，全球专利申请量的第一次快速增加主要是由美国、欧洲、日本、韩国等发达国家或地区在动物模型方面的快速发展引起的。

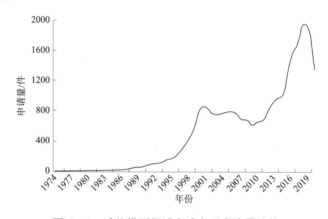

图 C - 1   动物模型领域全球专利申请量趋势

再次是 2000—2010 年，全球专利申请量进入一个稳定期。在此期间，涉及动物模型的全球专利申请量在一定范围内上下波动。而同期我国的动物模型研究进入高速发展时期，相关专利的申请量快速增加。造成这种结果的原因在于，经过 1990—2000 年的高速发展，实验动物以及动物模型技术相对比较成熟，进入一个平稳发展的时期。

---

❶ 秦川，等. 中华医学百科全书：医学实验动物学［M］. 北京：中国协和医科大学出版社，2018.

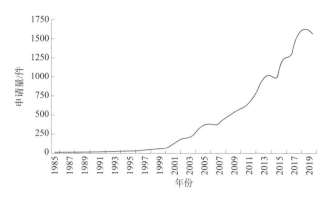

图 C - 2　动物模型领域中国专利申请量趋势

而我国在实验动物领域起步较晚，1982 年才首次把发展实验动物科学纳入国家计划，1988 年颁布了我国首部《实验动物管理条例》，1997 年颁布了《实验动物质量管理办法》，在此基础上成立了国家实验动物种子中心、检测机构，2001 年颁布了《实验动物许可证管理办法》。此后，我国实验动物研究在法治化管理、质量控制、资源建设、人才教育与培训、比较医学研究等诸多方面开展了卓有成效的工作。❶ 因此，2000—2010 年，由于国外实验动物技术发展成熟，相关专利申请量相对下降，而我国此时正处于高速发展时期，综合在一起使得全球相关专利申请量总体保持稳定。

最后是 2010 年至今，涉及动物模型的相关专利申请进入第二次快速发展阶段。这一阶段我国相关专利申请量的大幅提升带动了全球范围内申请量的第二次提升。

图 C - 3 所示为动物模型领域主要国家或地区专利申请占比情况。动物模型领域的专利申请分布呈现高度集中的状态，但与附录 A 所列的热点技术领域不同，由于 2000 年后在动物模型领域的高速发展，我国在动物模型领域的专利申请量占据绝对优势，位居世界第一，随后的国家或地区分别为美国和日本，中国、美国和日本的相关专利申请量占全球申请量的 80% 以上。

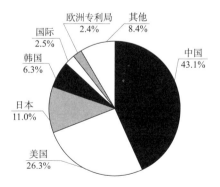

图 C - 3　动物模型领域主要国家或地区专利申请占比情况

---

❶ 陈洪岩，夏长友，韩凌霞. 实验动物学概论［M］. 长春：吉林人民出版社，2016.

C.3　技术主题分析

　　诱发性动物模型的复制大多是以生物的、物理的及化学的因素作用于动物，对动物组织、器官或全身造成一定的损害，出现某些类似人类患疾病时的功能、代谢或形态机构方面的病变。

　　物理因素包括机械力、温度和压力的改变、放射线、噪声等。浙江大学于 2010 年提交的公开号为 CN102037930 A 的专利申请涉及一种新生儿持续性肺动脉高压动物模型的构建，其通过在低氧条件下培养怀孕 SD 大鼠，并且采用消炎痛对怀孕 SD 大鼠进行处理，进而获得新生儿持续性肺动脉高压动物模型。上海交通大学医学院附属第三人民医院于 2009 年提交的公开号为 CN101990858 A 的专利申请涉及一种产生啮齿类动物弥漫性轴索损伤的动物模型（图 C - 4），通过将大鼠放置到特定的装置中，该装置对大鼠的颅骨施加瞬时的超大角加速度和线加速度，进而构建具有弥漫性轴索损伤临床病例特征的啮齿类动物模型。河北工程大学于 2015 年提交的公开号为 CN104737985 A 的专利申请涉及一种小鼠模拟运输应激模型的构建，其通过将小鼠放置在摇床上连续摇动一定的时间来构建小鼠模拟运输应激模型。此外，还有通过温度构建热性惊厥模型、通过运动构建关节炎模型等。复制模型时，要注意选择适宜的刺激强度、时间和频率。例如，要观察 I 度烧伤，若作用时间过长、温度过高，则会出现深度烧伤，达不到观察 I 度烧伤所引起的病理生理改变的目的，模型将失去价值。

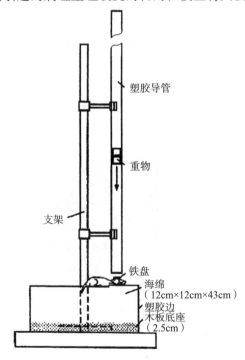

图 C - 4　专利申请 CN101990858 A 说明书附图

生物因素，如病毒、细菌、真菌、寄生虫、生物制品、细胞、毒素等各种致病原，通过注射或接种使动物产生相应疾病。浙江省疾病预防控制中心于 2014 年提交的公开号为 CN104490937 A 的专利申请涉及一种 CA16 病毒感染沙鼠的动物模型，其将 CA16 病毒通过腹腔注射感染沙鼠，进而获得 CA16 病毒的沙鼠模型。类似地，金宇保灵生物药品有限公司于 2020 年提交的公开号为 CN111202029 A 的专利申请涉及一种塞内卡病毒家兔动物模型的建立方法，其对家兔接种塞内卡病毒液进而获得相关动物模型。中国医学科学院实验动物研究所于 2005 年提交的公开号为 CN1683019 A 的专利申请涉及一种构建艾滋病灵长类动物模型的方法，其通过静脉注射向猕猴体内接种艾滋病病毒进而形成艾滋病灵长类动物模型。在相关肿瘤模型的构建中，经常是通过接种肿瘤细胞、肿瘤组织等到动物的相应部位进而构建不同的肿瘤模型。浙江中医药大学于 2016 年提交的公开号为 CN105838735 A 的专利申请（图 C－5）涉及一种人胰腺癌裸鼠模型的构建，通过 Lonza 核转染系统将携带有 luc 基因的质粒稳定转染人胰腺癌 PANC－1 细胞；然后利用嘌呤霉素筛选出能稳定表达荧光素酶的细胞株 PANC－1－LUC；将 PANC－1－LUC 细胞皮下接种于裸鼠颈背部，构建 PANC－1－LUC 裸鼠皮下移植瘤。昆明理工

（A）

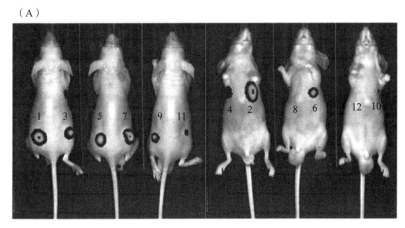

（B）

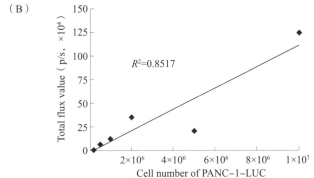

图 C－5　专利申请 CN105838735 A 说明书附图❶

---

　❶　Total flux value：总光强值；Cell number of PANC－1－LUC：PANC－1－LUC 细胞数量。

大学于 2010 年提交的公开号为 CN102125698 A 的专利申请涉及一种具有正常免疫功能的小鼠移植肿瘤模型，其以具有正常免疫功能的 C57/BL6 小鼠为载体，接种遗传背景相似且携带人类肿瘤中常见的 p53、Ras 基因突变的肿瘤细胞和只携带 Ras 基因突变的肿瘤细胞，建立具有正常免疫功能的荷瘤小鼠模型。南京大学于 2006 年提交的公开号为 CN1920008 A 的专利申请涉及一种小鼠原发性肝癌模型的建立方法，其通过将人肝癌细胞株注射到小鼠腹腔内进行腹腔培养，抽取腹水并分离细胞制成细胞悬液，用微量注射器抽取细胞悬液注射入小鼠肝脏进而形成小鼠原发性肝癌模型。用这类方法进行复制时首先要注意易感动物与人临床症状的异同处，选用合适的易感动物，如轮状病毒可引起婴儿急性坏死性肠炎，而犬类感染该病毒后仅出现亚临床症状。人畜共患病动物模型是研究人类疾病的极好材料，现有 150 多种人畜共患病资料，为流行病学、病理学和临床症状学的研究提供了依据。

化学因素的作用有两方面，一是通过化学物质的烧伤、腐蚀，二是通过化学物质参与代谢。北京市神经外科研究所于 1996 年提交的公开号为 CN1156181 A 的专利申请涉及一种小鼠胶质母细胞瘤株的诱发及建立，其通过向小鼠脑内植入甲基胆蒽致癌剂进而获得小鼠胶质母细胞瘤株。南京凯斯艾生物科技有限公司于 2016 年提交的公开号为 CN105963309 A 的专利申请涉及一种非酒精性脂肪性肝炎转化成肝癌的实验动物模型，其通过向新出生的大、小鼠给予背部皮下单次或多次注射链脲佐菌素，结束母鼠哺乳后开始动物实验，用高脂饲料饲养，从而构建非酒精性慢性脂肪性肝炎鼠模型，伴有肝纤维化、肝硬化以及肝细胞肝癌。郑州大学于 2016 年提交的公开号为 CN106110336 A 的专利申请涉及一种食管癌化学预防研究模式的构建方法，其通过将食管癌的化学诱导剂连续注射到大鼠体内一段时间，进而获得食管癌动物模型。深圳市第二人民医院于 2016 年提交的公开号为 CN106215194 A 的专利申请涉及一种一型糖尿病动物模型的构建，其通过已经设置于猴子体内的静脉置管一次性给予 100mg/kg 链脲佐菌素诱导建立一型糖尿病动物模型。在复制过程中，要注意不同品种、不同年龄、不同体重的动物存在剂量、耐药性和副作用的差异。例如，用四氯化碳复制肝脂肪变性动物模型，量过大会引起肝坏死，甚至可能出现急性中毒而死亡，因此，在实验前要确定稳定的实验条件。

C.4 重点企业及申请人

人类疾病动物模型资源是实验动物为医药研究服务的支撑点。据不完全统计，中国人类疾病动物模型资源约 700 余种。中国医学科学院医学实验动物研究所建立了中国第一个人类疾病动物模型资源中心，该中心拥有由 172 种多物种集成的人类疾病动物模型资源。中国医学科学院医学实验动物研究所拥有传染病、药物诱导和手术动物模型约 1000 余种，是我国唯一的人类疾病模型动物资源研制和供应基地。

在人类疾病动物模型资源方面，我国传染病动物模型资源库的建立是一项领先国际的成果。中国医学科学院医学实验动物研究所目前具有病原实验研究中心，该中心围绕重大感染病和新发传染病，进行疾病模型创制和分析技术研究，为相关疾病的综合防控和科学研究提供疾病模型、分析技术及比较医学信息，成为国际上较大的传染病动物模型资源库。[1] 围绕突发传染病防控对动物模型的应急需求特征，针对缺乏突发传染病动物模型创制技术和资源储备的国际难题，中国科学家经过十几年的努力，完成了传染病动物模型创制技术的创新和集成，建立了应对突发传染病的动物模型前瞻性储备库，创建了规模大、覆盖病原种类多的传染病动物模型资源库，成为支撑中国重大传染病和突发传染病防治的实验动物技术平台，有效地促进了疫情防控、科学研究、疫苗和药物研发。[2]

此外，随着我国在医药方面的发展，近二十年来国内也出现了一批涉及人类疾病动物模型构建的公司，其中具有代表性的企业有上海斯莱克实验动物有限责任公司、上海南方模式生物科技股份有限公司、百奥赛图（北京）医药科技股份有限（以下简称百奥赛图公司）公司等。其中，百奥赛图公司近年来申请了 200 多项涉及动物模型领域的专利，主要聚焦肿瘤免疫/肿瘤、自身免疫和内分泌/代谢三大疾病领域，已经建立了丰富的疾病模型资源，包括：小鼠同源（含人源化细胞系）肿瘤模型，人源肿瘤细胞移植（CDX）和人源肿瘤组织移植（PDX），以及人外周血单个核细胞（PBMC）及人源造血干细胞（CD34 + HSC）移植进行免疫重建等肿瘤模型；哮喘、特异性皮炎、银屑病、关节炎、肠炎等自免模型；糖尿病、NASH 等代谢模型。另外，美国 Cyagen Biosciences 公司在中国成立了子公司——赛业生物科技公司，经过十几年的发展，其模型动物中心大、小鼠种群规模超过 40 万只，每年可构建基因敲除/敲入鼠模型、转基因鼠模型 15000 例以上，学术引用累计超过 5400 篇。

由于国外的动物模型研究起步较早，除了科研院所与高校以外，还发展出一些业内知名企业，如美国的 Charles River Laboratories、Envigo、Taconic Biosciences 和 Jackson Laboratory 等，这四大厂商共占有大约 45% 的全球动物模型市场份额。目前北美是全球最大的动物模型市场，占有大约 40% 的全球市场份额，之后是欧洲市场和亚太市场。

C.5　动物模型构建方法的实用性

我国《专利法》第 22 条第 4 款规定：实用性是指该发明或者实用新型能够制造或者使用，并且能够产生积极效果。现行《专利审查指南》中规定：非治疗目的的外科手术方法由于是以有生命的人或者动物为实施对象，无法在产业上使用，因此不具备实用性。在构建动物模型的过程中，往往会对动物实施注射、剖开、缝合、介入等处置操作，因此动物模型构建方法可能落入非治疗目的的外科手术方法的范畴，而不具备实用性。

---

[1] 参见中国医学科学院医学实验动物研究所官方网站。
[2] 秦川. 中国实验动物学科发展 40 年［J］. 科技导报，2017（24）：20－26.

C.5.1　能否在产业上使用

根据我国相关法律法规可以发现，实用性是以技术发明能够应用于产业为前提的，但就动物模型而言，其发展是与生命科学、医学等学科的需求相适应的。生命科学和医学研究越来越重视体内研究，尤其是在涉及一些特殊疾病，如糖尿病、癌症等时，具有特殊缺陷或者疾病的动物模型是生命科学和医学体内研究的主要工具。在国际上，用于研究的实验动物资源十分丰富，从线虫、果蝇到黑猩猩，已经应用的实验动物物种有 200 多种，其中大、小鼠品系最为丰富，包括常用品系、自发突变品系和基因工程品系，总品系种类达 25000 种以上，其中疾病动物模型在 6000 种左右，涵盖 100 多种疾病。为了满足日益增长的科研和医学需求，构建动物模型的专业化机构已经出现，动物模型也向着规模化的方向发展。由此可以看出，动物模型的构建方法实质上是能够在产业上获得应用的。并且和应用于人体的外科手术操作不同，在构建动物模型时，施加到动物体上的一些外科手术操作可能并不依赖医护人员的专业技能，仅仅是普通的实验技术人员就能够熟练掌握。所以，如果采用"不能在产业上应用"的理由而认定动物模型构建方法不具备实用性，可能与现实情况相违背，难以具有说服力。

C.5.2　是否具有"再现性"

除了考虑能否在产业上应用以外，不具有再现性也往往成为认定动物模型构建方法不具备实用性的另一个理由。该观点认为，考虑到动物个体之间存在差异，相同的方法在不同的个体上实施时，虽然都是依据相同的技术原理、采用相同的技术手段，但是具体的操作步骤和技术效果可能会受到个体差异的影响，进而产生与预期不同的结果。换言之，这类方法中动物个体可能存在差异，并且差异产生的影响难以量化。

现行《专利审查指南》在实用性的审查基准中，将无再现性列为不具备实用性的一种主要情形。再现性是指所属技术领域的技术人员，根据公开的技术内容，能够重复实施专利申请中为解决技术问题所采用的技术方案。这种重复实施不得依赖任何随机的因素，并且实施结果应该是相同的。

首先，能够获得专利保护的发明创造，其技术方案中的实施条件必须是能够由普通技术人员实施的，而且这些条件的实施将与实施结果之间存在因果关系。但是，存在因果关系不应被理解为重复实施的结果绝对的相同，实施结果具有一定的波动是允许的，实施结果在程度上的差异并不意味着技术方案无再现性。在多次实施过程中出现些许不同是不可避免的，也是符合客观规律的。其次，实施任何一项方法类发明创造均可能在一定程度上制造出残次品，动物模型构建方法自然也不例外。而且由于动物体之间存在个体差异，还可能导致实施结果不一致的程度更大。因此，对于此类发明创造，更需要仔细分析其实施结果是随机的，还是能够按照统计意义重复实施的。对于生命科学这一技术领域来说，人类对其技术规律的认识还比较粗浅，所完成的涉及生命科学的方法类发明创造大多还属于实验科学，没有完全认识到实验的所有影响因素，导致实验结果的确定性可能会受到诸多目前尚未完全了解的因素的影响，只要确定的样本数量能够克服个体差异导致的实验结果的大幅波动，能够保证某种结果的出现和出现比率具有确定性，即能够获得统计学意义上的结果即可。[1] 因此，如果这类动物模型构建方法能够获得统计学意义上的结果，则可以认为其具有"再现性"。

C.6　动物模型构建方法的实用性判断原则及典型案例解析

对于涉及动物模型构建方法的实用性判断，基本的判断原则是：如果方法包括对有生命的动物体使用器械实施创伤性或介入性处置的步骤，一般属于非治疗目的的外科手术方法，不具备实用性。但是，还存在一些例外的情形，具体是基于以下三方面因素的考虑：

（1）技术方案本质上是否是对外科手术方法本身的改进。

（2）具体实施过程中个体差异的大小。

（3）是否依靠医护人员的专业技能才能实施。

如果技术方案并不是对外科手术方法本身进行的改进，实施过程中个体差异小，并且不必依靠医护人员的专业技能，则认为该技术方案具备实用性。例如，包括对小动物实施注射步骤的抗体制备方法，如果从要求保护的主题或技术方案的整体以及发明要解决的技术问题的角度判断，其实质上是个体差异小、不必依靠医护人员的专业技能就能实施的技术方案，尽管所述技术方案包含注射等简单的介入性处置步骤，也不宜将其认定为非治疗目的的外科手术方法而不具备实用性。

C.6.1　方法中涉及注射步骤的典型案例

【案例 C-1】

相关权利要求：

一种用于测试药物免疫增强作用的动物模型的建立方法，其特征在于将用不同剂量的可稳定保持毒力水平的 REV-C99 株禽网状内皮增生病毒接种不同日龄、没有特定母源抗体的雏鸡，建立起可控程度免疫抑制状态的鸡群。

【案例 C-2】

相关权利要求：

一种用于核磁共振研究的金黄地鼠胰腺癌动物模型构建方法，其特征在于所用动物为金黄地鼠，所用致癌诱导物质为 N-亚硝基双（2-氧丙基）胺，构建操作：将所述致癌诱导物质 N-亚硝基双（2-氧丙基）胺用生理盐水配制成浓度为 1mg/mL 的致癌诱导液，按 1 公斤金黄地鼠体重 1 次使用 10mg N-亚硝基双（2-氧丙基）胺计算每次注射致癌诱导液的剂量，将所述致癌诱导液按计算的剂量于金黄地鼠背部行皮下注射，每周一次，连续注射至少 7 周，停止注射致癌诱导液后正常饲养至少 23 周，即形成金黄地鼠胰腺癌动物模型。

---

[1] 王志华. 教具模型和教学系统领域审查标准研究. 国家知识产权局自主研究项目，2012 年 11 月.

【案例 C-3】

相关权利要求：

一种构建转基因小动物模型的方法，包括下述步骤：1）构建携带目的基因的重组表达质粒；2）以眼底静脉丛注射技术和静脉高压注射转染法为基础的小动物肝脏特异性基因转染方法将所述重组表达质粒转染到小动物体内，得到转基因小动物模型。

【案例 C-4】

相关权利要求：

一种制作灵长类动物干性年龄相关性黄斑变性疾病模型的方法，其特征在于将碘酸钠以颈动脉注射的方式施于灵长类动物，所述颈动脉注射的方式为颈动脉穿刺。

【案例分析】

四个案例均涉及"注射"，通过权利要求保护的主题名称以及对整个技术方案的理解可知，发明所要解决的技术问题并不在于对"注射"方法进行改进，仅是在对动物进行处理的过程中用到了注射步骤。但是，这四个案例中的注射之间也存在一定的差异。首先是注射对象存在差异，【案例 C-1】中的注射对象是雏鸡；【案例 C-2】中的注射对象是金黄地鼠；【案例 C-3】中的注射对象是小动物，如小鼠等；【案例 C-4】中的注射对象是灵长类动物，如猴等。注射对象的不同会对判断是否存在"个体差异"有一定的影响，例如，雏鸡、小鼠等由于体型相对较小，个体之间的体重等差异相对较小，注射药物时一般会忽略因体重的改变而引起的用药量的改变，在实验过程中仅需对实验动物进行无差别注射即可。而当涉及体型相对较大的实验动物，如猴、猪、牛、羊等时，为了保证实验条件的单一性，需要根据体重的不同调节注射药物的剂量。其次是注射方式也存在差异，【案例 C-1】和【案例 C-2】均是皮下注射，【案例 C-3】是眼底静脉丛注射，【案例 C-4】是颈动脉注射。比较常见的注射方式包括皮下注射、肌肉注射、腹腔注射、静脉注射等，尤其是皮下注射、肌肉注射和腹腔注射等在注射过程中不需要特别精确的注射位点，只要在一个大概的范围内进行注射就能达到药物吸收的效果，其操作相对简单，对操作者的要求相对较低，不必依靠专业的医护人员才能实施。与皮下注射等相比，静脉注射需要操作者准确地将针尖插入静脉中，其操作具有一定的难度，但是经过一定训练的操作者也可以操作，不必局限于专业的医护人员。与静脉注射相比，动脉注射或者心内注射等均具有一定的操作难度，无论是动脉还是心脏，由于其具有较高的血压，如果注射过程处置不当，可能引发较为严重的后果，进而对人体或者动物体的生命健康产生威胁，所以一般需要具有专业知识的医护人员进行操作，这样即使发生意外，也可以尽快依靠专业技能进行补救。由此可以看出，注射方式的不同会对是否依赖专业的医护人员进行操作产生影响。正是基于这两方面的原因，对【案例 C-1】~【案例 C-3】不宜认定为"由于是以有生命的动物为实施对象，无法在产业上使用"而否定其实用性，对【案例 C-4】则可认定为"由于是以有生命的动物为实施对象，无法在产业上使用"而不具备实用性。

C.6.2　方法中涉及辅助繁殖步骤的典型案例

【案例 C-5】

相关权利要求：

一种用于鉴别可接受胚胎移植的哺乳动物的方法，其包含（A）使两个或两个以上哺乳动物的动情周期同步；（B）将胚胎移植到具有黄体但已被鉴别为不在动情期的哺乳动物；和（C）测试所述哺乳动物的妊娠情况，其中妊娠哺乳动物指示所述哺乳动物对胚胎移植的接受性。

【案例 C-6】

相关权利要求：

一种公羊电刺激采精方法，其特征在于，所述方法的具体操作步骤如下：（1）工作将公羊暴露睾丸和尿道口；（2）修剪公羊腹部和阴茎处被毛，依次用 0.1%～0.2% 的高锰酸钾水溶液和生理盐水擦拭公羊腹部和尿道口的污秽物，擦干；（3）电刺激采精：分别握紧睾丸根部的阴茎末端和尿道口的包皮腔，双手同时对向收缩发力，将公羊阴茎头从公羊包皮中导出，并用润湿的无菌纱布条固定，防止缩回包皮内；固定阴茎头，保持阴茎头和尿道突暴露于包皮腔外，准备收集精液；将电刺激采精仪的电极棒插入公羊直肠，同时按摩睾丸和调节电刺激采精仪；（4）接通电刺激采精仪电源，进行刺激，初始电压为 0.3～0.4V，电流为 8～10mA，每次通电时间为 5～6s，间隔时间为 8～10s，通常 3～10 个循环即可采集到精液；如在 10 个刺激循环之后尚未采集到精液，可将电压升高至 0.6～0 8V，电流升高至 15～20mA，每次通电时间为 5～6s，间隔时间为 15～20s，通常 5～8 个循环即可采集到精液，累计刺激时间不超过 10min；（5）在步骤（4）电刺激采精的同时，收集精液的人员在通电刺激时，顺势将勃起的阴茎导入无菌离心管内接精液，同时将固定阴茎头的无菌纱布条适当放松；进行刺激的人员在断电间隔时用手适度按摩睾丸和精索，同时刺激电极在直肠内向背侧触碰按摩；（6）根据生产实际需要将精液进行稀释或恒温保存，解除绑定布条。

【案例分析】

【案例 C-5】和【案例 C-6】中的方法，均用于动物体的育种、繁殖，【案例 C-5】中主要涉及"胚胎移植"的过程，【案例 C-6】中主要涉及"人工采精"的过程。根据分析可知，【案例 C-5】中的技术方案的权利要求所请求保护的主题为"一种用于鉴别可接受胚胎移植的哺乳动物的方法"，从权利要求的主题可以看出，其是畜牧养殖业中用于鉴别可受孕哺乳动物的方法，虽然实现权利要求的方法涉及胚胎移植步骤，但是该步骤属于动物育种养殖技术产业化的常规技术，不必依赖医护人员的专业技能，本领域技术人员就能够熟练掌握，该方法的重复实施也不依赖于个体或其他随机因素，具有再现性。并且本申请的方法提供了一种提高动物妊娠率、增加产乳量的技术，其对动物育种养殖的积极效果是所属领域技术人员可以预期的，具有产业化用途。所以，对【案例 C-5】中的技术方案不能以"由于是以有生命的动物为实施对象，无法在产业上使用"否定其实用性。【案例 C-6】中，从其保护的主题可以看出，技术方案实质上是对人工采精方法的一种改进，其与现有技术在畜牧业中采用的人工采精方法并不相同，即【案例 C-6】中的方法并不是动物育种养殖技术产业化的常规技术。该方法包括了"将电极棒插入公羊直肠进行刺激"进行电刺激采精的步骤以及"在断电间隔，刺激电极在直肠内向背侧触碰按摩"的步骤，结合说明书的记载，刺激电极插入公羊直肠深度达15cm，可见，上述步骤需要将电极棒插入有生命的羊的体腔内，属于使用器械对有生命的动物体实施的介入性处置，且采用电极棒对公羊直肠进行电刺激就是【案例 C-6】的发明点所在。因此，可以明确判断【案例 C-6】中的技术方案属于非治疗目的的外科手术方法，能够以"由于是以有生命的动物为实施对象，无法在产业上使用"否定其实用性。

C.7　动物模型构建方法可专利性的探讨

动物模型在医学、生物学研究方面，尤其是在深入探讨各种疑难杂症如癌症为什么发生、如何发展等规律或进行各种干预性预防的研究时，具有重大意义，其有助于人类进一步认识和了解各种疾病，有利于治疗各种疾病的新药的研发。所以，在对涉及实验动物的非治疗目的的外科手术方法的专利申请进行可专利性判断时，是否应该将其对科研和医疗所带来的贡献纳入考虑因素？另外，动物模型构建的目的就在于使各类实验动物产生某种待研究的疾病，以方便后续新药物或者治疗方法的效果研究，其主要用于科研目的，与动物正常情况下患病受伤需要救治的情况不同，实验动物即使患病受伤也不需要兽医进行救治。因此，考虑将动物模型构建方法归入可授权客体并不会妨碍兽医在诊断和救治动物过程中选择各种方法和条件的自由。

后　记

　　本书第 1 章至第 6 章针对"智慧医疗"领域面临的新技术、新问题，搜集和整理了国内外相关资料，结合大量实际案例，从技术发展现状、各国法律法规比较、医疗方法客体及创造性审查实践等方面进行了深入细致的研究，给出了目前专利审查实践中所采用的审查理念和判断原则。

　　随着互联网技术和信息技术蓬勃发展，使用计算机程序辅助医生进行诊断和治疗的智能诊疗技术已经成为当前医疗技术发展的新趋势，医疗方法不再仅仅通过医生之手实现，而是越来越多地由医疗产品或者医疗系统自动完成。因此，对基于人工智能的智慧医疗领域中的疾病诊断和治疗方法的客体判断也需要继续加强研究，以适应新技术的发展趋势。随着我国科技水平的不断提高以及医疗行业的逐渐发展和成熟，如何在新技术、新业态下，健全完善相关领域知识产权规则，以适应创新驱动发展要求，成为需要考虑的问题。其中，计算机程序执行的医疗方法的可专利性问题便是其中之一。

　　我们知道，将疾病的诊断和治疗方法排除在专利客体之外的一个重要原因在于，医生在诊断和治疗过程中应当有选择各种方法和条件的自由。但是随着新技术的发展，一方面，有些计算机程序所执行的医疗方法往往由智能设备自动执行，过程无须医生的直接参与，医生或医院方购买了相应的软件或带有该软件的智能设备，即获得了使用智能设备实施诊断和治疗的权利，从这个角度来看，对计算机程序所执行的医疗方法进行授权并不会妨碍医生选择的自由；另一方面，许多计算机程序执行的医疗方法，其创新点往往在信息处理技术的改进上，如使得医疗产品和医疗系统自身具备更强的综合信息分析处理能力或更高的智能化程度，若对此类方法给予一定的专利保护，将有利于促进智慧医疗行业整体的技术创新。

　　但在目前的审查实践中，并不对医疗方法的实施主体进行区分，不论是计算机程序所执行的诊疗方法，还是由医生实施的诊疗方法，都采用相同的判断标准。随着人工智能等信息化技术在医疗领域的应用越来越广泛，智慧医疗领域的创新成果越来越多，因此，需要探讨在我国对此类方法给予专利保护的可行性，从而在保护创新者利益与社会公共利益之间寻求合理的平衡。综合近年来对创新主体的调研及对相关问题的思考和研究，如下三个方向可供讨论。

　　其一，在疾病的诊断方法的判断中，目前将"以有生命的人体或动物体为对象"作为判断条件之一，并没有强调所采用的方法是否一定是"在人体或动物体上实施"。由于计算机程序所执行的诊断方法往往不需要直接作用于人体或动物体，只是对从生命体采集的生理数据或样本进行分析和处理，即可获得诊断结果，因此可以考虑对"以有生命的人体或动物体为对象"这一条件进行狭义解释，同时强调"以有生命的人体或动物体为对象"的含义为"直接作用于人体或动物体"，甚至可以对作用的人体或动物体的特定类型和方式进行适当的限制，从而对部分计算机程序执行的诊断方法给予专利保护，以回应智慧医疗领域部分创新主体的呼声。

其二，尽管在现行《专利审查指南》中强调了对医生选择自由的考虑，但目前有关疾病诊断和治疗方法的定义及判断标准中都不涉及对实施主体的要求。如果基于目前的产业发展趋势需要对智能诊疗方法的客体保护尺度进一步放宽，可以考虑在相关法律框架下对实施主体作出明确的规定，如明确哪些由医务工作者（包括在医生指导下工作的人）实施的方法才可能被认为是疾病的诊断和治疗方法。但是，这种客体保护政策的变化将会对包括专利保护和产业发展在内的多个方面产生多大影响或带来的其他问题尚需多方面调研论证。

其三，除了辅助诊断，计算机技术也大量应用于外科手术相关领域，如术前的外科手术规划方法。术前的外科手术规划，指的是在术前阶段，医生根据患者已有的医学影像数据构建患者的三维模型，确定病变区域和手术路径，完成虚拟的手术规划并模拟手术进程，以便更为安全、高效地开展手术。这类规划方法中使用的三维立体图像来自真实的、特定的患者，并且能够为实际手术确定参考治疗方案，医生可以依据该治疗方案模拟手术过程。由于该类规划方法可能与治疗过程直接相关，因此，有观点认为这类方法不能被授予专利权。与之相对，也有观点认为，虽然这类规划方法以患者的真实医学影像为对象，并且能够为医生的后续手术提供参考，但由于此类方法在术前由计算机虚拟实施，与实际手术在时间上相互独立、在过程上相互分离，仅仅是一种规划方法，使医生熟悉手术过程，通过计算机技术为医生提供更多外科手术方案的选择，而后续的手术具体如何实施仍由医生来决定。也就是说，这类规划方法本身并没有直接实现任何治疗效果。因此，对这类医疗方法给予专利保护，一定程度上有利于推动计算机技术在虚拟外科手术方面的发展，从而为医生在外科手术方案的选择上提供更多的自由和便利。

新一轮科技革命和产业变革深入发展，新技术对人类生产、生活方式的改变日新月异。专利法的立法宗旨就是为了鼓励发明创造，提高创新能力，促进科学技术进步和经济社会发展。对于审查规则和审查思路，也应坚持守正创新，不断完善和调整，积极适应智慧医疗产业发展的时代之需，为科技强国、健康中国建设提供更加有力的知识产权法治保障。